基本医疗卫生服务供给的财政保障制度研究

韩韵格　著

中国财经出版传媒集团
中国财政经济出版社

图书在版编目（CIP）数据

基本医疗卫生服务供给的财政保障制度研究 / 韩韵格著. --北京：中国财政经济出版社，2023.2
ISBN 978-7-5223-1857-8

Ⅰ.①基… Ⅱ.①韩… Ⅲ.①医疗卫生服务-财政制度-研究-中国 Ⅳ.①F812.45②R199.2

中国国家版本馆 CIP 数据核字（2023）第 012571 号

责任编辑：王 芳　　责任校对：张 凡
封面设计：思梵星尚　　责任印制：党 辉

基本医疗卫生服务供给的财政保障制度研究
JIBEN YILIAO WEISHENG FUWU GONGJI DE CAIZHENG BAOZHANG ZHIDU YANJIU

中国财政经济出版社 出版

URL：http：//www.cfeph.cn
E-mail：cfeph@cfeph.cn

社址：北京市海淀区阜成路甲 28 号　邮政编码：100142
营销中心电话：010-88191522
天猫网店：中国财政经济出版社旗舰店
网址：https：//zgczjjcbs.tmall.com
北京财经印刷厂印刷　各地新华书店经销
成品尺寸：170mm×240mm　16 开　18 印张　252 000 字
2023 年 2 月第 1 版　2023 年 2 月北京第 1 次印刷
定价：82.00 元
ISBN 978-7-5223-1857-8
（图书出现印装问题，本社负责调换，电话：010-88190548）
本社质量投诉电话：010-88190744
打击盗版举报热线：010-88191661　QQ：2242791300

前　言

健康权属于最基本的人权，保障基本医疗卫生服务供给是维护民众基本健康权利、提高民众健康水平的现实基础，也是健康中国建设的重要目标。财政贯穿基本医疗卫生服务供给始终，在实现供给的充分性和均衡性中发挥“全周期”的保障作用。目前，我国医疗卫生体制改革正向深水区推进，相关财政保障制度的制定和实施确保了居民享有平等高效的基本医疗卫生服务，显示出我国想要实现基本医疗卫生服务供给充分性和均衡性的决心。基本医疗卫生服务供给的财政保障制度涉及很多方面，我国医疗卫生领域权责划分、财政转移支付和基本医疗保险均对基本医疗卫生服务供给的充分性和均衡性产生重要影响。医疗卫生领域中央与地方财政事权和支出责任的划分细化了各级政府在基本医疗卫生服务供给中的财政分担状况，为基本医疗卫生服务供给充分性和均衡性发展奠定了财政基础。财政转移支付作为扭转地区间财政失衡的重要制度安排，以实现基本公共服务均等化为目标导向，有助于促进基本医疗卫生服务供给的均衡发展。以基本医疗保险为主体的医疗保障制度为居民公平享有“基本医疗卫生服务”提供了重要财政保障。然而，2020年新冠肺炎疫情的全面暴发，使我国的医疗卫生管理体系及医疗卫生领域的财政保障制度不可避免地暴露出新的问题，公众再一次把更多的关注点转移到与自身健康紧密相关的医疗卫生安全问题上。在这一特殊时期，社会公众对我国医疗卫生管理体制建设与基本医疗卫生服务供给的财政保障制度提出了新的要求。医疗卫生领域政府权责划分是否明晰？财政转移支付制度的财力均等化作用能否充分发挥？基本医疗保险制度是否降低了患者的医疗负担？能否保障基本医疗卫生服务的可及性？相关财政保障制度是否能够提升基本医疗卫生服务供给水平？在此背景下，从公共财政的视角探究医疗卫生物品的外部性特征和基本医疗卫生服务供给财政保障制度的状况，具有一定的现实意义和理论价值。

鉴于此，以应对疫情防控为契机，科学衡量我国基本医疗卫生服务供给现状，深入分析相关财政保障制度对供给充分性和均衡性的影响机制，为完善我国基本医疗卫生服务供给的财政保障体系、提高基本医疗卫生服务供给水平提供依据，具有重要性和必要性。本书将基本医疗卫生服务供给的财政保障制度研究作为选题，主要研究内容包括以下方面。第一，阐述选题背景和研究意义，介绍国内外相关研究成果，提出研究目标与研究方法、研究思路与基本框架、创新点与不足之处。第二，明晰财政保障基本医疗卫生服务供给的概念界定、理论依据以及相关财政保障制度（财政分权、财政转移支付和基本医疗保险）对基本医疗卫生服务供给的影响机制，为后续展开实证分析奠定基础。第三，对基本医疗卫生服务供给与相关财政保障的现状进行分析，一方面，对我国医疗卫生管理体制的演变进行梳理，并对我国基本医疗卫生服务供给的规模与结构进行度量；另一方面，通过探寻我国基本医疗卫生服务供给财政保障制度的现状，分析我国基本医疗卫生服务供给财政保障制度存在的主要问题。第四，通过构建科学、全面、系统的基本医疗卫生服务供给评价指标体系，利用熵值法及综合加权法、基尼系数及其分解法、核密度估计法和空间收敛性分析等恰当的技术处理方法对我国基本医疗卫生服务供给状况进行多维时空差异评估。第五，通过合理的实证方法衡量了财政分权、财政转移支付和基本医疗保险对基本医疗卫生服务供给的影响，明晰影响我国基本医疗卫生服务供给充分性和均衡性的主要原因所在。第六，基于实证结果并结合我国现状，为完善基本医疗卫生服务供给财政保障制度提出相关政策建议。第七，通过系统梳理和核心内容提炼，阐述了主要研究结论，并根据不足之处指出今后研究中可以深入拓展的领域和方向。

通过系统深入的研究，全书的主要结论如下。

第一，我国基本医疗卫生服务供给的财政保障制度还存在一些突出问题。一是医疗卫生领域政府权责界定不够清晰，我国医疗卫生领域各级政府间以及政府与市场间的事权边界不清，不仅造成了政府间医疗卫生服务的支出责任难以落实，也导致了政府和市场在医疗卫生领域的权利错配。二是财政转移支付制度均等化作用有限，我国转移支付制度在纵向均衡方面发挥了明显作用，但在横向均衡方面还有很大的优化空间，财政转移支付制度仍需进一步完善。三是基本医疗保险制度的多元分割有失社会公平，在医疗卫生资源城乡、地区间分布不均衡的情况下，基本医疗保险制度的多元分割阻碍了其统筹互济功能的发挥，使得不同医保制度在参保对象、筹资标准和保障水平等方面存在明显差异，这在一定程度上有悖制度的公平性，不利于我国居民获得公正可及的健康服务。

第二，在科学构建基本医疗卫生服务供给评价指标体系的基础上，采用熵值法与综合加权法、Dagum 基尼系数及其分解法、核密度估计法和空间收敛性分析分别对基本医疗卫生服务供给状况进行综合测度，结果表明：(1) 样本观测期内，基本医疗卫生服务供给水平呈上升态势，但空间非均衡特征依然凸显，东部地区供给水平较高，中、西部地区与东部地区差距仍然显著。(2) 从区域差异及其来源来看，我国基本医疗卫生服务供给水平的总体地区差异、地区内差异以及地区间差异在观测期内均呈缩小态势；地区间差距是引起我国基本医疗卫生服务供给水平区域差异的关键因素，而地区内差距和超变密度对其影响较小。(3) 从核密度估计动态特征分析来看，全国与东部地区供给水平具有两极分化现象，存在梯度效应，但分化格局逐渐弱化，中西部地区的供给水平则不存在极化现象。（4）从空间收敛性特征分析来看，在观测期内全国及三大区域基本医疗卫生服务供给水平存在σ收敛、绝对β收敛以及条件β收敛现象。

第三，运用实证分析方法衡量财政分权、财政转移支付和基本医疗保险对基本医疗卫生服务供给水平的影响。研究表明：（1）财政分权对基本医疗卫生服务供给水平的影响存在正向效应，但地区间政府竞争在财政分权对基本医疗卫生服务供给影响中存在负向调节作用，且政府竞争对基本医疗卫生服务供给的负向效应超过了财政分权本身的正向效应。财政分权与基本医疗卫生服务供给水平之间存在非线性关系。随着政府竞争强度的提升，财政分权对基本医疗卫生服务供给水平的促进作用具有边际递减的效果。（2）财政转移支付对基本医疗卫生服务供给水平的提高具有促进作用，地方财政自给能力在转移支付对基本医疗卫生服务供给影响中存在正向调节效应。一般性转移支付更能缩小地区间财力差距，起到提升基本医疗卫生服务供给水平和均衡性的作用，而专项转移支付则不再适应当前形势。财政转移支付对基本医疗卫生服务供给产生非线性影响。随着地方财政自给能力强度的提升，财政转移支付对基本医疗卫生服务支出具有更强的激励作用。（3）基本医疗保险能够减轻居民医疗负担，促进居民及时就医。城镇职工医疗保险和城乡居民医疗保险对基本医疗卫生服务供给水平的影响存在正向效应，财政转移支付在基本医疗保险对基本医疗卫生服务供给影响中存在正向调节作用。基本医疗保险对基本医疗卫生服务供给产生非线性影响。随着财政转移支付水平的提高，基本医疗保险对基本医疗卫生服务供给水平的提升具有更强的激励作用。

立足于实证结果并结合我国的现实情况，提出了以下政策建议：一是推进医疗卫生领域政府间事权与支出责任划分改革；二是完善医疗卫生领域财政转移支付制度；三是健全基本医疗保险制度和管理体系；四是从法制化建设、医疗卫生领域人才队伍建设和医疗卫生领域供给侧结构性改革方面加强相关配套措施建设。

本书的创新点在于：一是从研究视角看，现有文献多从单一视角研究基本医疗卫生服务供给的财政保障问题，本书从财政分权、财政转移支付和基本医疗保险角度出发，综合研究相关财政保障制度对基本医疗卫生服务供给的影响，为系统完善基本医疗卫生服务供给财政保障制度建设提供依据。二是在指标体系构建层面，本书在既有研究的基础上优化了产出类指标，拓展了结果类指标，克服了现有指标体系设计相对简单的局限，在一定程度上提高了测度结果的科学性和准确性。三是在研究方法层面，现有研究对我国基本医疗卫生服务供给的测度较为单一。本书引入 Dagum 基尼系数及分解法探索我国基本医疗卫生服务供给的空间相对差异程度，有效解决区域差异来源识别的问题；采用核密度估计法揭示了基本医疗卫生服务供给的动态演进趋势及规律，弥补了当前文献中静态研究较多、而动态分析相对不足的缺憾；采用 σ 收敛和 β 收敛对基本医疗卫生服务供给的空间收敛性进行检验，精准地把握和识别了我国地区间基本医疗卫生服务供给水平差异演变的发展趋势。

2022 年 10 月

Preface

The right to health is one of the most basic human rights. Ensuring the supply of basic medical and health services is the practical basis for improving people's health, and it is also a vital goal of the "healthy China" National strategy. Finance runs through the supply of basic medical and health services and plays a "full cycle" role in ensuring adequate and balanced supply. At present, the reform of China's medical and health system is advancing in the deep water area. The formulation and implementation of relevant financial security system ensure that residents enjoy equal and efficient basic medical and health services, showing China's determination to achieve adequate and balanced supply. The financial security system of basic medical and health service supply involves many aspects. The division of rights and responsibilities in the medical and health field, financial transfer payment and basic medical insurance have a significant impact on the level and balance of basic medical and health service supply in China. The Reform Plan on The Division of Central and Local Financial Powers and Expenditure Responsibilities in the Medical and Health Field details the financial sharing of governments at all levels in the supply of basic medical and health services, laying a financial foundation for the adequate and balanced development of the supply. As an important institutional arrangement to reverse the inter - regional financial imbalance, fiscal transfer payment aims to achieve the equalization of basic public services and contributes to the balanced development of basic medical and health service supply. The basic medical insurance which as the main body of the medical security system provides important financial security for residents' rights. However, the comprehensive outbreak of COVID - 19 in 2020 has inevitably exposed new problems in China's health management system and financial security system. The public has once again shifted their attention from traditional issues to health security issues. In this special period, the public put forward new requirements for the construction of medical management system and the financial security system in the field of health care. Is the division of government's rights and responsibilities in the field of health care clear? Can the equalization function of financial transfer payment system be brought into full play? Does the basic medical insurance system reduce the medical burden of patients? Can access to basic medical and health services be guaranteed? Can the relevant financial guarantee system improve the supply standard? Under this background, it has realistic meaning and theoretical value to explore the external characteristics of medical goods and the current situation of financial guarantee system of basic medical and health service supply from the perspective of public finance.

In view of this, it is important and necessary to perfect the financial security system and improve the supply standard. We should take the epidemic prevention and control as an opportunity, scientifically measure the current situation and deeply analyze the mechanism of relevant financial security system on supply standard and balance. The thesis takes the research on the financial security system of the supply of basic medical and health services as the thesis topic, and the main research content includes the following aspects: firstly, this paper describes the background and significance of the topic, introduces the literature review at home and abroad, carries out targeted evaluation and field reference, and puts forward the research objectives, research methods, research ideas and basic framework, innovations and shortcomings. Secondly, This part mainly includes the concept definition and theoretical basis of financial guarantee of basic medical and health service supply, as well as the influence mechanism of relevant financial guarantee system (fiscal decentralization, financial transfer payment and basic medical insurance) on basic medical and health service supply. Thirdly, the analysis of the current situation of basic medical and health service supply and related financial security. On the one hand, this part studies the evolution of China's medical management system, and measures the scale and structure of the supply. On the other hand, through exploring the current situation of the financial security system in China, the main problems are clarified. Fourthly, by constructing a scientific, comprehensive and systematic evaluation system for the supply, this thesis uses appropriate technical methods to measure the supply level, The gini coefficient and its decomposition method, kernel density estimation and spatial convergence analysis were used to evaluate the multidimensional spatial and temporal differences of the supply level. Fifthly, through reasonable empirical methods, this thesis measures the influence of fiscal decentralization, financial transfer payment and basic medical insurance on the supply, and clarifies the main reasons that affect the adequacy and balance of supply. Eighthly, based on the conclusions of the above and the reality of China, this chapter make recommendations for improving the financial guarantee system. Finally, through the systematic sorting of the thesis and the extraction of the core content, this part describes the main research conclusions. According to the deficiencies of this thesis, the research direction that can be further expanded in the future is pointed out.

Through in - depth research, the main conclusions are as follows: firstly, there are still some prominent problems in the financial security system for the supply of basic medical and health services in China: the definition of governmental rights and responsibilities in the medical and health field is vague. The authority boundary between governments at all levels and between the government and the market in China's health field is unclear, which not only makes it difficult to implement the expenditure responsibility of the government, but also leads to the misallocation of rights between the government and the market in the health field. The equalization effect of fiscal transfer payment system is limited. China's transfer payment system plays an obvious role in vertical balance, but there is still a lot of room for optimization in horizontal balance. The basic medical insurance system of multiple segmentation is unfair. The multiple division of the basic medical insurance system has hindered the development of the mutual benefits of this system, having obvious differences in the insured objects, financing standards and security levels in different medical insurance system, which runs counter to the fairness of this system and is not conducive to equitable and accessible health services for our population.

Secondly, based on the scientific construction of the assessment indicator system, entropy value and comprehensive weighting method, Dagum Gini coefficient and its decomposition method, kernel density estimation method and spatial convergence analysis were used to comprehensively measure the supply standard. The results indicate that: (1) during the sample observation period, the supply level showed an increasing trend, but the spatial imbalance was still prominent. The supply level was higher in eastern China, and the gap between central and western regions and eastern region was still significant. (2) From the perspective of regional differences and their sources, the overall regional differences, intra – regional differences and inter – regional differences showed a downward trend during the observation period; Regional disparity is the key factor that causes regional disparity of basic medical and health service supply in China, while i ntra – regional disparity and supervariable density have little influence on it. (3) According to the analysis of dynamic characteristics of kernel density estimation, there are two levels of differentiation between the whole country and the eastern region, and there is a gradient effect, while the equilibrium degree of supply level in the central and western regions is improved, and there is no polarization phenomenon. (4) From the analysis of spatial convergence characteristics, there are σ convergence, absolute β convergence and conditional β convergence in the supply level during the observation period.

Thirdly, this thesis measures the impact of fiscal decentralization, financial transfer payment and basic medical insurance on the supply of basic medical and health services through reasonable empirical methods. Research shows that: (1) the fiscal decentralization itself to basic medical and health service supply level has positive effect, but inter – regional government competition has negative impact. The negative impact exceeds the positive effect of fiscal decentralization. There is a nonlinear relationship between fiscal decentralization and the supply standard. As the intensity of inter – regional government competition increases, fiscal decentralization has a marginal diminishing effect on the supply level of basic medical and health services. (2) Fiscal transfer payment has a promoting effect on the supply level of basic medical and health services, and local fiscal self – sufficiency has a positive moderating effect on the impact of transfer payment on the supply standard. General transfer payments can better narrow the financial gap between regions and improve the adequacy and balance of supply, while special transfer payments can no longer adapt to the current situation. Financial transfer payment has a non - linear effect on the supply of basic medical and health services. With the improvement of local financial self - sufficiency, financial transfer payment has a stronger incentive effect on local basic medical and health service expenditure. (3) Basic medical insurance can ease the burden and promote timely medical treatment, thus affecting the demand for medical services. Basic medical insurance has a positive effect on the supply standard, and the financial transfer payment has a positive moderating effect on the supply standard. Basic medical insurance has a non - linear effect on the supply standard. With the improvement of financial transfer payment level, basic medical insurance has a stronger incentive effect on the improvement of supply standard.

Based on the conclusions of the above and the reality of China, the following policy suggestions are put forward: promoting the reform of rights and liabilities distribution system in the medical and health field; improving the financial transfer payment system in the medical and health sector; improving the basic medical insurance system and management system; strengthening relevant supporting measures from the perspective of legalization, medical and health personnel development and supply - side structural reform in the medical and health sector.

The possible innovations of this thesis are as follows: first, the perspective of research. The existing literature is mostly studied from a single perspective, this thesis comprehensively studies the impact of relevant financial security system from the perspective of fiscal decentralization, fiscal transfer payment and insurance of primary medical treatment. It provides the basis for systematically perfecting the financial security system. Second, index system construction. On the basis of the existing research, this thesis optimizes the output index and expands the result index, overcomes the limitation of the relatively simple design of the existing index system, and improves the scientificity and accuracy of the measurement results to a certain extent. Third, research methods. The measurement of basic medical and health service supply in China is relatively simple. This thesis introduces Dagum Gini coefficient and decomposition method to explore the spatial difference degree of basic medical and health service supply in China, and effectively solves the problem of identifying the source of regional difference. This thesis uses kernel density estimation method to reveal the dynamic evolution trend of basic medical and health service supply, which makes up for the deficiency that there are many static studies in current literature but relatively insufficient dynamic analysis. Finally, we use σ convergence and β convergence to test the spatial convergence of basic medical and health service supply, and accurately identify the convergence mechanism of the variation of basic medical and health service supply between regions in China.

目　　录

绪　论

一、研究背景与研究意义

（一）研究背景

健康权属于最基本的人权，保障基本医疗卫生服务供给是维护民众基本健康权利、提高民众健康水平的现实基础，也是健康中国建设的重要目标。党的十八大报告指出："要为全国人民提供安全有效方便价廉的公共卫生和基本医疗服务"。2015 年《全国医疗卫生服务体系规划纲要（2015—2020 年）》（国办发〔2015〕14 号）的实施，表明当前我国医疗卫生服务体系要在实现"病有所医"的基础上，达到"人人享有基本医疗卫生服务"的目标。随后，国家颁发了《"健康中国 2030"规划纲要》，制定了健康中国"三步走"的发展规划。为了提升基本医疗卫生服务供给水平和均衡化程度，提高全体居民的生命健康水平，我国应建立科学的财政保障制度。根据《中共中央、国务院关于深化医疗保障制度改革的意见》（中发〔2020〕5 号），财政保障制度对国家治理现代化具有重要作用，科学的财政体制安排是实现医疗卫生资源公平配置、促进基本医疗卫生服务供给充分性和均衡性发展的重要制度保障。近年来，国家制定并实施了一系列的财政保障制度。《医疗卫生领域中央与地方财政事权和支出责任划分改革方案的通知》（国办发〔2018〕67 号）从财政分权的角度细化了政府间有关基本医疗卫生服务供给的事权与支出责任界定，为基本医疗卫生服务均等化发展奠定财政基础。财政转移支付作为扭转地区间财政失衡的重要制度安排，以实现基本公共服务均等化为目标导向，有助于促进基本医疗卫生服务供给的均衡发展。《中共中央　国务院关于深化医疗保障制度改革的意见》（中发〔2020〕5号）明确提出要全面建成以基本医疗保险为主体的医疗保障制度，建立健全覆盖全民的基本医疗保险制度，为居民享有“基本医疗卫生服务”提供重要财政保障，防止因病致贫、因病返贫。目前，我国医疗卫生体制改革正向深水区推进，相关财政制度的制定和实施显示出我国想要提升基本医疗卫生服务供给充分性和均衡性的决心。

2020年新冠肺炎疫情的暴发，使我国的医疗卫生服务体系面临挑战。在此背景下，基本医疗卫生服务供给的充分性和均衡性引起了广泛关注。2003年，SARS疫情公共事件暴露出我国对医疗卫生相关公共物品的供给不足，国家在应对突发公共卫生安全事件上的能力有限。自此，我国全力推进基本医疗卫生服务管理体系建设和财政保障制度建设。然而，此次新冠肺炎疫情的全面暴发，使我国的医疗卫生管理体系和医疗卫生领域的财政保障制度不可避免地暴露出新的问题，公众再一次把更多的关注点转移到与自身健康紧密相关的医疗卫生安全问题上。在这一特殊时期，社会公众对我国医疗卫生管理体制建设与基本医疗卫生服务供给的财政保障制度提出了新的要求。

目前，伴随着我国居民生活健康水平的提高，公众对基本医疗卫生服务的需求也在持续不断地增加，呈现出多样化、层次化的特点。对此，政府需要加强基本医疗卫生服务供给，以满足公众不断增加的健康需求。然而，面对日益增长的刚性需求，我国基本医疗卫生服务供给端压力较大，导致居民的医疗卫生服务需求与基本医疗卫生服务供给不充分之间出现矛盾。再加上区域间政府公共支出偏好差异等方面的原因，基本医疗卫生服务供给空间非均衡特征依然凸显，居民“看病贵、看病难”等问题仍然存在。基本医疗卫生服务供给不充分主要表现在：虽然近年来政府对医疗卫生行业财政扶持力度不断加大，但总体财政投入比例偏低、财政投入的实际结构不太合理。基于对居民健康权的保障，我国基本医疗卫生服务供给水平必须保持在居民对医疗卫生服务的最低需求之上。基本医疗卫生服务供给不平衡主要表现在：随着我国人口跨省流动的加速，基本医疗卫生服务省际供给非均衡现象十分严重。基本医疗卫生系统是公众防御疾病的重要屏障，由于基本医疗卫生服务属于公共品，这就要求政府理应履行一定的责任。当前我国实行财政分权体制，政府间事权、支出责任与财权、财力之间存在不匹配现象，导致基本医疗卫生服务供给难以实现区域均衡。伴随着财权财力向上集中的分税制改革，我国存在着明显的纵向财政失衡问题，因此，政府间转移支付就成了维持地方财政均等化的重要手段。近年来，中央对地方转移支付规模不断提升。2019 年转移支付额占财政支出的比重为 31.57%，这对改善地方政府财政状况、解决地区间财力不均衡状况发挥了重要作用。此外，随着新医改方案的颁布，我国加快推进了基本医疗保险制度建设。在人人享有基本医疗卫生服务的目标下，以城镇职工、城乡居民为主体的全民医保体系基本形成。然而，医疗卫生领域政府权责划分是否明晰？财政转移支付制度的财力均等化作用是否充分发挥？基本医疗保险制度是否降低了患者的医疗负担？能否保障基本医疗卫生服务的可及性？相关财政保障制度是否能够提升基本医疗卫生服务供给水平？鉴于此，在公共财政的视角下探究医疗卫生物品的外部性特征和基本医疗卫生服务供给财政保障制度的状况，具有一定的现实意义和理论价值。

基本医疗卫生服务作为与公众健康关系最密切的公共品，其供给非均衡特征不仅影响医疗卫生资源的有效配置和政府应对突发性公共卫生事件的能力，而且有悖维护公平正义、建设“全民健康”社会的目标。因此，对于以应对疫情防控为契机，科学衡量我国基本医疗卫生服务供给现状，深入分析相关财政保障制度对供给水平和均衡性的影响机制，为完善我国基本医疗卫生服务供给的财政保障制度、提高基本医疗卫生服务供给水平提供依据，具有重要性和必要性。没有相关财政制度作为保障，没有财政资金扶持，我国基本医疗卫生服务供给的充分性和均衡性无法顺利实现。正是基于这一研究背景，本书将基本医疗卫生服务供给的财政保障制度研究作为研究选题，尝试在公共财政视角下，对我国基本医疗卫生服务供给状况及相关财政保障制度进行深入研究，为我国基本医疗卫生服务供给的充分性和均衡性发展提供政策建议，以期从根本上缩小区域间供给差异，更好地营造基本医疗卫生服务供给充分性和均衡性发展的政策制度环境。

（二）研究意义

1. 理论意义

基本医疗卫生服务作为与居民健康密切相关的公共服务，其供给状况及相关的财政保障制度一直受到国内外公共经济学家、制度经济学家以及卫生经济学家的密切关注。本书从公共财政的视角出发研究医疗卫生物品的外部性特征、基本医疗卫生服务供给现状和相关的财政保障制度，以公共产品理论、公平正义理论、福利经济学理论和反贫困理论的观点主张为理论依据，探讨了财政分权体制、财政转移支付制度和基本医疗保险制度对基本医疗卫生服务供给的影响机制，并将医疗卫生资源的均衡配置放入相关财政保障制度改革的框架下进行讨论和分析，在一定程度上丰富了现有的研究内容，有利于评估现有基本医疗卫生服务供给状况和相关财政保障制度现状，为促进基本医疗卫生服务供给充分性和均衡性发展提供具有针对性的政策建议。

2. 现实意义

基本医疗卫生服务体系是公众防御疾病的重要屏障。保障基本医疗卫生服务供给是维护社会公平正义、提升居民健康水平的现实基础。新冠肺炎疫情的暴发使我国的医疗卫生管理体制和医疗卫生领域的财政保障制度暴露出新的问题。我国基本医疗卫生服务供给不足、区域非均衡特征依然凸显，居民“看病贵、看病难”等问题仍然存在，距离“人人享有基本医疗卫生服务”的目标存在一定的差距。随着公众对基本医疗卫生服务的需求越来越高，政府承担的责任也越来越多，医疗支出的增加加大了医疗保障的财政压力。对此，以应对疫情防控为契机，进一步完善我国医疗卫生领域财政保障制度，提高基本医疗卫生服务供给充分性和均衡性，具有重要性和必要性。基本医疗卫生服务供给财政保障制度的完善，有利于缩小贫富差距、弱化社会矛盾，进而解决当前“看病难、看病贵”等社会难题，维护和促进社会公平正义。因此，在当今建设服务型政府背景下，探寻我国基本医疗卫生服务供给的财政保障制度具有重要的现实意义。

二、文献综述

（一）国内外研究现状

1. 基本医疗卫生服务供给的概念和属性研究

（1）基本医疗卫生服务供给的概念。在国外学界，基本卫生服务概念最早源于Winslow（1935），他将基本卫生服务分为传染病控制、卫生环境保护和健康教育等方面，认为医疗卫生服务与人类生命健康息息相关。1978年《阿拉木图宣言》将初级卫生保健定义为全体居民都能享有的基本健康卫生服务。随着公众健康水平的提高，基本医疗卫生服务的内容在原有基础上不断扩展。世界银行在《1993年世界发展报告》中认为发展中国家应增加对医疗卫生领域的扶持力度，力争让基本医疗卫生服务惠及全体居民。"公共卫生服务项目"指：传染病免疫、计划生育、健康信息的传播、居民生活环境的改善和艾滋病防疫等。"基本临床服务项目"主要包括成本效益较高的医疗卫生项目，即计划生育服务、肺结核控制、性传播疾病和常见幼儿疾病等。在基本医疗卫生服务供给均等化的概念界定方面，世界卫生组织（1996）认为，人人都应享有最基本的健康权，基本医疗卫生服务供给不应受到居民收入水平或阶级特权等因素的限制。Adam（2002）指出，基本医疗卫生服务应具有人人都能负担得起并能够公平享有的特点，而基本医疗卫生服务的公平性涉及机会公平和结果公平，实现基本医疗卫生服务供给均衡发展的前提就是要保证不同经济能力的家庭在享有医疗卫生服务时支付不同的医疗费用。西方国家对基本医疗卫生服务的研究长达六十多年。随着公众对健康需求的提升，建立完善的基本医疗卫生服务体系已成为发达国家政府执政的重要目标。

在国内学界，对于什么是基本医疗卫生服务，目前还没有普遍认可的定义，学者对此的看法也不尽相同。路冠军（2007）指出，国家应重视公共卫生建设这项基础性工程，并将公共卫生服务划为公共卫生、基本医疗服务和非基本医疗服务。陈竺（2008）在全国卫生会议上将"基本医疗卫生服务"分为"基本医疗服务"和"公共卫生服务"两大范畴，前者指疾病的诊断、治疗和康复等服务，后者则包括疾病预防控制、妇幼保健、健康教育等内容。2009年《关于深化医药卫生体制改革的意见》中明确指出，基本医疗卫生服务属于公共品，其包含“公共卫生”和“基本医疗”两部分，且政府应向全体社会成员提供基本医疗卫生服务。孙婧（2010）基于该“意见”的相关指示，同时结合对绩效考核体系的探讨，认为政府应把绩效作为考核指标，重视医疗卫生服务的实际供给质量。高萍（2015）在研究中提到医疗卫生涉及敏感度很高的基础民生问题，实现基本医疗卫生服务供给均衡发展是维护民众基本健康权利的基本要求。2017年《国务院关于印发“十三五”推进基本公共服务均等化规划的通知》（国发〔2017〕9号）中明确了“基本医疗卫生服务”的范围和内容，将“基本医疗卫生服务”定义为由政府主导供给、旨在满足广大人民基本健康需求并具有公平可及性的基础公共服务，包括公共卫生服务（健康隐患检测、健康教育宣传等）和基本医疗服务（各种疾病的检查、诊断、治疗和康复等）。

（2）基本医疗卫生服务供给的属性。国内外学者对“公共卫生服务”属纯公共品已达成共识，但对于“基本医疗服务”的属性问题分歧较大。公共卫生服务主要解决的是群体卫生问题，体现出较强的正外部性效应，具有明显的非排他性和非竞争性。因此，它属于纯公共产品。对于“基本医疗服务”的属性问题，Cross（1970）认为基本医疗服务收费容易、排他成本低，且当医生为较多患者提供服务时，医生诊治的边际成本是递减的。因此，基本医疗服务应属于私人物品。但也有部分学者认为基本医疗服务更具有公共品、准公共品的属性。Adam（2000）认为基本医疗服务涉及“公平”“平等”等问题，体现出较强的正外部性效应，更具有准公共品属性，国家应对基本医疗服务供给尽到责任和义务。Daniels（2001）指出基本医疗服务关系全体公民的健康问题，政府应提供机会均等的基本医疗卫生服务。因此，基本医疗卫生服务更具公共品属性。Rifkin（2020）从基本医疗服务的可及性角度出发，认为基本医疗服务的供给应遵循公平原则。

国内学者通常认为基本医疗服务更具有公共品、准公共品的属性。医疗服务市场存在信息不对称等问题。如果政府不进行干预，那么在医疗资源有限的条件下贫困人群将无力负担医疗费用，他们的基本健康权利将无法得到维护，这将加剧社会的不稳定性，从而增加国家治理的成本（张永梅和李放，2010；高燕妮，2010）。戴明峰（2018）认为基本医疗卫生服务供给应以居民需求为导向，强化政府的责任与作用。2009 年颁布的新一轮医改方案《关于深化医药卫生体制改革的意见》（中发〔2009〕6 号）中也明确将“基本医疗卫生服务”定性为公共产品，以实现全体公民公平享有基本医疗卫生服务的目标。因此，基本医疗服务更具有公共品、准公共品的属性。为了避免医疗市场的失灵、保障公民公平享有健康权，政府必须承担相应供给职责，对医疗市场进行适当干预。

2. 基本医疗卫生服务供给的评价标准与衡量研究

国外学者采用不同的研究方法对基本医疗卫生服务的供给水平进行测度。Lairson（1995）运用直接标准化法对澳大利亚的基本医疗卫生服务状况进行测度，得出贫困人群无法享有公平可及的基本医疗卫生服务的结论。Lai 等（2008）借助基尼系数衡量了不同国家的居民健康水平，侧面反映出不同国家的基本医疗卫生服务水平。Strittmatter 和 Sunde（2013）使用自我评价法测度不同国家居民的健康水平，发现国家的经济发展水平直接影响该国的医疗卫生服务水平。Dagum（1997）采用按子群分解的基尼系数法科学测度基本医疗卫生服务供给水平的地区差异性，有效解决了观测样本之间存在的交叉重叠问题，从而可以准确识别公共服务供给区域差异的来源。Adam 和 Thomas（2010）采用比较研究法，通过对比不同国家的税收筹资方式，发现累进制对基本医疗卫生服务供给具有促进作用。Akin（2005）采用集中指数法分析家庭经济能力与个人健康水平之间的关系，认为居民的收入水平越高，其健康水平就越高。Kim 等（2021）采用数据包络分析法对医疗卫生服务效率进行分析，研究发现竞争有利于提升医疗服务效率。

在国内研究基本医疗卫生服务供给水平的文献中，诸多学者通过构建供给评价指标体系，借助熵权法（高萍，2015）、因子分析法（戴明锋，2018）、层次分析法（谢星全，2018）以及综合评价法（孙德超，2013）

等不同的研究方法对我国基本医疗卫生服务供给水平进行测度。对于评价指标体系的构建，既有文献大多从投入、产出、结果三维视角构建基本医疗卫生服务供给评价指标体系。对于供给指标的测度，韩增林等（2015）引入信息熵测度基本公共服务的均等化程度，信息熵越高表示基本公共服务水平的区域差距越小。邹文杰和蔡鹏鸿（2015）采用不同年份面板数据的比较分析法，对基本医疗卫生服务供给水平进行简单描述，该方法无法对供给水平的区域差异进行深入分析和科学测度。沈迟等（2015）运用集中指数法分析医疗卫生资源的配置情况。此外，部分学者采用加权变异系数法（胡德仁等，2011；徐莉莉，2012）、泰尔指数分解法（杨光，2015；白晨和顾昕，2016）等研究方法对基本医疗卫生服务供给水平的区域差异状况进行测算。也有学者采用核密度估计法对我国医疗卫生支出水平的分布动态进行考察（颜建军等，2017；李强谊和钟水映，2018），揭示了医疗卫生支出水平在位置、形态、延展性及极化程度方面随时间变化的动态趋势，这为研究基本医疗卫生服务供给水平的动态演进提供参考。辛冲冲和陈志勇（2019）采用收敛性分析的方法，从 σ 收敛和 β 收敛两个层面对样本考察期内我国基本医疗卫生服务供给水平的收敛性加以检验。

3. 基本医疗卫生服务供给与相关财政保障制度的关系研究

近年来，伴随着我国居民生活健康水平的提高，公众对基本医疗卫生服务的需求也在持续不断的增加。对此，关于基本医疗卫生服务管理体系建设和财政保障制度建设的研究从未间断。Levaggi（2002）认为基本医疗卫生服务供给均等化离不开政府财政的支持，应强化政府在医疗卫生资源供给中的职责。Roscam（2013）发现合理的财政保障机制可以确保基本医疗卫生服务的供给质量，促进医疗卫生事业可持续发展。Deepak（2018）指出各地区基本医疗卫生服务供给水平差异与经济水平差异同步，经济发展水平高的地区对医疗卫生领域的财政投入力度较大。Maryam 等（2020）指出伊朗医疗卫生服务的财政保障体系受到政治经济环境、技术水平和政府管理模式等不同因素的影响。吴海峰等（2013）发现基层医疗卫生机构的财政投入不足，应完善基本医疗卫生服务财政保障机制。徐明明和刘继同（2015）对我国医疗卫生领域财政保障的相关文献进行梳理，指出医疗卫生服务的福利性质决定政府应承担应有的支出责任，未来应对医疗卫生服务和公共财政体制的关系进行深入研究。刘继同和吴明（2017）认为现存的医疗卫生管理体系和财政体制的不合理是医疗资源分配非均衡的主要原因，医疗卫生服务财政保障的福利性亟待增强。戴明锋（2018）指出各地经济发展水平、区位优势、资源分配以及政府投入力度等因素均会影响地区基本医疗卫生服务供给水平，发达城市政府对医疗领域的财政扶持力度较大，对高层次卫生技术人员的吸引力较强。裴育和贾邵猛（2020）认为财政贯穿基本医疗卫生服务供给始终，在实现供给充分性和均衡性中发挥“全周期”的保障作用。基本医疗卫生服务供给的财政保障涉及很多方面，既有文献重点研究我国医疗卫生领域的财政分权、财政转移支付和基本医疗保险等财政保障制度对基本医疗卫生服务供给的影响。

（1）基本医疗卫生服务供给与财政分权体制的关系。在国外学界，传统的财政分权理论认为地方政府更具有信息优势，能够更好地满足辖区内居民的需求，适度的分权能够提高政府资源配置的效率，为辖区居民提供更为适合的公共品和服务。蒂布特（Tiebout，1956）首次将公共品供给与分权相联系，认为财政分权对公共品供给具有较强的激励效果，地方政府在供应辖区公共品和服务时具有地域优势。斯蒂格勒（Stigler，1957）提出了最优分权理论，他认为财政分权有利于实现资源配置的有效性，进而提高公共产品服务质量。奥茨（Oates，1972）将辖区居民看成集合来论述政府组织结构及福利最大化问题，他认为财政分权能够让地方政府掌握决策权，更能满足地方政府辖区民众的偏好，进而提高地方性公共产品供给效率。传统财政分权理论仅规划了不同层级的政府职能，认为政府作为供给主体只要投入相应的资源就能达到居民所需的最优规模的公共服务，没有从制度设计、激励手段等角度考虑财政分权对公共服务供给的影响，这遭到了公共选择理论的反驳。部分学者在“公共选择理论”和“委托代理理论”等研究框架的指导下，进一步拓展了传统财政分权理论，其中以钱颖一等（Montinola、Qian 和 Weingast，1995）、麦金龙等（Mckinnon 和 Nechyba，1997）以及罗纳德等（Roland 和 Qian，1998）为代表的经济学家将激励相容与机制设计等理论运用到财政分权理论中，形成第二代财政分权理论，旨在分析非对称信息条件下政府与市场之间的关系，认为在分权体制下有效市场的运行需要引入激励机制对政府行为进行约束，使中央政府和地方政府的职责范围和权利划分清晰明确，以维护市场机制的顺利推进，从而实现地方公共品的公平配置。Kim（2008）发现财政分权对基本公共服务的影响是与地区所面临的现实政治经济环境相联系的。随着政治经济环境的转变，财政分权所形成的激励机制对基本公共服务的作用方向和力度不同。Hanh等（2011）认为政府间支出责任的合理划分有助于基本医疗卫生服务供给水平的提升。但也有学者认为政府间支出责任划分会影响医疗卫生服务供给的公平性，不利于贫困地区居民福利的提升（Nechyba，1996）。

在国内学界，张仲芳（2013）发现财政分权对医疗卫生支出效率具有负向驱动效应。李红霞（2014）认为公共卫生支出责任的下移使得地方政府在财力上出现困境，造成了公共卫生区域间的不平等。储德银等（2015）采用面板门限回归模型对财政分权与医疗卫生服务供给效率的非线性关系进行检验，发现两者之间存在倒“U”形关系。李华和陈迪（2017）采用分位数回归方法发现降低地方政府医疗卫生支出责任有利于合理配置医疗卫生资源。吴延兵（2017）认为地方政府容易受到经济增长和政治晋升的激励，政府官员在进行支出决策时更加倾向短期内能促进经济提升的生产性公共服务，忽视教育、医疗等民生性公共服务支出，导致基本医疗卫生服务供给短缺，从而降低基本医疗卫生服务供给水平。刘亮亮（2018）发现财政分权与医疗服务供给的关系并不是线性的，而是存在倒“U”形关系。崔志坤和张燕（2018）研究发现财政支出分权能够促进医疗卫生支出效率的提高，但财政收入分权却对其具有抑制作用。刘文玉（2018）运用DEA－Tobit模型进行实证分析，发现财政分权对医疗卫生支出效率存在显著正向效应。胡玉杰等（2019）实证研究得出财政收支分权和财政自主度均对农村地区基本医疗卫生服务存在正向驱动效应。朱雅玲（2019）认为在地区间政府竞争影响下，地方政府受到“唯GDP论”和“唯上任命”式政治晋升的激励作用，政府官员在进行支出决策时更加倾向短期内能促进经济提升的生产性公共服务，忽视受益回报率较长的民生性公共服务的支出。丁忠毅和谭雅丹（2019）发现央地政府在医疗卫生领域的权责划分方面存在错配现象，造成了我国东、中、西部地区基本医疗卫生资源的不平等。武艺扬（2020）指出财政分权对基本医疗卫生服务供给的影响存在显著负向效应，应完善财权与事权相匹配的财政体制。朱德云等（2020）分析得出财政支出分权对医疗卫生支出效率具有促进作用，但财政收入分权则有抑制作用。

（2）基本医疗卫生服务供给与财政转移支付制度的关系。关于转移支付影响公共品供给的研究，国外文献通常认为财政转移支付制度作为一种收入再分配制度，可以通过改善地方政府的财政状况来激励和约束政府供给行为，以确保辖区内居民能够享有基本的教育、医疗卫生等民生性公共服务，从而提升居民福利（Alesina 和 Ferrara，2005；Robin 和 Anwar，2007）。Oates（1972）发现在地区竞争影响下，地方政府为了吸引更多的资本和技术往往会将财政资金投入经济建设中，这会影响转移支付对民生性公共服务的财政投入力度。Bergvall 等（2006）指出转移支付对经济建设等领域公共服务的激励效应大于对医疗卫生等领域的公共服务，这说明转移支付存在“粘纸效应”。Alesina 和 Ferrara（2005）研究发现财政转移支付有利于医疗卫生服务供给充分性和均衡性的发展。Weingast（2009）认为财政转移支付功能能否顺利发挥作用，关键取决于自身制度设计和政府的目标定位。规范适当的财政转移支付制度能够激励地方政府强化自身责任，约束政府支出决策，使能够提升居民福利的民生性公共服务得到充分供给。Jakovljevic 等（2017）运用动态面板 GMM 模型研究发现，转移支付对医疗卫生服务具有显著促进作用。Hajizadeh 和 Connelly（2014）指出医疗卫生领域的专项转移支付是影响当地医疗资源配置的重要手段。Byyny 等（2019）对医疗管理系统进行研究，发现加大资金投入有利于提高医疗机构的运行效率。Weinhold 等（2019）通过研究发现，加大对法定医保基金的财政转移支付力度有利于减轻公民的医疗负担。

关于财政转移支付对基本医疗卫生服务供给的影响，目前国内学者的研究成果仍存在较大分歧。转移支付作为一种财政援助能够对地方政府的财力缺口进行补充并由此产生收入效应，从而对政府公共支出决策产生影响。由于地方政府的政策目标不同，其对自身利益导向的公共支出偏好与中央政府目标存在差异，使得转移支付对地方政府公共服务供给的激励不同（储德银和迟淑娴，2018；杜彤伟等，2019）。部分学者认为财政转移支付有利于我国基本医疗卫生服务供给的均衡发展。亓寿伟和胡洪曙（2015）通过实证研究发现转移支付对地方公共产品供给水平的提升具有正向驱动效应。卫平和薛冰（2017）建立面板模型检验转移支付对基本医疗卫生服务均等化的作用，研究指出转移支付有利于医疗卫生资源的均衡配置，其对基本医疗卫生服务的均衡发展具有促进作用。王宇昕等（2019）通过实证研究发现转移支付对医疗卫生支出具有促进作用，但在各类基本公共服务支出中转移支付对医疗卫生支出的作用最弱。李红霞和陆悦（2020）发现当地方政府对居民健康水平的关注度较高时，转移支付对政府公共支出决策的约束作用倾向于能够提升居民福利的教育、医疗等民生性公共服务，这有利于促进基本医疗卫生服务供给充分性和均衡性发展。但也有文献指出财政转移支付对基本医疗卫生服务供给的影响效应较弱。王守坤（2012）指出转移支付制度不利于基本医疗卫生服务省际均衡发展。李凡和岳彩新（2013）研究发现财政转移支付对山东省内基本医疗卫生服务均衡发展的作用不明显。赵永辉和付文林（2017）指出与经济发达地区相比，落后地区政府的政策目标定位更偏向于 GDP 的增长，使得转移支付对当地基本医疗卫生服务支出的激励较弱。李永友和张子楠（2017）发现财政转移支付制度在筹资机制和分配机制方面均不利于基本医疗卫生服务供给水平的提升。

（3）基本医疗卫生服务供给与基本医疗保险制度的关系。Grossman（1972）构建的健康人力资本模型分析了在年龄、性别、收入水平、受教育程度等因素的影响下，医疗保险对医疗卫生服务需求产生影响。随后，通过 1974 年美国实施的兰德健康保险实验发现，医疗保险与医疗服务需求之间具有显著的相关关系。在医疗保险影响下，医疗卫生服务实际价格降低，导致患者看病时的医疗费用减少，这会使原本没有能力就医的群体能够得到及时的基本医疗卫生服务，从而影响居民对基本医疗卫生服务的需求。Buchmueller（2005）利用 Grossman 模型考察医疗保险制度对医疗卫生服务需求的影响，并重点分析居民的健康状况、性别、教育程度、收入以及婚姻状况等变量与基本医疗卫生服务需求之间的关系。Ying（2012）通过比较参加医疗保险与未参加医疗保险的群体发现，未享有医疗保险的人更易放弃就诊，这表明医疗保险对居民及时就医行为具有显著影响。Kondo 和 Shigeoka（2013）通过实证分析发现居民参加新农合后没有减低家庭医疗支出，这可能是因为居民参加医疗保险后提高了基本医疗卫生服务利用率，从而增加了居民就医费用。Cheng（2014）研究发现居民收入水平与医疗卫生服务需求存在显著相关关系，收入水平较高的群体对医疗卫生服务的利用程度较高。Alami（2017）对阿拉伯国家医保制度的筹资问题进行分析，研究发现目前的筹资结构不利于医保制度的公平性，政府应优化筹资模式，将个人健康视为一种投资，以实现医保全覆盖。Aji（2017）对贫困家庭的医疗支出发生率和强度进行分析，研究发现改善医保的财政保障机制、提高医保的筹资绩效有利于促进医保制度的公平性。Viera 等（2019）研究发现基本医疗保险能够为参保家庭减缓医疗实际支出、减轻家庭经济负担并改善家庭成员的健康状况，而家庭成员健康状况的恢复与改善又可以通过个人的劳动为家庭带来更多的收入。

在国内，刘国恩等（2011）基于 CLHLS 调查数据发现基本医疗保险能够提升老年群体就诊率，其中城镇职工医疗保险的促进效应更强。闫菊娥等（2012）通过入户调查发现城镇职工医保、城乡居民医保均有利于减少医疗卫生支出发生率。高倩和任苒（2013）通过研究泰国的医保制度发现基本医疗保险有利于提高医疗筹资的公平性。杨清红和刘俊霞（2013）利用 2008 年 CLHLS 数据进行实证分析，发现基本医疗保险显著促进了老年群体及时就医率，有利于老年群体医疗卫生服务需求的提升，且基本医疗保险对老年群体医疗卫生服务需求的影响存在显著的城乡差异。马霞和蒲红霞（2016）运用两部分模型和分位数回归模型考察 3 种基本医疗保险制度对基本医疗卫生服务需求的影响，研究发现新农合有利于减轻居民医疗负担，而城镇职工医保则会增加居民医疗费用。于新亮等（2017）研究发现，不同收入水平的群体对健康风险承受能力不同，高收入群体对医疗卫生服务资源的利用率较高，而低收入群体则处于弱势。景抗震和顾海

(2019) 建立面板模型考察3大基本医疗保险对患者医疗负担的影响，研究发现城镇职工和城乡居民医疗保险没有减轻患者医疗负担，而新农合则有利于缓解患者医疗负担。郑慧凌等 (2019) 通过建立医疗卫生服务供给与需求判别模型研究基本医疗保险对医疗费用的影响，发现医保报销比例的提高对居民诊疗费用的增长具有促进作用。钱文强 (2019) 指出财政转移支付对医保基金支出具有促进作用，地方政府获得的转移支付资金越多，其对医保基金支出的动力越强。丁继红和游丽 (2019) 通过研究发现基本医疗保险能够降低老年人灾难性卫生支出，提升医疗卫生服务的可及性。朱铭来和胡祁 (2020) 采用固定效应模型和系统GMM模型进行研究，发现基本医疗保险能够减轻居民医疗负担，抑制医疗卫生支出对短期经济增长的不利影响。刘欢等 (2020) 通过建立两阶段Heckman模型对城乡居民医保的受益公平性进行研究，发现居民收入水平的差异导致了基本医保受益的不公平。

(二) 文献述评

通过对上述国内外学者的文献进行整理，发现国外学者对基本医疗卫生服务财政保障制度的研究较为广泛，西方国家建立了较为完善的医疗卫生服务体系。国外对于基本医疗卫生服务供给财政保障制度的研究主要聚焦于相关财政保障制度对医疗卫生服务供给效率和供给机制等方面的影响。国内的相关研究伴随政府转型而出现。诸多学者从政府责任、公共财政、卫生经济学等视角对基本医疗卫生服务供给的充分性和均衡性进行研究，并对基本医疗卫生服务的概念和内涵形成了一定的共识。在研究方法上，学者们多借助熵权法、因子分析法、层次分析法以及综合评价法等不同的研究方法，对我国基本医疗卫生服务供给水平进行测度，并通过基尼系数法、变异系数法和泰尔指数法等研究方法对我国基本医疗卫生服务供给的空间差异程度进行度量。因此，无论从角度还是从研究方法上，学者们均丰富展示了我国基本医疗卫生服务供给及相关财政保障制度的状况。现有研究尽管成果显著，但仍存在一些薄弱领域。

第一，在研究视角层面，诸多学者习惯从单一视角研究基本医疗卫生服务供给的财政保障问题，研究的系统性不强。基本医疗卫生服务涉及居民的生命和健康，科学的财政保障制度安排是实现基本医疗卫生服务供给充分性和均衡性的重要手段。现有文献对基本医疗卫生服务供给的财政保障制度研究主要侧重于从单一视角（如政府间权责关系、地方财力均衡等方面）研究相关财政保障制度对基本医疗卫生服务供给充分性和均衡性的影响，但缺少对于这些财政保障手段之间的关系以及如何系统性地完善基本医疗卫生服务供给财政保障制度的研究，无法更好地为政府提升基本医疗卫生服务供给充分性和均衡性提供全局性的政策建议。

第二，在研究方法层面，现有文献对基本医疗卫生服务供给评价指标体系的设计相对简单，产出类指标的设计不够合理，多数研究将属于物力投入指标的医疗机构数和床位数作为产出类指标；结果类指标的设计不够全面，无法充分体现妇女保健水平和人民健康水平，这可能会降低测度结果的准确性。此外，诸多学者大多采用熵权法、层次分析法、变异系数法和综合评价法等较为陈旧的方法对基本医疗卫生服务供给水平进行研究，在方法上缺乏突破。

第三，在研究内容层面，现有研究对我国基本医疗卫生服务供给的现状掌握不足。多数文献聚焦于医疗卫生服务供给的空间不均衡特征，而鲜有文献对其分布动态及演进趋势进行系统性考察，难以揭示供给水平的内部动态特征，无法对其长期演变趋势进行预测。此外，绝大多数文献仅对我国基本医疗卫生服务供给的地区绝对差异程度进行对比分析，虽然较为简单和直观，却难以具体揭示其相对差异性，更不能准确判断其差异的来源及其构成。

三、研究的主要内容

本书旨在综合运用财政学、福利经济学、制度经济学以及卫生经济学等学科的基本理论和研究方法，利用《中国统计年鉴》《中国卫生统计年鉴》《中国财政年鉴》等公开数据，围绕“基本医疗卫生服务供给的财政保障制度研究”这一主题，从财政保障的视角考察我国基本医疗卫生服务供给的充分性和均衡性，深入剖析财政分权、财政转移支付和基本医疗保险对基本医疗卫生服务供给的影响机制，为完善我国基本医疗卫生服务供给的财政保障制度提供政策建议。

本书共分为九个部分，具体内容如下。

绪论部分主要阐述选题背景和研究意义，介绍国内外相关研究成果，提出研究目标与研究方法、研究思路与基本框架、创新点与不足之处。

第一章是财政保障基本医疗卫生服务供给的理论基础。本章内容主要包括研究对象界定、财政保障基本医疗卫生服务供给的理论依据以及相关财政保障制度对基本医疗卫生服务供给的影响机制等。首先，在参考既有文献对基本医疗卫生服务内涵界定的基础上，结合我国目前颁布的医疗卫生领域相关政策，对相关概念进行界定。在此基础上，从宏观层面探讨基本医疗卫生服务供给的财政保障制度建设，重点选取我国医疗卫生领域的财政分权制度、财政转移支付制度和基本医疗保险制度作为实现基本医疗卫生服务供给的充分性和均衡性的重要财政保障制度，并对相关制度的概念和特征进行界定。其次，本章对支撑财政保障基本医疗卫生服务供给的理论基础进行了梳理和阐述，论证了财政保障基本医疗卫生服务供给的重要性，为本书后续章节展开对基本医疗卫生服务供给财政保障制度的研究奠定了理论基础。最后，本章探讨了财政分权、财政转移支付和基本医疗保险对基本医疗卫生服务供给的影响机制并提出了相关研究假设，为后续展开实证分析提供强有力的理论支撑，这对如何提高基本医疗卫生服务供给的充分性和均衡性具有较大的启示作用。

第二章是基本医疗卫生服务供给与相关财政保障的现状分析。本章一方面对我国医疗卫生管理体制的演变进行梳理，并对我国基本医疗卫生服务供给的规模与结构进行衡量；另一方面，通过探寻我国基本医疗卫生服务供给财政保障制度的现状，明晰我国基本医疗卫生服务供给财政保障制度存在的主要问题，对相关财政保障制度制约基本医疗卫生服务供给的充分性和均衡性进行论证。

第三章是基本医疗卫生服务供给状况的综合测度。准确衡量基本医疗卫生服务供给的充分性及均衡性既是深入推进医疗卫生领域财政保障制度改革的迫切要求，同时也是切实提升基本医疗卫生服务供给水平和均衡性的基本前提。首先，本章在构建基本医疗卫生服务供给评价指标体系的基础上，采用熵值法、综合加权法和基尼系数法对样本观测期内（2007—2019 年）我国 31 个省份基本医疗卫生服务供给指数及供给均衡指数进行测算，并从投入类指数、产出类指数、结果类指数和综合指数等方面对基本医疗卫生服务供给的时空特征进行分析。其次，本章运用基尼系数及其分解法对我国基本医疗卫生服务供给水平的区域差异进行测算与分析，并引入核密度估计对我国基本医疗卫生服务供给水平不同区域的动态演进及规律进行测度。最后，本章采用 σ 收敛和 β 收敛对基本医疗卫生服务供给水平的收敛性进行检验，进一步捕捉了地区间基本医疗卫生服务供给水平差异演变的发展趋势。

第四章是财政分权影响基本医疗卫生服务供给的实证分析。本章基于前文的理论分析，对财政分权如何影响基本医疗卫生服务供给进行实证研究，旨在对影响机制中的研究假设进行验证。一方面，建立固定效应回归模型，考察财政分权对基本医疗卫生服务供给水平影响的线性关系。财政分权对基本医疗卫生服务供给水平的影响存在正向效应，但政府竞争对其存在负向调节作用，且政府竞争对其的负向效应超过了财政分权本身的正向效应。此外，根据财政分权对基本医疗卫生服务供给影响的地理区位异质性分析可知，财政分权对基本医疗卫生服务供给水平的影响存在地区异质性，中西部地区政府竞争在财政收支分权对基本医疗卫生服务供给影响中的负向调节作用强于东部地区。另一方面，将政府竞争作为门槛变量，建立面板门槛回归模型，检验财政分权与基本医疗卫生服务供给水平之间的非线性关系。随着政府竞争强度的提升，财政分权对基本医疗卫生服务供给水平的促进作用具有边际递减的效果。财政分权与基本医疗卫生服务供给水平之间存在非线性关系。

第五章是财政转移支付影响基本医疗卫生服务供给的实证分析。一方面，建立固定效应回归模型，检验财政转移支付对基本医疗卫生服务供给水平影响的线性关系。财政转移支付对基本医疗卫生服务供给水平的提高具有促进作用，地方政府的财政自给能力在转移支付对基本医疗卫生服务供给影响中存在正向调节效应。此外，根据财政转移支付对基本医疗卫生服务供给影响的地理区位异质性分析可知，财政转移支付对基本医疗卫生服务供给水平的影响存在地区异质性，东部、中部地区财政转移支付对地方政府医疗卫生支出决策的激励作用强于西部地区，且东部、中部地区地方财政自给能力在财政转移支付对基本医疗卫生服务供给影响中的正向调节作用强于中部、西部地区。另一方面，将地方政府财政自给率作为门槛变量，建立面板门槛回归模型，检验财政转移支付与基本医疗卫生服务供给水平之间的非线性关系。随着地方财政自给能力强度的提升，财政转移支付对当地基本医疗卫生服务支出具有更强的激励作用。财政转移支付对基本医疗卫生服务供给产生非线性影响。

第六章是基本医疗保险影响基本医疗卫生服务供给的实证分析。本章基于前文基本医疗保险对基本医疗卫生服务供给的影响机制，旨在对研究假设进行验证。首先，利用微观数据建立两部分模型检验基本医疗保险对居民享有基本医疗卫生服务的影响，从而探索基本医疗保险在多大程度上能够减轻居民的医疗负担，使得本没有能力就医的群体能够得到及时的基本医疗卫生服务。基本医疗保险对居民是否及时就医和是否发生居民医疗支出行为存在显著的正向影响，但其对居民医疗支出存在显著的负向作用，这意味着基本医疗保险能够减轻居民医疗负担、促进居民及时就医，从而影响基本医疗卫生服务供给。其次，利用宏观数据建立固定效应模型，研究基本医疗保险对基本医疗卫生服务供给水平影响的线性关系。基本医疗保险对基本医疗卫生服务供给水平的影响存在正向效应，且财政转移支付在基本医疗保险对基本医疗卫生服务供给影响中存在正向调节作用，这与影响机制中的逻辑推断相一致。最后，将财政转移支付作为门槛变量，建立面板门槛回归模型，检验基本医疗保险与基本医疗卫生服务供给水平之间的非线性关系。随着财政转移支付水平的提升，基本医疗保险对基本医疗卫生服务供给水平产生更强的促进作用。

第七章是完善基本医疗卫生服务供给财政保障制度的政策建议。本章将基于前文实证分析所得的结论并结合我国的现实情况，为切实促进基本医疗卫生服务供给充分性和均衡性发展提出相关政策建议。具体而言，一是推进医疗卫生领域政府间权责划分改革；二是完善医疗卫生领域财政转移支付制度；三是健全基本医疗保险制度和管理体系；四是从法制化建设、医疗卫生领域人才队伍建设和医疗卫生领域供给侧结构性改革方面加强相关配套措施建设。通过上述相关政策建议，以期从根本上改善我国基本医疗卫生服务供给水平，缩小区域间供给差异，更好地营造基本医疗卫生服务供给充分性和均衡性发展的政策制度环境。

第八章是研究结论与研究展望。一方面，通过对本书进行系统梳理和核心内容提炼，阐述全书的主要研究结论；另一方面，根据本书存在的不足之处，指出今后研究中可以深入拓展的方向。

四、研究思路与研究方法

（一）研究思路

如图 1 所示，本书遵循“问题提出→理论基础→现状分析→实证分析→政策建议”的基本思路展开研究。

首先，本书基于公共财政的视角对我国基本医疗卫生服务供给财政保障制度问题进行研究。通过对研究对象进行界定和对公共产品理论、公平正义理论、福利经济学理论和反贫困理论进行梳理，为“完善基本医疗卫生服务供给的财政保障制度”提供理论支撑，并指出了财政分权、财政转移支付和基本医疗保险对我国基本医疗卫生服务供给的影响机制。其次，本书对我国基本医疗卫生服务供给的规模和结构进行度量，并通过探寻我国基本医疗卫生服务供给财政保障制度的现状，明晰我国基本医疗卫生服务供给财政保障制度存在的主要问题。再次，本书一方面通过构建科学、全面、系统的基本医疗卫生服务供给评估体系，利用恰当的技术处理方法对我国地区间基本医疗卫生服务供给水平与供给均等化程度进行测量，并运用基尼系数及其分解法、核密度估计法、空间收敛性分析对我国基本医疗卫生服务供给水平进行多维时空差异评估。另一方面，本书通过合理的实证方法衡量了财政分权、财政转移支付和基本医疗保险对基本医疗卫生服务供给的影响，明晰影响我国基本医疗卫生服务供给充分性和均衡性的主要原因所在，为后续提出针对性的政策建议提供相应支撑。最后，本书基于前文实证分析所得的结论并结合我国的现实情况，从不同层面提出完善我国基本医疗卫生服务供给财政保障制度的相关政策建议。

本书的基本框架如图 1 所示：

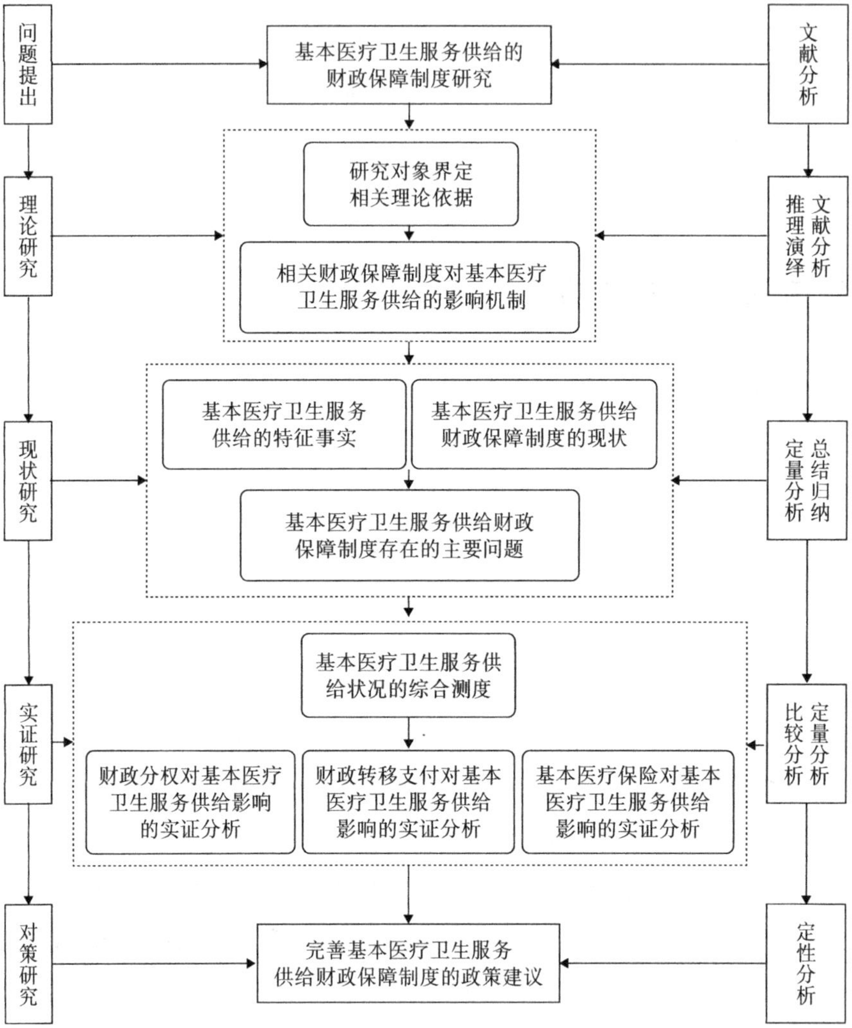

图 1　研究框架逻辑

（二）研究方法

1. 规范分析与实证分析

规范分析的运用主要体现在：一是运用公共产品理论、公平正义理论、福利经济学理论和反贫困理论对提升我国基本医疗卫生服务供给充分性和均衡性的重要程度进行深入理解；二是梳理了大量文献，总结分析了财政分权、财政转移支付和基本医疗保险对我国基本医疗卫生服务供给的影响机制，并对我国基本医疗卫生服务供给的规模、结构以及相关财政保障制度的现状进行分析，明晰我国基本医疗卫生服务供给财政保障制度存在的主要问题。

实证分析的运用主要体现在：一是应用熵值法及综合加权法、基尼系数及其分解法、核密度估计和空间收敛性分析对我国基本医疗卫生服务供给水平及均衡性进行多维时空差异评估；二是建立固定效应回归模型，分别检验财政分权、财政转移支付和基本医疗保险对基本医疗卫生服务供给水平影响的线性关系；三是建立面板门槛回归模型，分别研究财政分权、财政转移支付和基本医疗保险与基本医疗卫生服务供给水平之间的非线性关系；四是构建两部分模型，检验基本医疗保险对基本医疗卫生服务需求的影响。

2. 静态分析和动态分析

静态分析主要研究经济现象的均衡状态，侧重于某一时点的状态分析。动态分析则是对经济变动的过程进行分析。本书选取 2007—2019 年基本医疗卫生服务供给数据作为研究对象，通过对历史数据进行动态刻画来归纳和总结基本医疗卫生服务供给水平及均衡程度的历史演变趋势和时序变化特征。在对相关财政保障制度影响基本医疗卫生服务供给的实证分析中，采用静态分析法对特定时点的影响结果进行分析。两种方法相结合有利于对基本医疗卫生服务供给充分性和均衡性进行全面深入的研究。

3. 比较分析法

比较分析法主要体现在：首先，在对我国基本医疗卫生服务供给水平区域差异的实证研究中，比较我国区域间基本医疗卫生服务供给水平，得出我国基本医疗卫生服务供给水平区域差异的现状，为改善基本医疗卫生服务供给状况提供依据。其次，在对我国基本医疗卫生服务供给的空间收敛性分析中，进一步捕捉了东部、中部和西部地区基本医疗卫生服务供给水平差异演变的发展趋势，并对不同地区基本医疗卫生服务供给水平的收敛性进行比较和分析。最后，在财政分权和财政转移支付对基本医疗卫生服务供给水平影响的线性关系研究中，对财政分权和财政转移支付对基本医疗卫生服务供给水平影响的地区异质性进行考察，比较和分析了不同地区财政分权和财政转移支付对基本医疗卫生服务供给水平的影响程度。

五、创新与不足

（一）可能的创新点

1. 研究视角层面

现有文献多从单一视角研究基本医疗卫生服务供给的财政保障制度，比如从财政分权或财政转移支付制度方面研究其对基本医疗卫生服务供给的影响，无法更好地为政府提升基本医疗卫生服务供给充分性和均衡性提供全局性的政策建议。鉴于此，本书在既有文献的基础上，从财政分权、财政转移支付和基本医疗保险角度出发，综合性研究相关财政保障制度对基本医疗卫生服务供给的影响，检验不同的财政保障制度是否影响以及如何影响基本医疗卫生服务供给充分性及均衡性，为系统完善基本医疗卫生服务供给财政保障制度建设提供依据。

2. 指标体系构建层面

现有文献对基本医疗卫生服务供给评价指标体系的设计相对简单，产出类指标的设计不够合理、结果类指标的设计不够全面，这可能会降低测度结果的准确性。鉴于此，本书在构建基本医疗卫生服务供给评价指标体系时，在既有研究的基础上优化了产出类指标、拓展了结果类指标，克服了现有指标体系设计相对简单的局限，丰富了评价指标体系多维视角的内容，在一定程度上提高了基本医疗卫生服务供给水平测度结果的科学性和准确性。

3. 研究方法层面

现有研究对我国基本医疗卫生服务供给的测度较为单一。多数文献借助熵权法、因子分析法、层次分析法以及综合评价法等不同的研究方法，对我国基本医疗卫生服务供给水平进行测度，且仅使用简单描述性统计对我国基本医疗卫生服务供给的区域绝对差异程度进行对比分析，虽然较为简单和直观，却难以具体揭示其相对差异性，更不能准确判断其差异的来源及其构成。鉴于此，本书首先引入 Dagum 基尼系数及其分解法探索我国基本医疗卫生服务供给水平的空间相对差异程度，有效解决区域差异来源识别的问题。其次，Dagum 基尼系数及其分解法虽然能够衡量基本医疗卫生服务供给的相对差异性，但难以揭示供给水平的分布动态特征，无法对其长期演变趋势进行预测。对此，本书基于动态角度揭示了基本医疗卫生服务供给的内部空间关联特征，采用核密度估计法分析我国不同区域基本医疗卫生服务供给的动态演进趋势及规律，弥补了当前文献静态研究较多、动态分析相对不足的缺憾。最后，区域差异测度结果无法精确捕捉基本医疗卫生服务供给的差距演变趋势是趋于收敛还是扩散，鉴于此，本书采用 σ 收敛和 β 收敛对基本医疗卫生服务供给的空间收敛性进行检验，精准地把握和识别了我国地区间基本医疗卫生服务供给水平差异演变的发展趋势。

（二）研究的不足

基于各种主观和客观原因，本书存在以下不足之处：

1. 基本医疗卫生服务供给财政保障制度研究的时间跨度方面

基于数据的可获得性，本书在基本医疗卫生服务供给财政保障制度研究的时间跨度选取上受到一定程度的限制。文中数据分析的考察期为 2007—2019 年，时间跨度有限，无法反映基本医疗卫生服务供给更长时间范围内的动态演变规律，这在一定程度上会影响回归结果的显著性。此外，2020 年新冠肺炎疫情全面暴发对我国基本医疗卫生服务供给带来不同于以往的新挑战，并对财政保障基本医疗卫生服务的制度建设提出了新要求，但由于数据的可获得性，实际研究内容和相关数据均基于 2020 年之前，无法对新冠肺炎疫情影响基本医疗卫生服务供给及财政保障制度的应变之道展开具有针对性的分析。

2. 基本医疗卫生服务供给评价指数测算方法选择方面

本书在测算基本医疗卫生服务供给评价指数时，采用熵值法对指标体系中的基础指标赋予权重。然而，对指标的客观赋权无法体现某些学者、专家或公众在指标选取上的主观偏好情况，可能会导致指标的解释强度下降。比如，当学者、专家或公众最为偏好的指标刚好是最重要的指标时，此指标却不一定具有最大权重系数。

第一章　财政保障基本医疗卫生服务供给的理论基础

基本医疗卫生服务涉及居民的生命和健康，其供给的充分性和均衡性成为影响居民健康水平的关键因素。随着公众对医疗卫生服务的需求越来越高，政府承担的责任也越来越多，医疗支出的增加加大了医疗保障的财政压力。在此背景下，我国应做好医疗卫生领域财政保障制度的协调和完善工作，促进基本医疗卫生服务供给充分性和均衡性的提升。本章的核心思想主要是从宏观层面探讨基本医疗卫生服务供给的财政保障制度建设，重点研究我国医疗卫生领域的财政分权制度、财政转移支付制度和基本医疗保险制度对基本医疗卫生服务供给的影响，为提升基本医疗卫生服务供给充分性和均衡性提供财政支撑。首先，本章对基本医疗卫生服务供给的内涵作阐述，并对基本医疗卫生服务供给的基本财政保障制度进行界定。财政分权使医疗卫生领域的央地政府间事权与支出责任得到划分，在一定程度上明确了各级政府在基本医疗卫生服务供给中的财政分担情况，这为建立科学的财政转移支付制度奠定了基础。在财政分权体制下，基本医疗卫生服务供给的均衡发展需要地区财力来实现，而转移支付是弥补财政分权体制下“财力失衡”的重要手段。基本医疗保险制度是目前我国公共财政筹划的重点方向之一，其能够减轻居民的医疗负担、促进居民及时就医，有利于基本医疗卫生服务供给水平的提升。其次，本章对财政保障基本医疗卫生服务供给所依托的理论基础进行梳理和评述。最后，本章分析了财政分权、财政转移支付和基本医疗保险对基本医疗卫生服务供给的影响机制并提出研究假设，为后续展开相关财政保障制度影响基本医疗卫生服务供给的实证分析提供强有力的理论支撑。

第一节 研究对象界定

一、基本医疗卫生服务

（一）基本医疗卫生服务的内涵

“基本医疗卫生服务”的概念最早在《1993年世界发展报告》中提出。报告认为“公共卫生服务项目”指传染病免疫、计划生育、健康信息的传播、居民生活环境的改善和艾滋病防疫等。“基本临床服务项目”主要包括成本效益较高的医疗卫生项目，即计划生育服务、肺结核控制、性传播疾病和常见幼儿疾病等。前卫生部部长陈竺（2008）在全国卫生会议上曾明确指出，“基本医疗卫生服务”包括“基本医疗服务”和“公共卫生服务”两大范畴，前者指疾病的诊断、治疗和康复等服务，后者则包括疾病预防控制、妇幼保健、健康教育等内容。“基本医疗卫生服务”应具有人人都能负担得起并能够公平享有的特点。纵观国内外学界，目前将“基本医疗卫生服务”的定义大概分为两类：一类将“公共卫生”和“基本医疗”视为一体，规定这两者享有共同的财政资源，以实现“保障全体居民基本健康权”为战略目标；另一类将“基本医疗卫生服务”分为“公共卫生服务”（疾病预防控制、妇幼保健、健康教育等）和“基本医疗服务”（各种疾病的诊断、检查、治疗以及相应的药品消耗等）两个相互独立的服务项目，前者以实现健康公平性为宗旨，后者以解决全体居民“看病难、看病贵”等难题为目标①。

基本医疗卫生服务与人类生命健康息息相关，其应当符合所有基本公

① 马安宁，郑文贵，王培承等，《国民基本卫生服务包研究概述》，《卫生经济研究》，2008年第4期，第8-10页。

共服务的共同特征。一是全民性，即基本医疗卫生服务提供的是不存在竞争关系的个体均可享有的服务；二是动态发展性，基本医疗卫生服务供给量（包括数量和质量）以及服务范围应随着政府财政能力和公民需求度的提高而动态调节；三是政府责任性，基本医疗卫生服务供给的主体必须以政府为主导，这也是服务型政府的职责所在。基于此，本书根据《国务院关于印发“十三五”推进基本公共服务均等化规划的通知》（国发〔2017〕9号）中“基本医疗卫生服务”的范围和内容，将“基本医疗卫生服务”定义为由政府主导供给、旨在满足广大人民基本健康需求并具有公平可及性的基础公共服务，包括公共卫生服务（健康隐患检测、健康教育宣传等）和基本医疗服务（各种疾病的检查、诊断、治疗和康复等），且两者享有共同的财政资源，如表1－1所示。基本医疗卫生服务体现了国家对全体公民生存权、健康权的尊重和对实现“人人享有基本医疗卫生服务”的决心。

表1－1　　我国基本医疗卫生服务的范围

基本医疗卫生领域	服务范围
公共卫生服务	1. 疾病预防控制：传染病防控、计划免疫、职业病防治等 2. 健康隐患检测：妇幼保健、采供血服务等 3. 健康教育宣传：健康教育、卫生监督、精神卫生等
基本医疗服务	急慢性疾病的诊断、治疗和康复等医疗服务

资料来源：根据国家卫生与计划生育部相关文件整理所得。

（二）基本医疗卫生服务的属性

根据公共产品理论（Samuelson，1954），多样化的医疗卫生服务大致可以分为：（1）纯公共物品性质的医疗卫生服务。此类性质的医疗卫生服务主要指公共卫生服务。早期，公共卫生服务主要包括卫生环境保护和疾病预防（Winslow，1935）。随着社会文明的不断发展，现代公共卫生服务的内容在原有的基础上，还包括健康教育、疾病监控、传染病防治、公共卫生信息的收集和披露等。公共卫生关系一国或地区的人民健康，具有明显的非排他性和非竞争性。因此，公共卫生服务属于纯公共物品。（2）准公共物品性质的医疗卫生服务。准公共物品的特征不完全具有排他性或竞争性，而具有拥挤性。拥挤性体现在：当消费者的数目增加到一定数量，就会出现边际成本为正的情况。此类性质的医疗卫生服务主要指各种疾病的检查、诊断和治疗等服务，其目标是使患病居民得到最基本的诊治服务，从而保障居民基本的生命健康权。（3）私人物品性质的医疗卫生服务。私人物品的特征是具备排他性和竞争性。排他性意味着当某一消费者在获得某物品的消费权时，其他消费者会被排除在获得该物品的利益之外。竞争性指当某一消费者使用某物品时，此物品不能同时被其他人消费。私人物品性质的医疗卫生服务主要是针对特殊需求的医疗服务，包括高级护理、医疗整容、牙科美容、康复训练等。

不同属性的医疗卫生服务应由不同的主体提供。纯公共物品性质的医疗卫生服务必须由政府提供。此类性质的医疗卫生服务存在较强的正外部性，故市场机制在该领域失灵，政府应作为供给方并保障供给的有效性和均衡性，以实现预防控制疾病、促进人民身体健康的目的。对于此类性质的医疗卫生服务供给，政府应该介入，但供给方式应根据医疗卫生服务的非排他性和非竞争性的程度由政府和市场共同决定。在明确政府和市场责任归属的前提下，实现医疗卫生服务供给效率与公平的统一。私人物品性质的医疗卫生服务有较强的个体需求异质性，不具备正外部性效应，其价格由市场供求决定。因此，此类性质的医疗卫生服务不由政府财政负责，应按市场化方式运作。

关于基本医疗卫生服务的属性问题，国内外学者均认为“公共卫生服务”应属纯公共品。公共卫生服务主要解决的是群体卫生问题，体现出较强的正外部性效应。因此，它是由政府主导并提供的纯公共产品，关系全体公民的健康问题。“基本医疗服务”的属性问题仍有争议。部分学者指出基本医疗服务收费容易、排他成本低，且当医生为较多患者提供服务时，医生诊治的边际成本是递减的（Cross，1992）。因此，基本医疗服务应属于私人物品。也有部分学者认为基本医疗服务更具有公共品、准公共品的属性（张永梅和李放，2010；高燕妮，2010）。医疗服务市场存在信息不对称的问题，如果政府不进行干预，那么在医疗资源有限的条件下低收入者将因无力负担而不能及时获得医疗卫生服务，他们的健康权将无法得到保障，这将加剧社会的不稳定性，从而增加国家治理的成本。对此，为了避免医疗市场的失灵、保障公民公平享有健康权，政府必须承担相应供给职责，对医疗市场进行适当干预。

综上所述，鉴于公共卫生服务和基本医疗服务均被定位为公共品属性，本书认为基本医疗卫生服务的属性应被界定为公共品，政府应作为供给主体。此外，新一轮医改方案《关于深化医药卫生体制改革的意见》（中发〔2009〕6号）中也明确指出了“将基本医疗卫生服务作为公共产品向全民提供”这一理念，以实现全体公民公平享有基本医疗卫生服务的目标。

二、基本医疗卫生服务供给

（一）基本医疗卫生服务供给的原则

基本医疗卫生服务与人类的生存和健康密切相关，其供给状况的好坏不仅影响医疗卫生资源的有效配置和政府应对突发公共卫生事件的能力，而且影响人类获取健康权的公平性。基本医疗卫生服务供给作为国家基本公共服务供给中最基本的一项，其承载着实现“全民健康”社会的重要目标。因此，基本医疗卫生服务供给应遵循如下原则：第一，以满足公共需求为首要目标。在基本医疗卫生服务供给过程中，公众既是医疗卫生服务的消费者，又是医疗卫生服务供给的参与者。从消费者的角度来看，公众需要的是满足自身医疗卫生服务需求。公共价值理论认为，以公民满意为根本才能产生出符合公民需求的政府行为（韩兆柱和郭红霞，2017）。政府应提供与公民需求紧密契合的基本医疗卫生服务，以达到令公民满意的效果。从参与者的角度来看，公众能够帮助政府更好地履行供给责任。广泛的公民参与保障了公众对基本医疗卫生服务供给质量进行监督的权利，这有利于提高医疗卫生服务政府供给决策的科学性（张邦辉等，2020）。第二，注重医疗卫生服务的供给效率。随着我国医疗卫生体制改革的进一步实施，公众健康水平得到提高。然而，“看病难”“看病贵”等问题仍然存在，“医患矛盾”依然尖锐，医疗卫生服务部门的供给效率无法满足民众的需求。为此，只有深化我国医药体制改革、制定科学合理的供给效率评估机制，才能建立适合国情的医疗卫生制度，有效解决现实问题和矛盾，满足公众日益多样化的健康需求（胡玉杰，2018）。第三，重视医疗卫生机构及医护人才队伍建设。医疗卫生机构及医护人才队伍的建设会直接影响基本医疗卫生服务供给质量。如果医疗环境与基层医疗机构建设无法得到有效改善，基层医疗资源则会闲置。随着医疗改革的深入，医疗机构面临许多新的挑战，对医护人才队伍的建设提出了更高的要求。因此，在基本医疗卫生服务供给过程中，医疗卫生机构的资质应达到国家相关法律的规定，医疗卫生技术人员必须经过专业的理论及实践培训并取得资格证书。只有重视医疗卫生机构及医护人才队伍建设，才能建立和谐的医患关系，从根本上提高基本医疗卫生服务供给水平。

（二）基本医疗卫生服务的供给模式

基本医疗卫生服务的供给模式主要分为三种，即政府供给模式、政府与市场协作供给模式和第三方供给模式。

1. 基本医疗卫生服务政府供给模式

政府供给模式指政府通过税收以及转移支付等方式获取财政资金并面向全体居民提供基本医疗卫生服务。基本医疗卫生服务具有公共品特征，若采用市场供给模式则可能会影响供给效率、降低供给水平且无法解决医疗资源分配的公平性问题，而有限的医疗供给也会导致医疗市场的消费拥挤（马维胜，2006）。因此，政府应作为基本医疗卫生服务的主要供给主体。政府供给模式分为两种：一是公立医疗机构（由政府设立）采取免费或者低于成本的方式面向全体居民供给基本医疗卫生服务；二是政府部门向全体居民供给购买的基本医疗卫生服务（由私人机构生产）。总体来说，政府供给模式在一定程度上有利于解决市场失灵现象，能够促进基本医疗卫生服务在地区间的有效配置。

2. 基本医疗卫生服务政府与市场协作供给模式

政府与市场协作供给模式指由政府主导、市场参与的基本医疗卫生服务供给模式。基本医疗卫生服务所涵盖的内容较广且存在外部性较强、信息不对称等问题，单一的政府供给模式或市场供给模式均无法满足基本医疗卫生服务供给的需求，故应构建基本医疗卫生服务政府与市场协作供给模式（王绍光，2003）。在此供给模式下，政府作为基本医疗卫生服务供给主体应主导筹资和医疗资源分配，强化公立医院的地位，并通过相应地补助制度向私人部门发放补贴（如低息贷款、税收优惠等补助措施）以促进基本医疗卫生服务的供给。市场则以竞争机制参与、调节基本医疗卫生服务供给。协作供给模式不仅能提高供给效率、实现医疗资源的有效配置，还能够缓解政府供给的资金压力、维护医疗保障的公平性，从而促进地区间基本医疗卫生服务供给均衡性发展。

3. 基本医疗卫生服务第三方供给模式

基本医疗卫生服务第三方供给模式指：第三方机构可自行制定供给策略并通过捐助等方式获取资金并面向全体公民提供基本医疗卫生服务（以无偿或部分无偿的形式）。第三方机构通常指社区组织、慈善组织等，如日本的健康保险互助会、英国的基金医院等。机构所需资金主要来源于捐助（政府将对此实行鼓励政策）、福利彩票等。第三方供给模式作为政府与市场协作供给模式的有效补充能够为居民参与医疗卫生服务事务提供更多机会。然而，作为基本医疗卫生服务供给的辅助者，第三方供给模式所需的资金来源具有不确定性，资金规模不大。因此，基本医疗卫生服务第三方供给模式的供给范围较小，其对实现地区间基本医疗卫生服务供给均衡性的作用有限。

本书主要探讨基本医疗卫生服务的政府供给模式。根据《国务院关于印发“十三五”推进基本公共服务均等化规划的通知》（国发〔2017〕9号）和《关于深化医药卫生体制改革的意见》（中发〔2009〕6号），本书将“基本医疗卫生服务”定位为旨在满足广大人民基本健康需求并具有公平可及性的公共品。因此，政府应作为基本医疗卫生服务的供给主体。

三、相关财政保障制度概述

（一）基本医疗卫生服务供给财政保障制度的类型

保障基本医疗卫生服务供给的充分性和均衡性是政府应对医疗卫生需

求、维护民众基本健康权利的现实基础。根据《中共中央、国务院关于深化医疗保障制度改革的意见》（中发〔2020〕5 号），财政在保障基本医疗卫生服务供给充分性和均衡性中起基础性的保障作用，科学的医疗卫生领域财政保障制度是实现基本医疗卫生服务供给充分性和均衡性的重要手段。

近年来，为了优化医疗卫生资源配置，提升基本医疗卫生服务供给水平及均衡性，国家实施了一系列的财政保障制度。在宏观层面，国家从财政分权、财政转移支付和医疗保障等方面制定了相关财政保障制度。国家制定并颁布了《医疗卫生领域中央与地方财政事权和支出责任划分改革方案的通知》（国办发〔2018〕67 号），从财政分权的角度明确中央政府与地方政府在医疗卫生领域的财政责任，为提升基本医疗卫生服务供给水平奠定财政基础；根据《全国医疗卫生服务体系规划纲要（2015—2020年）》（国办发〔2015〕14 号），政府将财政转移支付作为实现基本医疗卫生服务均等化的重要财政手段，致力于扭转地区间财政失衡的现状，弥补医疗卫生领域的财政缺口，以更好地满足公众需求；在深化医疗保障制度改革的背景下，政府在《中共中央、国务院关于深化医疗保障制度改革的意见》（中发〔2020〕5 号）中提出要全面建成以基本医疗保险为主体的医疗保障制度，为“人人享有基本医疗卫生服务”提供财力支撑，防止因病致贫和因病返贫。在微观层面，国家从医疗卫生支出预算、医疗卫生资金使用与监管、医疗服务价格调整等方面制定了相关财政保障政策。根据2018 年《国务院关于财政医疗卫生资金分配和使用情况的报告》，国家致力于优化医疗卫生领域的财政支出结构，改进医疗卫生支出预算执行工作，将医疗卫生与健康促进经费纳入本级政府预算，引导财政资金和人才资源下沉基层医疗卫生服务机构，为推动医疗卫生事业发展提供财政保障。此外，根据《国务院办公厅关于印发深化医药卫生体制改革 2019 年重点工作任务的通知》（国发办〔2019〕28 号），国家致力于深化“医疗、医保、医药”三医联动改革，一方面完善医疗机构医疗卫生服务经费保障机制，制定医疗保障基金使用监管条例，提高医疗卫生领域资金使用效益；另一方面，构建价格动态调整机制，取消以药补医政策，使医疗费用高居不下的状况得到缓解。

（二）基本医疗卫生服务供给的基本财政保障制度

财政贯穿基本医疗卫生服务供给始终，在实现供给充分性和均衡性中发挥“全周期”的保障作用。根据前文可知，基本医疗卫生服务供给的财政保障制度涉及很多方面，本书主要从宏观层面探讨基本医疗卫生服务供给的基本财政保障制度，重点研究我国医疗卫生领域的财政分权、财政转移支付和基本医疗保险对基本医疗卫生服务供给的影响。究其原因，在财政分权体制下，基本医疗卫生服务供给的均衡发展需要地区财力来实现，而转移支付是弥补财政分权体制下“财力失衡”的重要手段（吉富星和鲍曙光，2019）。财政分权体制使得医疗卫生领域的中央与地方政府间权责得到划分，在一定程度上明确了各级政府在基本医疗卫生服务供给中的财政分担状况，这为建立科学的财政转移支付制度奠定了基础（郑垚和孙玉栋，2018）。只有在各级政府间医疗卫生领域事权与财权、财力与支出责任相匹配的前提下，科学的转移支付制度才能有效解决分税制产生的财力不均衡状况，从而促进基本医疗卫生服务供给均衡性发展。此外，基本医疗保险制度的完善作为我国公共财政的重要任务之一（贾洪波，2019），其在一定程度上能够缓解“看病贵”等难题，从而减轻居民的医疗负担，有利于基本医疗卫生服务供给水平的提升（马霞和蒲红霞，2016）。在财政分权体制下，中央与地方政府间基本医疗保险的财政缴费补助金额得以确定①，我国的财政转移支付也对基本医疗保险提供了重要的财力支撑②。我国医疗卫生领域权责划分、财政转移支付制度和基本医疗保险制度之间相互影响，且均对基本医疗卫生服务供给充分性和均衡性产生重要影响。

鉴于此，本书重点研究我国医疗卫生领域的财政分权、财政转移支付和基本医疗保险对基本医疗卫生服务供给的影响，以做好医疗卫生领域财政保障制度的协调和完善工作，从而促进基本医疗卫生服务供给充分性和均衡性的提升。本节具体对财政保障体系中的财政分权制度、财政转移支

① 《医疗卫生领域中央与地方财政事权和支出责任划分改革方案的通知》（国办发〔2018〕67号）。

② 资料来源于财政统计年鉴。

付制度和基本医疗保险制度进行界定，廓清各财政保障制度的概念和特征，为后续分析财政分权、财政转移支付和基本医疗保险对基本医疗卫生服务供给的影响机制奠定基础。

1. 财政分权制度

随着经济和社会的发展，国家很难由一级政府统一管理，大多数国家都将政府分为不同级次并进行分级管理。分权可以细分为行政分权和财政分权等类型，但由于政府经济活动一般是由政府财政直接体现，行政分权的表现形式大多会反映到财政分权上来。近年来，许多国家采取财政分权模式划分中央与地方政府间财政关系。财政分权的本质在于解决不同层级政府间的权责配置问题，即赋予不同层级政府与之相匹配的财政权力与支出责任。由于地方政府更了解辖区居民的偏好，其在财政分权体制下能够为辖区居民提供更为适合的公共品和服务，从而提高资源配置的效率，提升财政决策的有效性，改善社会福利（Stigler，1957；Tiebout，1957；Oates，1972）。

我国的政治体制虽然具有高度集权的特征，但在财政体制方面却实施分权体制。1994 年的分税制改革使我国初步建立起财政分权体制框架。这种分税制财政体制强调了中央与地方政府财政收支层面的分配，中央政府赋予了地方政府在管理财政资源、安排财政支出等方面的自主权（刘军等，2015）。我国的财政分权主要是对各级政府间的事权和财权进行划分。事权划分指合理界定各级政府的职能边界，财权划分指赋予各级政府事权相匹配的税基和支出责任（岳红举和王雪蕊，2019）。基于此，本书将财政分权体制定义如下：财政分权体制指政府间权责划分的体制，即中央政府的部分财政权力向地方政府转移，地方政府拥有一定的事权并承担与之相匹配的支出责任。

目前，根据《医疗卫生领域中央与地方财政事权和支出责任划分改革方案的通知》（国办发〔2018〕67 号），我国构建了中央与地方政府间基本医疗卫生服务事权与支出责任划分模式。将受益范围覆盖全国或跨区域的重大公共卫生服务确定为中央政府的事权并担负相应的支出责任；将涉及基本民生问题的医疗卫生服务确定为共同事权，由中央与地方政府共同承担支出责任；其他事务则根据隶属关系确定事权与支出责任归属。对于基本医疗卫生服务共同事权的具体界定，应根据不同地方经济发展与财力水平，实行差异化政策，明晰不同地方政府承担的投入比例和责任，并在实践中根据财政经济状况及医疗卫生服务需求与标准的动态变化适时调整，为基本医疗卫生服务均等化发展奠定财政基础。

2. 财政转移支付制度

广义的财政转移支付不仅包括上下级和同级政府间的财政资金拨付行为，还包括政府与企业、居民之间的财政资金再分配过程①。狭义的财政转移支付只涉及政府间财政资金的转移行为。目前，大多数学者的理论研究及现行政府文件中均将财政转移支付界定为政府间的财政转移支付。鉴于此，本书讨论的财政转移支付应取其狭义。在财政分权体制下，不同层级政府间的财政收入安排和支出划分往往会导致财力不均衡（Alesina 和 Angeletos，2005）。为了保障各级政府顺利开展经济活动、履行财政职能，国家通常采用财政转移支付的手段来解决财力不均衡问题，从而弥补财政缺口、调节地区间受惠不均、纠正公共品和服务的外溢性，实现公共服务均等化的目标（赵永辉和付文林，2017；王文甫等，2020）。

早期的财政转移支付形式主要分为税收返还、体制补助、结算补助和专项拨款等。随着财政管理体制的发展，财政转移支付制度成为政府间财政关系的协调机制，具备财力均衡和财政激励的双重功能（肖育才和谢芬，2021）。目前，我国的财政转移支付形式主要有三种：一般转移支付、专项转移支付和税收返还。一般性转移支付对中央政府拨付的财政资金用途不做特殊规定，由地方政府根据辖区实际需求进行分配和使用，能够提高地方政府的支出水平，调节基本公共服务的区域差异性。专项转移支付对中央政府拨付的财政资金用途有专门的规定，避免了资金使用的随意性，能够对某项基本公共服务提供财力支撑，提高某项具体公共服务的供给水平②。税收返还属于中央政府实行的一种税收优惠政策，符合“取之

① 徐阳光，《财政转移支付制度的法学解析》，法律出版社 2009 年 4 月版。

② 刘士义，《财政转移支付制度的现实困境与改革路径研究》，《财经问题研究》，2018 年第 2 期，第 89－94 页。

于民，用之于民”的价值导向。鉴于此，财政转移支付制度的含义为：一个国家在各级政府间进行财政资金相互转移的制度安排。

为了促进基本医疗卫生服务供给充分性和均衡性发展，我国一方面应提高一般性转移支付比重，加大中西部地区人均财政卫生经费，调节地区间医疗卫生领域财政支出不平衡的现状。另一方面，国家应重视医疗卫生领域的专项转移支付项目，弥补医疗卫生领域的财政缺口，提升医疗卫生资金使用效率。

3. 基本医疗保险制度

医疗保险又称健康保险，主要是为产生医疗费用的参保人给予相应资金补偿①。医疗保险一般分为商业医保和社会医保，前者由保险公司经营，保险费用由个人负担；后者则不以营利为目的，保险费用由参保人、所在工作单位和政府等多方共同负责。社会医疗保险具有社会福利性，可分为基本医疗保险和补充医疗保险。基本医疗保险的概念最早在1994年我国职工医疗保险制度改革中提出，主要是为居民享有“基本医疗卫生服务”提供保障，分散居民的患病风险，以满足参保人对基本医疗卫生服务的需求，提升广大居民的基本健康水平，从而保障居民的生活和健康（程晓明，2010）。补充医疗保险主要是对不属于基本医疗保险补偿范围或超过基本医疗保险支付限额的部分进行补偿。不同保险形式对应的医疗卫生服务如表1－2所示。

表1－2　　不同保险形式所对应的医疗卫生服务

保险形式	医疗卫生服务	保险费用承担方	医疗卫生服务属性
基本医疗保险	基本医疗卫生服务	政府、社会、个人等	准公共物品
补充医疗保险	非基本医疗卫生服务	社会、个人等	私人物品
商业医疗保险	非基本医疗卫生服务	社会、个人等	私人物品

资料来源：作者根据相关文件整理所得。

我国的基本医疗保险制度目标是分散参保人的患病风险，提高基本医疗卫生服务的可负担性，以解决居民“看病贵”等问题。基本医疗保险制

① 周绿林，李绍华，《医疗保险学》（第3版），科学出版社2013年版，第6－7页。

度的运行包括资金筹集、基金管理和费用支付等环节，其正常运行离不开政府的干预（贾洪波，2019）。因此，基本医疗保险制度成为目前我国公共财政筹划的重点方向之一。我国的基本医疗保险制度早期包括城镇职工医保、城镇居民医保和新型农村合作医保。2016 年，国务院《关于整合城乡居民基本医疗保险制度的意见》（国发〔2016〕3 号）将城镇居民医保和新农合进行整合，形成城乡居民基本医保制度，实现“两保合一”。其中，城镇职工医保具有强制性，其参保对象为职工及就业者；城乡居民医保具备自愿性，其参保对象包括城镇非从业居民、学生、儿童和农民等人群。综上所述，基本医疗保险制度指对参保人享有的基本医疗卫生服务进行医疗费用的补偿，以保障居民基本的健康权，提高基本医疗卫生服务的可及性，从而实现“人人享有基本医疗卫生服务”的目标。

第二节　财政保障基本医疗卫生服务供给的理论依据

一、公共产品理论

（一）公共产品理论的主要观点

公共产品理论作为现代财政学和公共经济学的基础理论之一，聚焦于探讨政府与市场的关系、政府职能的转变以及政府应提供什么样的服务等问题。伴随着西方财政学的发展，公共产品理论逐渐完善。公共产品理论最早出现在霍布斯（Thomas Hobbes，1651）的《利维坦》一书中，其在《利维坦》第二部分关于国家的论述中从社会契约角度阐述了国家的职责，他认为公共产品虽由国家提供，但个人应享受公共产品带来的效用，由此萌发了公共产品的思想。英国哲学家大卫·休谟（David Hume，1740）通过“公共牧地排水”的案例发现“搭便车”问题，他认为对于集体有利的事情应由政府参与完成，这触及公共产品思想的核心。在此基础上，亚当·斯密（Adam Smith，1776）在其著作《国富论》中对公共产品进行界定，提出自由放任经济政策的他也承认政府应提供国家安全、公共事业等最低限度的公共服务，并将市场失灵与政府公共支出相联系。随后，约翰·斯图亚特·穆勒（John Stuart Mill，1848）指出国家应当适度干预经济生活，政府应做有益于社会的、个人无法做的事情，比如需要投入大量财力的公共服务事项。虽然穆勒未明确提及公共产品相关问题，但上述研究已涵盖了公共产品思想。

“公共产品”的概念最早由马尔科（De Marco）提出。随后，奥意学派从消费和交易角度出发，区分了公共产品与私人产品，并在此基础上进一步提出了差别税率的概念。威克塞尔（Knut Wicksell）认为政治秩序会影响供给效率。萨缪尔森（Samuelson，1954）明确指出纯公共品具有非竞争性①。然而，大多数公共品并不是纯公共品。到 20 世纪 50 年代末期，马斯格雷夫（Richard Abel Musgrave）认为公共品具有非排他性。布坎南（Buchanan，1965）对公共品的不纯粹性和复杂性进行研究，并利用游泳俱乐部分析地方政府的最佳规模②。此外，罗森（Rosen，1985）指出公共产品可以被视为一种特殊的外部性，这对公共产品理论起到有效的补充作用③。

（二）基本医疗卫生服务供给的财政保障与公共产品供给

由于基本医疗卫生服务的属性为公共品且具有较强的正外部性效应，医疗服务市场存在信息不对称的问题，如果政府不进行干预，那么在医疗资源有限的条件下低收入者将因无力负担而不能及时获得医疗卫生服务。为了避免医疗市场的失灵、保障公民公平享有健康权，政府必须承担主要供给职责并通过财政支出等手段对医疗资源进行配置。因此，保障基本医疗卫生服务的有效供给是公共财政制度的一项重要职能。

由于政府作为基本医疗卫生服务的供给主体，这就需要必要的财政制

① Samuelson P A. The Pure Theory of Public Expenditure [J]. The Review of Economics and Statistics, 1954, 36 (4): 387-389.

② Buchanan J M. An Economic Theory of Clubs [J]. Economica (New Series), 1965, 32 (125): 1-14.

③ 哈维·S. 罗森，特德·盖亚，《财政学》，中国人民大学出版社 2009 年版。

度作为物质保障。公共产品和服务供给情况可作为政府财政保障能力的核心体现。本书以公共产品理论来诠释医疗卫生领域政府间财政收支的划分和完善中央和地方两级财政管理制度的重要理论。为了提高基本医疗卫生服务的供给效率，仅靠政府的强制性或消费者的自觉来解决是不够的。因此，不同层级的政府应根据辖区内居民实际需求提供公共服务，以实现供给效率最大化（Oates，1999）①。基本医疗卫生服务的正外部性使得其受益者不完全是本辖区居民，不同事项的基本医疗卫生服务在何种程度上使外地居民受益应成为医疗卫生领域政府间权责划分的主要依据。鉴于此，国家应按照成本效率和受益原则对政府间基本医疗卫生服务供给责任进行划分，以保障基本医疗卫生服务供给的有效性。此外，基本医疗卫生服务的有效供给也离不开分配的公平性，政府部门应强调效率与公平的统一，注重供给质量和供给效率（Musgrave，1959；Denhardt 和 Denhardt，2010）。

二、公平正义理论

（一）公平正义理论的主要观点

公平正义理论最早由罗尔斯（1971）在《正义论》中提出。他采用经验主义和思辨哲学的方法，从公平的角度来理解正义。“公平的正义”指只有当社会中不同主体在原始状态下完全平等，公众才会选择“正义”作为制度原则来规范社会成员之间的关系②。罗尔斯的公平正义理论包含“公正平等原则”和“差异原则”，以此解决现实中的不公平问题。“公正平等原则”作为政治与法律观念的基础，通常指公民享有最广泛、自由、平等的基本权力，包括言论自由、思想自由、政治自由等。“差异原则”主要用于收入和财富的分配，通常被称为机会均等原则。“机会均等原则”指通过制度安排使原有的社会、经济差异控制在一定范围内，弱化社会不

① Oates W E. An Essay on Fiscal Federalism [J]. Journal of Economic Literature, 1999 (37): 1120 - 1149.

② 何怀宏,《公平的正义——解读罗尔斯正义论》，山东人民出版社，2002 年版。

平等带来的弊端，在保障全体公民享有平等权益的基础上为弱势群体提供尽可能多的好处。罗尔斯的公平正义理论是对社会契约论的进一步阐释和发展。它强调整体功利的最大化，认为在社会治理过程中并不能彻底消除不平等，只能限制不平等的程度。人生来在自然禀赋、个性能力、社会阶层等各个方面存在差异，且这种差异很难被完全消除（王润稼，2013），因此，人与人之间不平等是客观存在的，完全一致的平等是无法实现的，这使得人们在社会地位和经济利益上的差异被允许。然而，差异的存在是有条件的，必须保证公民享有公正平等。

根据中国的特殊国情，公平正义思想被赋予了新的内涵，即“权利公平、机会公平、规则公平”，以期有效解决现实社会中的不平等问题（冯颜利，2018）。在“全面依法治国”的背景下，公平正义成为社会主义法治建设的核心价值目标。随着依法治国的不断推进，公平正义的范围逐步扩展，居民享有的权利和机会越来越多，社会规则的制定越来越完善，从过去满足居民基本物质层面的公平正义转变为满足居民美好生活层面的公平正义（沈迟等，2015）。对此，我国应在更广泛的领域和更高的层次上看待和解决社会存在的不平等问题。

（二）基本医疗卫生服务供给的财政保障与公平正义

根据公平正义理论的两大原则，罗尔斯认为国家应通过制度的设定和分配方式的调整保障全体公民享有平等的机会与权利（金久仁，2018）。健康权是最基本的人权，保障基本医疗卫生服务供给是维护民众基本健康权利的重要手段。医疗资源不平等的客观存在使得低收入人群面临“看病难、看病贵”的问题。因此，公平正义理论为本书基本医疗卫生服务供给的财政保障制度研究提供了很好的理论支撑。按照罗尔斯的公平正义理论，基本医疗卫生服务供给应坚持“公正平等原则”，使全体居民都享有最基本、平等的医疗卫生服务。由于每个人的健康状况可能由于先天不足或后天经济水平的不同而有差异，“机会均等原则”应被运用到基本医疗卫生服务供给中。通过公平、完善的财政保障制度安排使居民健康状况在原有的初始差异下获得相对平等的医疗卫生服务，为全体居民创造拥有健康体魄的条件（曾望军，2012）。鉴于此，政府在提高民众健康水平的同时应将促进医疗公平作为基本价值追求。当前，我国基本医疗卫生服务供给在地区间、城乡间仍存在巨大差距。在罗尔斯看来，这种不公平本质上是医疗资源分配的不公平，这就需要政府承担相应职责进行资源的公平分配与调整，使不同区域的每个社会成员都能享受到大致平等的基本医疗卫生服务。

三、福利经济学理论

（一）福利经济学理论的主要观点

1920 年，庇古将资产阶级福利经济学系统化，标志着旧福利经济学体系的形成。旧福利经济学在继承效应主义伦理学思想的基础上，提出福利具有边际效用的观点。庇古认为可以通过收入再分配的手段增加整个社会的福利效用，当社会资源达到最优配置时，国民收入总量达到最大，社会经济福利会随着国民收入总量的增加而不断增大。随后，伯格森、罗宾斯等对这一理论做出了补充与修改，并对经济学分析中应不应该涉及价值判断等问题进行探讨。1934 年，希克斯和艾伦提出帕累托经济学，建立了新福利经济学体系。新福利经济学侧重于个人福利，认为社会总福利是由社会所有成员福利之和组成的，个人福利的增加不会使其他社会成员的福利减少。到了 20 世纪 50 年代，西方福利经济学家们围绕阿罗不可能定理进一步完善了福利经济学理论体系，提出了社会福利函数和其他福利标准①。总体来看，福利经济学主要通过社会福利函数理论、福利标准理论、帕累托效率等分析工具研究如何提高资源配置效率、平衡阶级之间的利益关系，以增进社会福利水平、实现社会公平。由此可见，福利经济学的主要观点对实现基本公共服务均衡发展具有理论指导意义。

关于经济福利，庇古从国家干预和国家收入分配两方面进行阐述。一方面，庇古认为社会经济福利会随着国民收入总量的增加而不断增大。因此，国家应对资源配置进行干预（如通过制定法律法规、设立工会等方

---

① 方福前，《福利经济学》，人民出版社，1994 年版，第 287 页。

式），使每个社会成员都能公平享有社会福利。另一方面，庇古认为国民收入均等化就是国民收入的最优分配。庇古运用边际效用递减规律分析如何分配国民收入。他认为只有使收入分配实现结果公平，才能增加经济福利，实现社会福利最大化[①]。因此，国家应采取措施进行国民收入的再分配（如采取累进税率等方式），从而不断缩小贫富差距，增加国民福利的均等化水平，实现社会福利的公平化和最大化。此外，政府实施公共服务供给政策在一定程度上体现了国家对国民收入的公平分配。当政府将财政收入作为公共服务供给的财力支撑时，公共服务供给的均等化程度代表了居民享有社会福利的公平性，均等化程度的提高促进了社会福利的增长。由此可见，庇古关于经济福利的国家干预和国民收入分配思想为国家促进公共服务供给均等化发展提供了理论依据。

福利经济学三大定理充分体现了其核心思想。第一定理和第二定理旨在分析帕累托最优与市场机制之间的关系。帕累托最优是效率最大化和最公平的。当社会资源配置初始状态的改变可以使某个人所处的状态变好而不会导致其他人状态变差时，这种改变就被称为帕累托改进。帕累托改进是实现帕累托的最优方式[②]。福利经济学第一定理认为在完全竞争市场中，无论社会资源的最初分配是否达到最优，整个社会在成员的自由交易下可以实现完全竞争均衡。第二定理认为在完全竞争市场中，当消费者偏好呈现出"凸"状态时，政府只需进行资源再分配，社会可通过市场竞争机制实现最优状态。第三定理又称阿罗不可能定理，该定理认为从每个居民各自的偏好顺序推导出整体居民的偏好顺序是不可能的。然而，在现实社会中仅靠市场机制难以实现帕累托最优，政府应适度干预以实现资源的合理配置。

（二）基本医疗卫生服务供给的财政保障与福利最大化

根据福利经济学观点，国家需要对国民收入分配进行帕累托改进，这为政府通过公共服务供给的方式进行国民收入再分配提供了理论依据。基本医疗卫生服务供给的目标和结果就是为了提升国家的社会福利，使人民

① 庇古，《福利经济学》，商务印书馆，2006 年版，第 29 - 33 页。

② 高鸿业，《西方经济学（第五版）：微观部分》，中国人民大学出版社，2011 年版，第 252 页。

的健康权得到保障。改革开放以来，我国以追求GDP为首要目标，以致忽略了其他有利于社会发展的因素。因此，我国应转变发展理念，提升社会福利意识。基本医疗卫生服务供给的实施有利于提高社会福利水平，缓解医患矛盾。此外，政府供给基本医疗卫生服务的方式将国民收入转化为健康福利，有利于居民享有公平可及的健康权。基本医疗卫生服务供给量的增加有利于社会总体福利的增大，基本医疗卫生服务供给均等化水平的提高有利于国民收入分配均等化程度的提升。基于此，在国民收入飞速增长的背景下，政府一方面应加大医疗卫生领域的财政投入力度，并通过财政转移支付制度公平、合理地配置地区间医疗卫生资源，改善落后地区的医疗环境，从而提升我国基本医疗卫生服务供给水平；另一方面政府应完善基本医疗保险制度，逐步实现基本医疗保险的全覆盖，增进社会整体的健康福利，促进社会福利最大化。

四、反贫困理论

（一）反贫困理论的主要观点

1. 马克思主义反贫困理论的主要内容

马克思和恩格斯认为资本主义制度是工人阶级贫困的根源所在。由于资本主义社会的生产力水平低下，物资资源供给无法充分满足公众需求。对此，他们主张以公有制代替私有制，废除资本主义的雇佣劳动制度和所有权制度，从而解放和发展生产力，达到消灭贫困的目的，并最终建立一个自由、民主的共产主义社会。马克思在《第六届莱茵省议会的辩论》中提出马克思主义反贫困思想。恩格斯在《共产主义原理》中认为解放和发展生产力能够让全体居民公平地享有社会福利。马克思主义反贫困思想指出生产力水平的提高可以为反贫困提供物质基础，要想消灭贫困就必须大力发展生产力，以解决物质资源匮乏的问题[①]。为了实现人的自由全面发展，马克思和恩格斯提出了共享思想。共享思想认为每个人都是独立的个

① 马克思，恩格斯，《马克思恩格斯选集》（第2卷），中共中央编译局译，人民出版社，2012年版。

体，具有独特的个性，人们应享有平等的基本权益，以满足自身生存、发展等实际需求，使自身的劳动能力、思维能力等得到充分锻炼，以实现个人全面自由的发展，从而在社会中形成平等、和谐的社交关系，促进整个社会的全面发展。

2. 中国特色反贫困理论的主要内容

在马克思主义反贫困理论的基础上，中国特色反贫困思想逐渐形成，它对实现新时期我国脱贫攻坚的战略目标具有重要的理论价值。马克思主义反贫困理论主要对资本主义社会中工人阶级贫困的根源、现状以及脱贫途径进行论述。对于我国而言，新时期的扶贫思想应在符合我国国情的基础上更具科学性。对此，习近平总书记提出了精准扶贫和内源扶贫思想，创新了马克思主义反贫困理论的实现路径。精准脱贫思想继承了马克思主义以人为本的价值取向，主张将贫困人群的根本利益放在首位，注重贫困人群获得感的提升，坚持因人因地的施行扶贫工作，并通过精准识别和精准管理等手段优化扶贫资源的合理配置，保障贫困人群公平的享有各项权利。内源扶贫思想呈现了“授人以鱼，不如授人以渔”的价值观念，一方面加强对困难群众的思想引领，努力营造自力更生、艰苦创业的良好氛围；另一方面提升贫困地区的教育水平，帮助困难群众提高自身的文化素养和技能水平，使贫困人群掌握脱贫致富的手段，真正带领人民群众实现脱贫致富[①]。

（二）基本医疗卫生服务供给的财政保障与健康扶贫

对于当代社会而言，个人的健康风险已成为家庭贫困的主要原因，低收入人群“怕得病、怕看病”问题一致存在。反贫困是一个长期性、渐进性、发展性的过程，消除健康贫困已成为国家脱贫攻坚战中重要的一环。因病致贫一方面是由于居民无法享有平等充足的基本医疗卫生服务；另一方面是由于缺乏必要的医疗保障，导致家庭收入无法负担医疗支出，从而加剧贫困的发生。因此，科学的基本医疗卫生服务财政保障制度可以较大程度地解决因病致贫问题。居民自身健康水平的下降会直接影响居民的家

① 习近平，《习近平谈治国理政：第二卷》，外文出版社，2017 年版。

庭支出，当低收入人群遭遇健康的负面冲击时会大概率掉入贫困陷阱[①]。为了消除健康贫困，国家从2017年开始实施健康扶贫工程，降低医疗服务费用，改善贫困地区医疗环境，加强贫困人群的疾病预防和控制，提高健康扶贫精准度，完善基本医疗保险制度，保障低收入人群享有基本医疗卫生服务，从而促进基本医疗卫生服务供给充分性和均衡性的发展。

第三节　财政保障制度对基本医疗卫生服务供给的影响机制

一、财政分权制度对基本医疗卫生服务供给的影响机制

财政分权本身是中性的，其对基本公共服务的影响是与现实的政治经济目标相结合的结果（Kim，2008）[②]。财政分权对基本医疗卫生服务供给的影响主要通过地方政府支出偏好来实现。在我国目前的分权体制下，地方政府的支出偏好不仅受到自身利益和辖区居民需求的影响，还受到国家政策导向的影响，这使得地方政府拥有双重身份，它既是独立的利益主体，也是中央政府的行政代理人（李森等，2020）。因此，地方政府需要在自身利益和中央政府目标间进行权衡。在不同的经济、政治现实背景下，财政分权所形成的激励机制对基本医疗卫生服务供给的作用方向和力度不同，主要在于激励机制最终对政府支出偏好的影响属于经济增长型还是社会福利型（吉富星和鲍曙光，2019）。在经济型向服务型政府职能的转型期，财政分权对基本医疗卫生服务供给的影响既有促进作用，也有扭

① 胡鞍钢，孟庆国，《消除健康贫困应成为农村卫生改革与发展的优先战略》，《中国卫生资源》，2000年第6期，第245－249页。

② Kim. A. Decentralization and Public Services: Framework and Implementation [R]. The Word Bank Development Economics Capacity Building. Partnership and Outreach Team, Policy Research Working Paper. 4503.

曲作用，且影响效应的最终作用方向取决于各自作用力的大小。财政分权对基本医疗卫生服务供给影响的理论框架如图1-1所示。

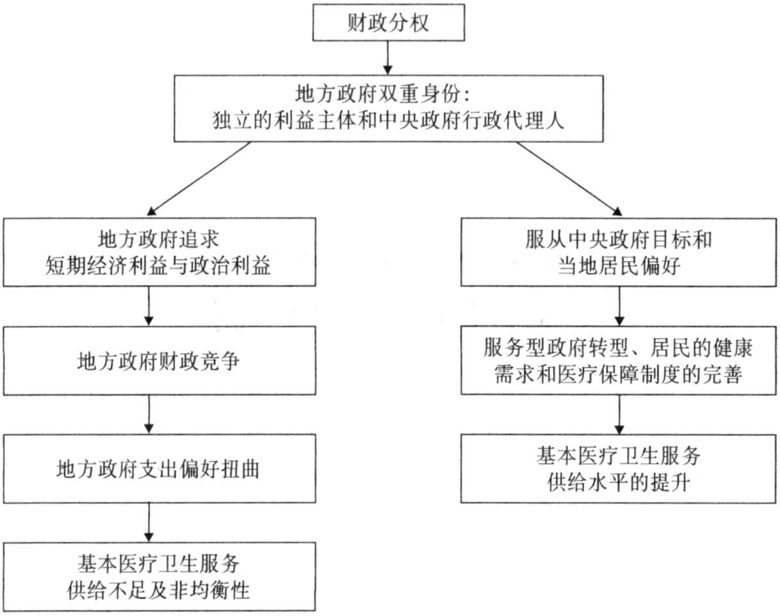

图1-1 财政分权对基本医疗卫生服务供给影响的理论框架

（一）财政分权对基本医疗卫生服务供给影响的理论框架分析

1. 财政分权对基本医疗卫生服务供给的扭曲效应

随着我国财政管理体制改革的深入推进，财权慢慢向分权形式转变。地方政府在辖区经济增长的激励下有着自身的利益诉求，这会使地区间在经济发展上出现相互竞争的行为（冯伟和苏娅，2019）。此外，我国在政治体制上的集权特征使得中央拥有地方官员在政治晋升上的决定权。在这种体制下，官员的委派实行“自上而下”式，与西方国家“用脚投票”式不同（Weingast，2009），地方官员在政治晋升激励下会出现“唯上任命”的行为。在“锦标赛”晋升机制下，地方政府为了自身的利益诉求会追求辖区内短期经济发展，而不是公共利益的最大化，这与国家的发展目标相矛盾。因此，在地区间政府竞争影响下，地方政府在唯GDP论和唯上任命式政治晋升的激励作用下，政府官员在进行支出决策时更加倾向短期内能促进经济提升的生产性公共服务（基础设施建设、交通运输服务等），而忽视受益回报率较长的民生性公共服务（教育、医疗等服务）（朱雅玲，2019）。这种地区间的政府竞争会扭曲地方政府的支出行为，促使地方政府将辖区内有限的财力资源及优惠政策倾向投资回报率较短的行业，而非能够提升辖区福利水平的公共服务领域，进而导致地区内基本医疗卫生服务供给不足，阻碍我国基本医疗卫生服务供给充分性和均衡性的发展。

2. 财政分权对基本医疗卫生服务供给的促进效应

根据财政分权理论，地方政府在供应公共服务时具有地域优势，能够提供满足居民需求的公共服务（Tiebout，1956）①。随着我国政府职能向服务型方向转变、官员考核机制逐渐完善以及居民对健康需求的不断增长，国家对基本医疗卫生服务供给的关注度不断提高，相关医疗保障制度在服务型政府的影响下逐渐转变为对政府行为的一种激励机制（李红霞和陆悦，2020）。在此背景下，适度的分权使地方政府能够最大限度地发挥信息优势，可以更好地根据居民需求向度在辖区分配医疗卫生资源，以增强供给的地区适应性，从而对基本医疗卫生服务供给水平的提升产生促进效应。

随着居民收入水平的提升，公众开始关注自身的健康水平。对此，政府需重视基本医疗卫生服务供给，以满足全体居民的健康需求。在政府职能向服务型转变过程中必然伴随着财政支出结构的改变（张腾等，2021）。在地区间政府竞争影响下，地方政府往往会通过税收优惠和生产性公共服务的支出偏好来吸引外来资本和优质人才，而在政府职能向服务型转变过程中，越来越多的地方政府认识到投资环境的重要性（赵文凯和王大树，2020）。地方政府可以通过增加医疗卫生等民生性公共服务支出来提升基本医疗卫生服务供给水平，以改善地区医疗环境，进而提高辖区内居民健康水平，从而吸引外来资本和优秀人才。此外，中组部 2013 年发布的《关于改进地方党政领导班子和领导干部政绩考核工作的通知》规定，中央对地方的干部绩效考核不以唯 GDP 论英雄，要更加重视教育、社会保

① Tiebout C M. A pure Theory of Local Expenditure [J]. The Journal of Political Economy, 1956, 64 (5): 416-424.

障、科技创新和人民健康水平等方面的考核，使得民生性公共服务供给状况被纳入地方政府绩效和官员任用晋升考核，这将激发地方政府改善医疗卫生环境的动力，使得基本医疗卫生服务供给的充分性和可及性得到提升。然而，长期以“唯GDP论”和“唯上任命”的考核机制形成的路径依赖依然存在，这种机制需要慢慢转变（罗伟卿，2011）。因此，在经济型政府向服务型政府的转变过程中，财政分权对基本医疗卫生服务供给的影响既有促进作用，也有扭曲作用，且影响效应的最终作用方向取决于各自作用力的大小。

3. 财政分权对基本医疗卫生服务供给影响的地区异质性

在财政分权体制下，地方政府拥有适度的财政收支自主权。由于地区间政府竞争对地方政府供给行为的影响，无论发达地区还是落后地区，地方官员的供给决策都偏好于对自身有益的公共服务项目（刘飞等，2020）。落后地区在经济发展、资源分配等方面与发达地区均有较大差异。发达地区自身基础设施建设较完善、经济发展水平较高，地区本身的市场运行效率对经济的促进作用较大，辖区内居民更加关注生活质量的提升。在居民对健康需求不断增加的背景下，地方政府对基本医疗卫生服务供给的关注度不断提高，从而增加医疗卫生等民生性公共服务的支出，以改善地区医疗环境来吸引外来资本和优秀人才。落后地区经济发展水平较弱，地区本身的市场力量不足，无法推动辖区内经济的快速发展。为了追赶发达地区，落后地区官员在经济快速发展和自身政治晋升的激励下，采取的决策会更倾向短期内收益明显和被上级认可的生产性公共服务（陈思霞和卢盛峰，2014；朱建军，2016）。因此，与发达地区相比，落后地区的政府行为在支出偏好上的扭曲度较严重，其在进行支出决策时更倾向生产性公共服务，而忽视民生性公共服务，从而出现地区间基本医疗卫生服务供给发展失衡的局面，使得财政分权对基本医疗卫生服务供给水平的影响存在地区异质性。

（二）理论模型分析与研究假设

在财政分权体制下，地方政府在自身利益诉求的激励下通过地区财政支出偏好的方式对基本医疗卫生服务供给产生影响。本章参考罗伟卿

(2011) 构建的理论模型，分析在财政分权影响下地方政府供给基本医疗卫生服务的状况。假设政府分为中央政府和地方政府两个级次，在经济型政府向服务型政府的转变过程中，财政分权对基本医疗卫生服务供给的作用方向和力度主要取决于财政分权所形成的激励机制对地方政府支出偏好的影响属于经济增长型（支出偏好倾向于基础设施建设等生产性公共服务）还是社会福利型（支出偏好倾向于医疗卫生等民生性公共服务）。鉴于此，本章将地方政府的目标函数设定如下：

$$U_i = (1-t)S_i + \gamma u_i(C_i) \tag{1-1}$$

其中，C_i为地方政府供给的民生性公共服务（教育、医疗等服务），$u_i(C_i)$指地方政府供给民生性公共服务带来的效应函数，且满足 $du(C_i)/dC_i>0$，$d^2u(C_i)/dC_i^2<0$，这意味着效应会随着民生性公共服务供给水平的提升而增加，但其边际效用递减。γ 代表地方政府对民生性公共服务（教育、医疗等服务）的投资偏好，$\gamma>0$。t 指地方政府税率，$t>0$。S_i为地区 i 的生产函数，这里将生产函数具体化，将其设定为柯布道格拉斯函数，即 $S_i=R_iK_i^mP_i^n$，其中，R_i为地区的原始资源禀赋，K_i为地区 i 的资本总和，P_i为地方政府供给的生产性公共服务（基础设施建设、交通运输服务等），且满足 $m>0$，$n>0$，$m+n<1$，$\partial S_i/\partial K_i>0$，$\partial S_i/\partial P_i>0$，$\partial^2 S_i/\partial K_i^2<0$，$\partial^2 S_i/\partial P_i^2<0$，$\partial^2 S_i/\partial K_iP_i>0$，这意味着地区产值随资本量和生产性公共服务供给水平的提升而增加，但边际产出递减（Witte 和 Geys，2011；罗伟卿，2010）。由于资本的流动性，K_i受到P_i的影响，基础设施投资的增加可以吸引资本流入从而促进经济增长。由于 $u_i(C_i)$ 取决于民生性公共服务供给水平，可将 $u_i(C_i)$ 视为 C_i，即 $u_i(C_i)=C_i$。假设在财政分权体制下，地方政府用于生产性公共服务和民生性公共服务的财政支出均来自税收收入，且地方政府的目标函数为：

$$U_i = (1-t)R_iK_i^mP_i^n + \gamma C_i \tag{1-2}$$

此时，地方政府追求自身利益最大化的目标函数为：

$$\begin{cases} \max U_i = (1-t)R_iK_i^mP_i^n + \gamma C_i \\ s.t.\ P_i + C_i = t\,R_iK_i^mP_i^n \end{cases} \tag{1-3}$$

求最优解，需满足：$\partial U_i/\partial P_i=0$，$\partial U_i/\partial C_i=0$，得出：

$$(1-t)\ \left[\frac{\partial(R_iK_i^mP_i^n)}{\partial P_i}+\frac{\partial(R_iK_i^mP_i^n)}{\partial K_i}\frac{\partial K_i}{\partial P_i}\right]\ +\gamma\frac{du(C_i)}{dC_i}\frac{\partial C_i}{\partial P_i}=0 \tag{1-4}$$

由于u_i（C_i）$=C_i$，且根据约束条件：$C_i=t\,R_iK_i^mP_i^n-P_i$，得出：

$$\frac{\partial C_i}{\partial P_i}=t\ \left[\frac{\partial(R_iK_i^mP_i^n)}{\partial P_i}+\frac{\partial(R_iK_i^mP_i^n)}{\partial K_i}\frac{\partial K_i}{\partial P_i}\right]\ -1 \tag{1-5}$$

将上式代入公式（1－4）中，得出：

$$\frac{\partial(R_iK_i^mP_i^n)}{\partial P_i}+\frac{\partial(R_iK_i^mP_i^n)}{\partial K_i}\frac{\partial K_i}{\partial P_i}=\frac{\gamma}{1-t+\gamma t}, \tag{1-6}$$

令$\frac{\gamma}{1-t+\gamma t}=E$

将地区资本收益率设为r，那么资本在地区间流动的均衡条件为：

$(1-t)\frac{\partial(R_iK_i^mP_i^n)}{\partial K_i}=r$，由此可推出：

$$K_i=\left(\frac{r}{(1-t)m\,R_iP_i^n}\right)^{\frac{1}{m-1}}=(r^{n-1}R_iV)^{\frac{1}{1-m-n}} \tag{1-7}$$

$$P_i=\left(\frac{r}{(1-t)m\,R_iK_i^{m-1}}\right)^{\frac{1}{n}}=(r^{-m}R_iW)^{\frac{1}{1-m-n}} \tag{1-8}$$

$$V=(1-t)^{1-n}m^{1-n}(1-m)^{-n}n^nE^{-n} \tag{1-9}$$

$$W=(1-t)^mm^m(1-m)^{m-1}n^{1-m}E^{m-1} \tag{1-10}$$

将上述表达式代入$C_i=t\,R_iK_i^mP_i^n-P_i$中，可得：

$$C_i=r^{\frac{-m}{1-m-n}}R_i^{\frac{1}{1-m-n}}m^{\frac{m}{1-m-n}}(1-t)^{\frac{m}{1-m-n}}(1-m)^{\frac{-n}{1-m-n}}n^{\frac{n}{1-m-n}}[1-t(1-\gamma)]^{\frac{n}{1-m-n}}$$

$$\left\{[1+\frac{n}{1-m}(1-\gamma)]t-\frac{n}{1-m}\right\} \tag{1-11}$$

由于γ代表地方政府对民生性公共服务（教育、医疗等服务）的投资偏好，γ越大，意味着地方政府越倾向于民生性公共服务。对上式求导，可得：

$$\frac{\partial C_i}{\partial\gamma}=r^{\frac{-m}{1-m-n}}R_i^{\frac{1}{1-m-n}}m^{\frac{m}{1-m-n}}(1-t)^{\frac{m}{1-m-n}}(1-m)^{\frac{-n}{1-m-n}}n^{\frac{n}{1-m-n}}$$

$$[1-t(1-\gamma)]^{\frac{n}{1-m-n}-1}\left\{t\frac{n}{1-m-n}-t\frac{n}{1-m}[1-t(1-\gamma)]\right\} \tag{1-12}$$

由于$\gamma>0$，$t>0$，$r>0$，$m>0$，$n>0$，$m+n<1$，经过分析可知上式

大于0，即$\partial C_i/\partial \gamma > 0$。由此可知，$C_i$随着$\gamma$的提升而增加。$\gamma$代表地方政府对民生性公共服务（教育、医疗等服务）的投资偏好，这意味着在财政分权体制影响下，当地方政府在进行支出决策时倾向于民生性公共服务（教育、医疗等服务），那么基本医疗卫生服务供给水平会得到提升；反之，当地方政府支出偏好更倾向于短期内能促进经济提升的生产性公共服务（基础设施建设、交通运输服务等）时，基本医疗卫生服务供给水平则会降低。上述分析结果与财政分权对基本医疗卫生服务供给影响的理论框架分析相符。在经济型政府向服务型政府的转变过程中，适度的财政分权使地方政府可以更好地根据地区居民健康需求增加医疗卫生等民生性公共服务的支出，从而对基本医疗卫生服务供给水平产生促进效应。然而，在地区间政府竞争影响下，我国长期以唯GDP论和唯上任命的考核机制形成的路径依赖依然存在，促使地方政府将辖区内有限的财力资源倾向生产性公共服务（基础设施建设、交通运输服务等），导致财政分权对基本医疗卫生服务供给水平产生扭曲效应，阻碍我国基本医疗卫生服务供给充分性和可及性的发展。与发达地区相比，落后地区的政府行为在支出偏好上的扭曲度较严重，其在进行支出决策时更倾向于生产性公共服务。对此，本章提出以下假设。

假设1：财政分权对基本医疗卫生服务供给水平的提升产生促进作用，但在地区间政府竞争影响下，其对基本医疗卫生服务供给水平的影响具有扭曲效应，最终作用方向取决于各自作用力的大小。

假设2：财政分权对基本医疗卫生服务供给水平的影响存在地区异质性。

在上述分析的基础上，地区间政府竞争越激励，地方政府越会将辖区内有限的财力资源倾向于生产性公共服务，而非民生性公共服务。因此，在地区间政府竞争影响下，财政分权对基本医疗卫生服务供给水平的促进作用具有边际递减的效果，这表明财政分权对基本医疗卫生服务供给水平的影响可能具有非线性效应。对此，提出以下假设。

假设3：在地区间政府竞争影响下，财政分权与基本医疗卫生服务供给水平之间存在非线性关系。

二、财政转移支付制度对基本医疗卫生服务供给的影响机制

（一）财政转移支付对基本医疗卫生服务供给影响的理论框架分析

1. 财政转移支付对基本医疗卫生服务供给水平的影响

政府间转移支付制度是现代财政保障制度的一个重要方面，当某一级政府的自有财力与其支出责任之间存在收支缺口，或者上级政府承担的事务委托下级政府履行时，需要通过政府间财政一般性转移支付或专项转移支付方式予以解决（李永友和张子楠，2017）。在财政分权体制下，国家将财政转移支付作为矫正因政府竞争导致的财政失衡和公共服务供给不足的重要手段（赵永辉和付文林，2017）。财政转移支付制度作为一种收入再分配制度，可以通过改善地方政府的财政状况来激励和约束政府供给行为，促使政府供给辖区内居民所需的公共服务（Bergvall 等，2006；Robin 和 Anwar，2007）。既有文献认为财政转移支付有利于基本医疗卫生服务供给充分性和均衡性的发展（Alesina 和 Ferrara，2005；郭庆旺和贾俊雪，2008；亓寿伟和胡洪曙，2015；卫平和薛冰，2017），但也有文献指出财政转移支付，特别是专项转移支付对基本医疗卫生服务供给的影响作用较弱（李凡和岳彩新，2013；赵永辉和付文林，2017）。财政转移支付能否在一定程度上缓解财力失衡并提升民生性公共服务供给，关键取决于自身制度设计和政府的目标定位。规范适当的财政转移支付制度能够激励地方政府强化自身责任，约束政府支出决策，使得能够提升居民福利的民生性公共服务得到充分供给（Weingast，2009）。

探索财政转移支付对基本医疗卫生服务供给的影响，即考察转移支付引致的财政激励作用和约束作用对地方政府供给基本医疗卫生服务的决策变化。财政转移支付对基本医疗卫生服务供给影响的理论框架如图 1-2 所示。转移支付作为一种财政援助能够对地方政府的财力缺口进行补充并由此产生收入效应，从而对政府公共支出决策产生影响。由于地方政府的政策目标不同，其对自身利益导向的公共支出偏好与中央政府目标存在差异，使得转移支付对地方政府公共服务供给的激励不同（储德银和迟淑

娴，2018；杜彤伟等，2019）。此外，财政转移支付能够克服“粘蝇纸效应”和“预算软约束”等问题也成为其能否真正发挥弥补财政缺口、解决财力不均衡等功能的判断标准①。在我国政府职能向服务型方向转变过程中，当地方政府对居民健康水平的关注度较高时，转移支付对政府公共支出决策的约束作用倾向于能够提升居民福利的教育、医疗等民生性公共服务，这有利于促进基本医疗卫生服务供给充分性和均衡性发展（李红霞和陆悦，2020）。鉴于此，科学规范的财政转移支付制度可以弥补财政缺口、解决财力不均衡等问题，进而通过提升地方政府的财政能力来影响政府的支出偏好，以实现基本医疗卫生服务供给的均衡发展。

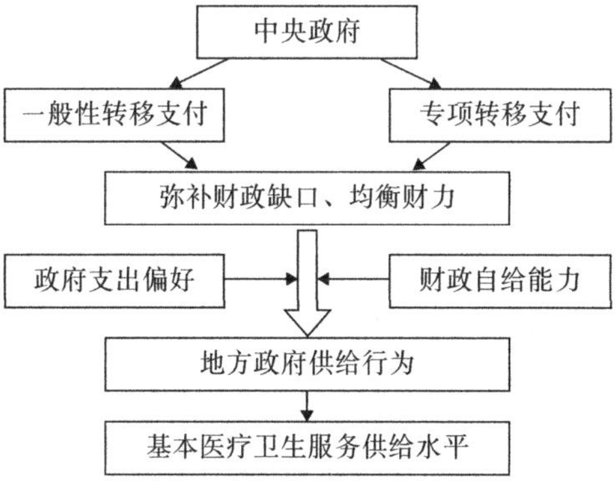

图 1－2　财政转移支付对基本医疗卫生服务供给影响的理论框架

进一步探讨地方政府的财政自给能力在财政转移支付对基本医疗卫生服务供给影响中所起的“调节效应”。财政自给能力在转移支付对基本医疗卫生服务供给影响中的“调节效应”主要是通过影响政府支出决策来实现的。当地区财政自给能力较弱时，当地财力缺口较大，因而地方政府会将获得的转移支付资金首先用于满足自身经济的发展，通常其对当地基本医疗卫生服务的重视程度较弱，使得转移支付对当地政府医疗卫生领域财政支出决策的激励作用较弱。当地区财政自给能力较强时，政府本级财力能够满足支出需求，这时当地获得的转移支付资金仅具备辅助财力的功

① Dougan W R, Kenyon et al. Press Groups and public expenditures: The flypaper effect reconsidered [J]. Economic Inquiry, 1988, 26 (1): 159－170.

能，地方政府更易将转移支付资金用到提升居民福利的教育、医疗等民生性公共服务上，以便在服务型政府导向下创造新的“政绩点”（郑垚和孙玉栋，2018）。鉴于此，当地方政府的财政自给能力较强时，转移支付对当地基本医疗卫生服务支出具有更强的激励作用，更能促进基本医疗卫生服务供给水平的提高。

2. 财政转移支付对基本医疗卫生服务供给影响的地区异质性

由于不同地区的经济发展水平、资源禀赋、政府财力状况等方面不尽相同，地方政府提供基本医疗卫生服务的支出成本也存在差异，这使得财政转移支付对基本医疗卫生服务供给的影响存在地区异质性（杜彤伟等，2019）。与经济发达地区相比，落后地区在经济发展压力较大和财政自给能力较弱的情况下，当地政府的政策目标定位更偏向于GDP的增长，使得转移支付对当地基本医疗卫生服务支出的激励较弱（赵永辉和付文林，2017）。具体而言，经济发达地区的财源较为充足、财政缺口较小，地方政府拥有较为雄厚的财力来满足自身的经济发展需求，这使得政府获取的转移支付资金能够优先倾向于与辖区居民福利相关的公共服务。在目前国家提倡建设服务型政府背景下，发达地区更重视当地的社会治理表现（李永友和张子楠，2017），地方政府对辖区内居民健康水平的关注度不断提高，使得转移支付对当地政府财政支出决策的激励作用更偏向于医疗卫生等民生性公共服务，从而促进基本医疗卫生服务供给水平的提升。落后地区的经济基础较为薄弱、财源较为缺乏，地方政府更重视当地的经济治理表现，其在自有财力不足的情况下容易将获取的转移支付资金优先用来满足自身经济的发展（洪源等，2018），使得转移支付对当地政府医疗卫生领域财政支出决策的激励作用较弱。鉴于此，财政转移支付对基本医疗卫生服务供给的影响存在地区异质性。

（二）理论模型分析与研究假设

根据上述分析可知，在财政分权体制下，财政转移支付作为国家财政保障的一种重要手段，可以通过改善地方政府的财政状况来激励和约束政府供给行为，从而矫正因政府竞争导致的财政失衡和公共服务供给不足的情况（赵永辉和付文林，2017）。财政转移支付功能能否顺利发挥作用，关键取决于自身制度设计和政府的目标定位（Weingast，2009）。在“健康中国”战略背景下，国家将提高居民健康水平作为改善民生的主要目标，并将提升基本医疗卫生服务供给水平作为政府重点发展方向。因此，探索财政转移支付对基本医疗卫生服务供给的影响，要考虑地方政府对基本医疗卫生服务供给的重视程度，即考察转移支付引致的财政激励作用和约束作用对地方政府供给基本医疗卫生服务的决策变化。在参考缪小林等（2017）构建的理论模型基础上，分析财政转移支付对地方政府供给基本医疗卫生服务决策的影响。为避免工具过多，假设地方政府对基本医疗卫生服务的支出代表其供给基本医疗卫生服务的决策情况，且地方政府收支平衡（理想状态下），可构建以下函数：

$$FR_i = FE_i \tag{1-13}$$

$$FR_i = r_i t_i e_i + (1 - r_i) t_i \lambda_i e_i \tag{1-14}$$

$$HE_i = \gamma_i FE_i \tag{1-15}$$

$$GE_i = (1 - \gamma_i) FE_i \tag{1-16}$$

其中，FR_i代表地区政府 i 的总财力，包括地方政府上缴中央后的财政自给能力和获得的财政转移支付；FE_i代表地区政府 i 的总财政支出；HE_i代表地区政府 i 的基本医疗卫生支出；GE_i代表地区政府 i 的除基本医疗卫生服务以外的支出；γ_i代表地方政府 i 的基本医疗卫生支出占总支出的比重且 $0<\gamma_i<1$；t_i指本地征收的税率；r_i指地方政府税收留存率且 $0<r_i<1$；e_i指地方政府 i 的经济产值；λ_i指转移支付率且$\lambda_i>0$。因此，$r_i t_i e_i$代表地方政府 i 上缴中央后的财政自给能力；$(1-r_i)t_i\lambda_i e_i$代表地方政府 i 获得的转移支付量。根据前文分析可知，财政转移支付对地方政府供给基本医疗卫生服务的最终决策取决于γ_i。本章设定的地方政府目标函数为：

$$P_i = (1 - \mu_i) M_i + \mu_i H_i (HE_i) \tag{1-17}$$

其中，μ_i代表地方政府对基本医疗卫生服务供给的重视程度。M_i为地区 i 的生产函数，这里将其设定为柯布道格拉斯函数，即$M_i = A_i C_i^{1-\beta} GE_i^{\beta}$，满足 $0<\beta<1$（为简化计算过程，求解时令 $\beta=1/2$）。其中，A_i为地区 i 的技术水平；C_i为地区 i 的资本总和。H_i为地方政府 i 供给基本医疗卫生服务的效应函数，这里将其设定为居民效用函数，即 $H_i(HE_i) = R_i HE_i^{\alpha}$，其中，

α 指居民福利对基本医疗卫生支出的弹性（为简化计算过程，求解时令 $\alpha=1$），R_i为居民消费水平。假设这里只考虑当期居民效应，即当地居民消费来自地方政府财政收入，则$R_i=e_i$。将上述表达式代入公式（1-17）中，可得：

$$P_i=(1-\mu_i)A_iC_i^{1-\beta}(1-\gamma_i)^{\beta}FE_i^{\beta}+\mu_ie_iHE_i^{\alpha} \tag{1-18}$$

将公式（1-15）代入上式，可得：

$$P_i=(1-\mu_i)A_iC_i^{1-\beta}(1-\gamma_i)^{\beta}FE_i^{\beta}+\mu_ie_i\gamma_i^{\alpha}FE_i^{\alpha} \tag{1-19}$$

由于地方政府追求自身利益最大化的目标函数为：

$$max\ P_i=(1-\mu_i)A_iC_i^{1-\beta}(1-\gamma_i)^{\beta}FE_i^{\beta}+\mu_ie_i\gamma_i^{\alpha}FE_i^{\alpha} \tag{1-20}$$

求最优解，需满足$\partial P_i/\partial\gamma_i=0$，计算可得：

$$(1-\mu_i)^2A_i^2C_i=4\mu_i^2e_i^2FE_i(1-\gamma_i) \tag{1-21}$$

将公式（1-13）和公式（1-14）代入上式，可得：

$$4(1-r_i)(r_i-\gamma_i\lambda_i+\lambda_i)=\frac{A_i^2C_i(1-\mu_i)^2}{\mu_i^2e_i^3t_i} \tag{1-22}$$

上述表达式可看作为地方政府供给基本医疗卫生服务的决策函数，即$\gamma_i=f(\lambda_i,\mu_i)$。等式两边对$\lambda_i$求导，可得出财政转移支付对地方政府供给基本医疗卫生服务决策的反应函数：

$$\frac{\partial\gamma_i}{\partial\lambda_i}=16\mu_ie_i^3t_iA_i^2C_i(1-r_i)(1+r_i-\gamma_i)(1-\mu_i) \tag{1-23}$$

由于$0<r_i<1$，$0<\gamma_i<1$，$0<\mu_i<1$，经过分析可知上式大于0，即$\partial\gamma_i/\partial\lambda_i>0$，故$\gamma_i$随着$\lambda_i$的提升而增加。由于$\lambda_i$指转移支付率，$\gamma_i$代表地方政府 i 的基本医疗卫生支出占总支出的比重，表明转移支付对地方政府供给基本医疗卫生服务的决策具有财政激励作用，这与前文的理论框架分析相符。根据上式可知，地方政府对基本医疗卫生服务供给决策受到r_i、λ_i和γ_i的影响，即其受到地方政府财政自给能力、转移支付量和地方政府对基本医疗卫生支出水平的影响。在“健康中国”战略背景下，政府对居民健康水平的关注度不断提高，财政转移支付对政府公共支出决策的激励和约束作用倾向于能够提升居民福利的医疗卫生等民生性公共服务，这有利于基本医疗卫生服务供给充分性和均衡性的发展。由于财政自给能力在转移支付对基本医疗卫生服务供给影响中的“调节效应”主要通过影响政府支出决策来实现，不同地区的政府财力状况存在差异，这使得财政转移支付对基本医疗卫生服务供给的影响程度存在地区异质性。鉴于此，提出以下研究假设。

假设4：财政转移支付对基本医疗卫生服务供给水平的提升具有促进作用。

假设5：财政转移支付对基本医疗卫生服务供给水平的影响存在地区异质性。

在“健康中国”战略背景下，国家将提升基本医疗卫生服务供给水平作为政府重点发展方向。当地方政府的财政自给能力越高时，政府本级财力越能满足自身需求，这时转移支付作为辅助财力手段对当地基本医疗卫生服务支出具有更强的激励作用，更能促进基本医疗卫生服务供给水平的提高。因此，在地方政府财政自给能力的影响下，财政转移支付对基本医疗卫生服务供给水平的影响可能具有非线性效应。对此，提出以下假设。

假设6：在地方政府财政自给能力的影响下，财政转移支付与基本医疗卫生服务供给水平之间存在非线性关系。

三、基本医疗保险制度对基本医疗卫生服务供给的影响机制

（一）基本医疗保险对基本医疗卫生服务供给影响的理论框架分析

近年来，在“健康中国”战略背景下，国家将提升人民健康水平作为保障和改善民生的重要目标。2019年“两会”也强调要“保障基本医疗卫生服务，守住广大人民群众的生命健康防线”。然而，部分群体的实际医疗费用负担依然很重，导致相关人群患病后未进行及时诊治或放弃治疗等现象仍有发生，无法确保“人人享有基本医疗卫生服务”。基本医疗保险作为国家统筹共济的重要医疗保障制度，其制定的初衷是为了缓解居民医疗负担，保障参保居民享有基本医疗卫生服务，从而促进居民“有病可医”，防止居民因病致贫和因病返贫（马霞和蒲红霞，2016；景抗震和顾海，2019）。在“人人享有基本医疗卫生服务”背景下，以城镇职工、城

乡居民为主体的全民医保体系基本形成①。探讨基本医疗保险对基本医疗卫生服务供给的影响有利于从公平和效率上改进和提升我国基本医疗卫生服务供给体系（李扶摇和王红漫，2016）。基本医疗保险对基本医疗卫生服务供给影响的理论框架如图 1－3 所示。

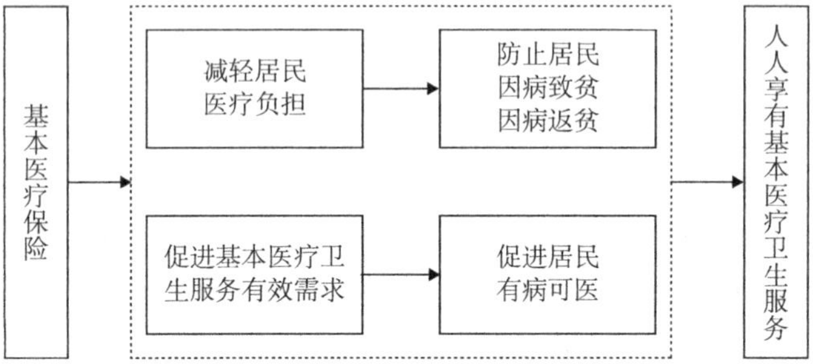

图 1－3 基本医疗保险对基本医疗卫生服务供给影响的理论框架

随着新医改方案的颁布，我国加快推进了基本医疗保险制度建设。基本医疗保险对基本医疗卫生服务供给的影响主要体现在基本医疗保险是否可以分散公众患病时的经济风险，从而影响居民对基本医疗卫生服务的有效需求。基本医疗保险具有安全保障网的作用，能够为参保家庭减缓医疗实际支出、减轻家庭经济负担并改善家庭成员的健康状况。家庭成员健康状况的恢复与改善又可以通过个人的劳动为家庭带来更多的收入，为家人健康水平的提升提供强有力的财力保障，从而形成良性循环（Kondo 和 Shigeoka，2013）。居民医疗负担的缓解使本没有能力就医的群体能够享有医疗卫生服务，从而提高居民获取基本医疗卫生服务的可能性，提升居民对基本医疗卫生服务的需求。在分析基本医疗保险制度对基本医疗卫生服务需求的影响时，不仅要分析基本医疗保险对减轻经济负担的影响，还应考虑居民的健康状况、性别、教育程度、收入以及婚姻状况等变量与居民对基本医疗卫生服务需求之间的关系（Anderson 等，1983；Buchmueller，2005；马霞和蒲红霞，2016；景抗震和顾海，2019）。相关文献表明，不同性别的群体健康状况差异较大，其对基本医疗卫生服务需求不同

---

① 《关于整合城乡居民基本医疗保险制度的意见》（国发〔2016〕3 号）。

(Cheng，2014)；教育程度较高的群体倾向于追求更加健康的生活方式，更加注重改善自身健康状况（Alami，2017)；收入水平较高的群体对基本医疗卫生服务的利用程度较高（Viera 等，2019)。鉴于此，基本医疗保险制度作为重要的财政保障制度，不仅能够分散公众患病时的经济风险，还能使贫困人群获得及时的医疗服务，提升基本医疗卫生服务利用程度，促进基本医疗卫生服务供给水平的提升（杨清红和刘俊霞，2013；朱铭来和胡祁，2020)。

此外，我国的财政转移支付也对基本医疗保险提供了重要的财力支撑。近年来，中央财政对基本医疗保险的补助力度不断增加，2019 年国家对基本医疗保险基金的转移支付金额达 3346.32 亿元[①]。因此，进一步分析财政转移支付在基本医疗保险对基本医疗卫生服务供给影响中所起的“调节作用”。相关文献指出财政转移支付对地方政府的决策行为有激励和约束作用，进而会影响基本医疗保险基金支出水平（钱文强，2019)。当地方政府预期到中央财政转移支付补助时，当地会增强基本医疗保险基金支出的动力。根据前文转移支付影响地方政府决策行为的分析可知，规范适当的财政转移支付制度能够激励地方政府强化自身责任，约束政府支出决策，使得能够提升居民福利的民生性公共服务得到充分供给。在“健康中国”战略背景下，地方政府更易将获得的转移支付资金用到基本医疗保险上，从而增强基本医疗保险基金支出动力。基本医疗保险基金的增加为患者提供了更强的医疗保障，在一定程度上有利于降低基本医疗卫生服务价格，减轻居民的实际医疗费用，从而提升基本医疗卫生服务的利用程度。

（二）理论模型分析与研究假设

根据上述分析可知，基本医疗保险制度能够分散公众患病时的经济风险，保障参保居民享有基本医疗卫生服务，促进基本医疗卫生服务供给水平的提升（杨清红和刘俊霞，2013；马霞和蒲红霞，2016；景抗震和顾海，2019；朱铭来和胡祁，2020)。因此，探索基本医疗保险对基本医疗

---

① 资料来源于《中国财政年鉴》。

卫生服务供给的影响，关键取决于基本医疗保险在多大程度上能够减轻居民的医疗负担，使得本没有能力就医的群体能够得到及时的基本医疗卫生服务，提高居民对基本医疗卫生服务的需求。本章参考 Grossman（1972）构建的理论模型，分析基本医疗保险对基本医疗卫生服务供给的影响。在“健康中国”战略背景下，国家对基本医疗保险基金补贴力度不断加大，患者经过基本医保报销后所花费的医疗费用会直接减少，使得居民的医疗负担得到缓解。假设居民的医疗费用受到基本医疗卫生服务价格和服务需求的影响，居民的医疗负担受到医疗费用和居民收入水平的影响，需求受到基本医疗卫生服务价格、居民健康水平和收入水平的影响，公式设定如下所示。

$$HC_i = HIP \times HX_i \tag{1-24}$$

$$HB_i = HC_i / I_i \tag{1-25}$$

$$HX_i = HX_i(HIP,\ HL_i,\ I_i) \tag{1-26}$$

$$HIP = (1 - \lambda)HP \tag{1-27}$$

其中，HC_i代表居民 i 的医疗费用；HP 代表基本医疗卫生服务原始价格；λ 代表报销比例且 $0 < \lambda < 1$；为简化模型，此处不考虑医保报销的起付线和封顶线，那么 HIP 则代表医保报销后的基本医疗卫生服务价格；HB_i代表居民 i 的医疗负担，即医疗费用占收入的比重；HX_i代表居民 i 的基本医疗卫生服务需求。以 Grossman（1972）的健康需求模型为依据建立基本医疗卫生服务需求函数，Grossman 模型可以表示为 $H = G(X_1, X_2, \cdots, X_n)$，其中，$X_i$表示影响健康的因素如生活方式、收入、受教育程度、环境等。简化 Grossman 的健康需求模型，将基本医疗卫生服务需求设定为受基本医疗卫生服务价格、居民健康水平和居民收入水平的影响，其中，I_i 代表居民 i 的收入水平，HL_i代表居民 i 的健康水平。在此基础上，假定需求函数的具体表达式采用柯布道格拉斯函数形式，即 $HX_i = HIP_i^a HL_i^b I_i^c$，$a$，$b$，$c$ 均为各自的弹性系数且满足 $0 < a < 1$，$0 < b < 1$，$0 < c < 1$。根据前文的分析可知，基本医疗保险对基本医疗卫生服务供给的影响取决于居民所花费的医疗费用，故设定的目标函数为：

$$U_i = HC_i = HIP \times HX_i(HIP,\ HL_i,\ I_i) \tag{1-28}$$

那么，居民追求自身利益最大化的目标函数为：

$$\begin{cases}\max U_i = HIP \times HX_i(HIP, HL_i, I_i) \\ s.t.\ HB_i = HC_i/I_i\end{cases} \tag{1-29}$$

由于居民的医疗费用取决于基本医疗保险的报销比例，即基本医疗保险在多大程度上减轻居民的医疗负担，且$HB_i = HC_i/I_i$，求一阶导数得：

$$\frac{\partial HB_i}{\partial \lambda} = \frac{1}{I_i}\left[\frac{\partial HIP}{\partial \lambda} \times HX_i(HIP, HL_i, I_i) + HIP \times \frac{\partial HX_i(HIP, HL_i, I_i)}{\partial HIP} \times \frac{\partial HIP}{\partial \lambda}\right] \tag{1-30}$$

将各表达式代入，计算可得：

$$\frac{\partial HB_i}{\partial \lambda} = (\lambda - 1)(a + 1)HP^{a+1}HL_i^b \tag{1-31}$$

由于$0<\lambda<1$，$0<a<1$，$0<b<1$，且HP和HL_i均为正，经过分析可知$\partial HB_i/\partial \lambda<0$，故$HB_i$随着$\lambda$的提升而降低。由于$HB_i$代表居民的医疗负担，$\lambda$代表基本医保报销比例，上述结果意味着基本医疗保险报销比例的增加能够减轻居民医疗负担，这与基本医疗保险对基本医疗卫生服务供给影响的理论框架分析相符。随着国家对基本医疗保险基金补贴力度不断加大，基本医疗保险的报销比例增加，居民享有的基本医疗卫生服务实际价格降低。由于基本医疗卫生服务实际价格降低，患者看病时的医疗费用减少，使得原本没有能力就医的群体能够得到及时的基本医疗卫生服务，从而提高居民对基本医疗卫生服务的需求，保障参保居民享有基本医疗卫生服务，促进基本医疗卫生服务供给水平的提升。基于上述分析，提出以下研究假设①。

假设7：基本医疗保险能够缓解居民的医疗负担，促进居民及时就医，保障参保居民享有基本医疗卫生服务。

假设8：基本医疗保险对基本医疗卫生服务供给水平的提升具有促进作用。

---

① 前文分析了财政分权和财政转移支付对基本医疗卫生服务供给影响的地区异质性，但基本医疗保险对基本医疗卫生服务供给影响的地区异质性结果不显著，这可能是因为各个地区在基本医疗保险对基本医疗卫生服务供给影响中的同质化现象比较严重，不存在明显的地区异质性特征。因此，此处不做地区异质性的研究假设，后续实证分析中也不再报告相关结果。

根据前文分析可知，财政转移支付会激励和约束地方政府的决策行为。在“健康中国”战略背景下，地方政府更易将获得的转移支付资金用到医疗保障中，从而增强基本医疗保险基金支出的动力，而基本医疗保险基金的增加为患者提供了更强的医疗保障，有利于提高基本医疗卫生服务供给水平。当地方政府获得的财政转移支付补助越高，基本医疗保险对基本医疗卫生服务供给水平的提高越具有强激励作用。因此，在财政转移支付的影响下，基本医疗保险对基本医疗卫生服务供给水平的影响可能具有非线性效应。对此，本书提出以下假设。

假设 9：在财政转移支付的影响下，基本医疗保险与基本医疗卫生服务供给水平之间存在非线性关系。

本章小结

本章内容主要包括财政保障基本医疗卫生服务供给的研究对象界定、相关理论依据以及财政保障制度对基本医疗卫生服务供给的影响机制等。首先，在参考既有文献基础上，结合我国目前颁布的医疗卫生领域相关政策，将“基本医疗卫生服务”定义为由政府主导供给、旨在满足广大人民基本健康需求并具有公平可及性的基础公共服务，包括公共卫生服务（健康隐患检测、健康教育宣传等）和基本医疗服务（各种疾病的检查、诊断、治疗和康复等）。由于科学的财政保障制度安排是实现基本医疗卫生服务供给充分性和均衡性的重要手段，本章主要从宏观层面重点选取财政分权制度、财政转移支付制度和基本医疗保险制度作为基本医疗卫生服务供给的基本财政保障制度。究其原因，财政分权体制使得医疗卫生领域中央与地方政府间事权与支出责任得到划分，在一定程度上明确了各级政府在基本医疗卫生服务供给中的财政分担状况，这为建立科学的财政转移支付制度奠定了基础。在财政分权体制下，基本医疗卫生服务供给的均衡发展需要地区财力来实现，而转移支付是弥补财政分权体制下“财力失衡”

的重要手段。此外，基本医疗保险制度是目前我国公共财政筹划的重点方向之一，其在一定程度上能够缓解“看病贵”等难题。中央与地方政府间基本医疗保险的财政缴费补助金额在财政分权体制下得以确定，并且我国的财政转移支付也对基本医疗保险提供了重要的财力支撑。因此，我国医疗卫生领域权责划分、财政转移支付和基本医疗保险均对基本医疗卫生服务供给的充分性和均衡性产生重要影响。其次，本章对支撑财政保障基本医疗卫生服务供给的理论基础进行了梳理和阐述。从公共产品理论、公平正义理论、福利经济学理论和反贫困理论出发论证财政保障基本医疗卫生服务供给的重要性。这些理论观点和思想均为本书后续章节展开对基本医疗卫生服务供给的研究奠定了理论基础。最后，本章详细探讨了财政分权制度、财政转移支付制度和基本医疗保险制度对基本医疗卫生服务供给的影响机制并提出了相关研究假设，为后续展开实证分析奠定基础，这对如何完善基本医疗卫生服务供给财政保障制度具有较大的启示作用。

第二章　基本医疗卫生服务供给与相关财政保障的现状分析

中华人民共和国成立以来，政府间财政关系先后经历了高度集权、分灶吃饭、财政包干、经济分权等多个阶段，各级政府间权责划分逐渐明晰。我国医疗卫生管理体制是基于财政体制演变逐步发展的。新中国成立后，我国政府间财政关系和中央对医疗卫生领域的规划左右着基本医疗卫生服务供给充分性和均衡性的发展。本章一方面对我国医疗卫生管理体制的演变进行梳理，并对我国基本医疗卫生服务供给的规模与结构进行度量；另一方面，通过探寻我国基本医疗卫生服务供给财政保障制度的现状，明晰我国基本医疗卫生服务供给财政保障制度存在的主要问题，为提高基本医疗卫生服务供给充分性和均衡性提供方向。

第一节　我国基本医疗卫生服务供给的特征事实

目前，我国对医疗卫生领域的财政投入持续增加，医疗卫生资源总量达到一定的规模，但居民“看病难”“看病贵”等问题依然存在，我国基本医疗卫生服务供给的充分性和均衡性仍需提升。本节通过梳理我国基本医疗卫生服务管理体制的演变，对目前我国基本医疗卫生服务供给的规模和结构进行分析。

一、基本医疗卫生服务管理体制的演变

（一）基本医疗卫生服务供给实行计划管理体制（新中国成立初期—1978年）

新中国成立后不久，我国为了迅速恢复经济，采用高度集权的财政管理体制。地方财政收入统一上缴中央，地方预算支出也由中央拨付，地方政府只负责执行中央下达的指令（姜长青，2019）。在中央财政面临巨大赤字的情况下，统收统支的管理体制有利于我国稳固政权、集中财力保障资源供给与分配。在这种高度集权的计划经济体制下，共产主义的思想深入各个行业，这极大地影响着我国医疗卫生系统的发展。

在我国特定的计划经济时期，中央政府对医疗卫生事项实行集中管理，在医疗卫生资源相对短缺的情形下解决缺医少药问题。一方面，医疗卫生领域的事权与财权集中于中央，地方各级政府设立相应的行政机构执行中央卫生部门的行政指令。具体而言，计划经济下的卫生服务体系（三级卫生保健系统）由政府直接组织，医疗卫生机构由相关行政部门统一管理和控制，其在机构设置、人员管理和财政收支等事项上没有自主权（杜创和朱恒鹏，2017）。在计划经济时期，医疗卫生机构获得的利润必须上缴政府，医疗设备的购买、运营费用以及药品的生产相应地由政府资助，医务人员的招聘、调动以及工资标准均由政府负责。另一方面，国家禁止私人行医，大量的私立医院被转为公立医院（姜长青，2019），我国的医疗卫生机构几乎被政府建立的三级卫生服务系统覆盖。由于这一时期的医疗卫生事业被视为福利事业，医疗卫生服务体系以“预防为主”和“为人民服务”为工作方针，政府采取税收筹资的方式对医疗保障服务进行财政补贴，对承担预防服务的医疗机构实行全额拨款并严格控制医疗收费标准，为居民建立公费医疗和劳保医疗，以减轻居民医疗费用负担。此外，国家将卫生工作与群众运动相结合，鼓励公众参与爱国健康运动，向全体居民普及医学知识。

这一时期医疗卫生管理体制的特征主要体现在：我国实行高度集中的

医疗卫生管理体制，由政府对医疗卫生事项（医疗机构设置、医务人员管理、医疗资源分配和医疗领域财政收支）实行统一管理。在当时的国情下，医疗卫生服务实行计划管理体制不仅可以满足居民最基本的医疗卫生服务需求，还能最大限度地确保居民享有公平可及的医疗卫生服务。然而，高度集中的医疗卫生服务计划管理体制也存在一些弊端。一方面，在计划管理体制下，地方政府的主动性和积极性被掩盖，这在一定程度上会导致地方政府在提供基本医疗卫生服务时存在效率低下的问题。另一方面，由于医疗卫生服务事项均由国家买单，造成了医疗资源的浪费和医疗卫生服务供给不公平现象的产生。鉴于此，医疗卫生服务管理体制改革势在必行。

（二）基本医疗卫生服务供给推行市场导向改革（1978—2005 年）

1978 年，随着“解放思想、实事求是”思想路线的确立，我国计划经济管理体制开始进行调整，中央权力被有计划地下放，地方政府拥有了更多的经济管理自主权。在改革开放政策实施过程中，为改变计划经济权力过度集中和地方财政权力较弱的局面，我国政府间财政关系开始试行“划分收支、分级包干”的协议关系，调动了地方政府的积极性和主动性（姜长青，2019）。伴随着分权型财政体制改革，我国统收统支的管理模式被打破，地方政府的财政收支权限逐步增强。

在这一形势下，为了响应国家改革开放的战略决策，医疗卫生行业管理体制相继实行了一系列变革，具体改革文件如表 2－1 所示。1979 年 1 月，时任卫生部部长钱信忠明确指出医疗卫生领域应遵循经济规律进行改革。《医院经济管理暂行办法》（1981 年）首次明确可以运用经济手段来合理配置医疗资源。1985 年，《关于卫生工作改革若干政策问题的报告》指出要将卫生事权适当让与市场，加大医疗卫生机构的自主权，开启医疗卫生领域新的筹资手段。自此，医疗卫生行业管理体制逐步推行市场导向改革。1992 年，《关于深化卫生改革的几点意见》要求医疗卫生机构通过“以工助医、以副补主”的渠道增加医疗卫生机构收入。国务院在 2000 年公布的《关于城镇医疗卫生体制改革的指导意见》鼓励各类医疗机构放开医疗服务定价，建立营利性医疗卫生机构。此后，医疗卫生机构繁杂的检查项目开始涌现。在这一阶段，医疗卫生机构实行自负盈亏的管理制度，拥有盈余分配自主权，政府减少了对医疗卫生领域的财政投入力度。由于医疗卫生机构需要通过创收来维持经营，医务人员会以营利为目的对患者进行诱导消费，通过销售药品、增加检查项目等过度诊疗手段来增收和创收。

表 2－1　　1978—2005 年关于医疗卫生管理体制改革的文件

时间	文件	主要内容
1980 年	《关于允许个体开业行医问题的请示报告》	用于医生绩效的个人奖励部分可按业余医疗卫生服务收入的 5%—10% 提取
1981 年	《医院经济管理暂行办法》	医院可以运用经济手段合理配置资源，提高医疗成效
1985 年	《关于卫生工作改革若干政策问题的报告》	卫生事权适当让与市场，加大医疗卫生机构的自主权，开启医疗卫生领域新的筹资手段
1992 年	《关于深化卫生改革的几点意见》	医疗卫生机构可以通过"以工助医、以副补主"的渠道加强医疗卫生事业建设，增加医疗卫生机构收入
1997 年	《关于卫生改革与发展的决定》	对城镇职工医疗保健制度、医疗机构管理等作了具体规定
2000 年	《关于城镇医药卫生体制改革的指导意见》	鼓励各类医疗机构放开医疗服务定价，建立营利性医疗卫生机构

资料来源：作者根据中华人民共和国卫生部网站整理汇总所得。

这一时期的医疗管理体制特征主要体现在两方面。一方面，政府对医疗卫生领域的权责减弱，医疗卫生机构的管理自主权得到提升，医疗卫生行业管理体制逐步推行市场导向改革；另一方面，医疗卫生领域的放权让利政策提高了医疗卫生资源的使用效率，使当时供给不足的状况得到改善。然而，医疗卫生领域的市场导向改革也产生了一些问题。在市场经济导向下，发达地区的医疗资源相对集中，基本医疗卫生服务供给水平较强，导致区域间基本医疗卫生服务供给差距逐渐扩大。此外，由于医疗卫生机构实行自负盈亏的管理制度，其盈利动机增强，过度医疗、增加检查项目等现象开始涌现，阻碍了医疗卫生服务公平性和可及性的发展，为日后"看病贵、看病难"问题埋下隐患。

（三）医疗卫生服务供给向政府主导型转变（2005 年至今）

随着医疗卫生行业管理体制改革逐步向市场方向推进，“看病难”“看病贵”等问题涌现。2005 年《中国医疗卫生体制改革》指出“中国的医疗卫生体制改革基本上是不成功”，引发医改是否应向政府主导转变的争议。2007 年，时任卫生部部长陈竺明确指出医疗卫生行业管理体制改革应向政府主导型转变，要坚决维护医疗卫生服务的公益性质，促进基本医疗卫生服务供给均衡性发展。此后，一系列医改方案相继出台，具体内容如表 2－2 所示。2009 年《关于深化医药卫生体制改革的意见》强调政府在医疗卫生领域的职责和权力，健全基层医疗卫生服务体系，促进基本医疗卫生服务供给水平的提高和供给均等化的发展。2011 年，公立医院改革试点开始推进，逐步调整医疗服务价格。2014 年，国家推进医疗、医保、医药体制改革。2015 年，公立医院彻底取消以药补医政策，我国医疗卫生体制改革迈入深水区，医疗费用高居不下的状况得到缓解。2018 年，《国家财政医疗卫生资金分配和使用情况》的报告指出要建立政府主导、多渠道筹措经费的机制。2020 年《基本医疗卫生与健康促进法》的实施对推动医疗卫生管理体制改革发展具有重大意义，有利于保障居民公平享有基本医疗卫生服务。

表 2－2　2005—2020 年关于医疗卫生管理体制改革的文件

时间	文件	主要内容
2006 年	《国务院关于发展城市社区卫生服务的指导意见》	提出将发展城市社区作为构建卫生服务的基础，调整医疗服务价格体系
2009 年	《中共中央　国务院关于深化医药卫生体制改革的意见》	强调政府在医疗卫生领域的职责和权力，促进基本医疗卫生服务供给充分性和均衡性发展
2011 年	《2011 年公立医院改革试点工作安排》	逐步调整医疗服务价格，废除以药补医政策
2015 年	《关于控制公立医院医疗费用不合理增长的若干意见》	彻底取消以药补医政策，通过提升医务人员的技术价值来弥补其工资损失

续表

时间	文件	主要内容
2018 年	《医疗卫生领域中央与地方财政事权与支出责任划分改革方案》	从公共卫生、医疗保障、计划生育、能力建设等方面划分中央与地方财政事权和支出责任
2020 年	《中华人民共和国基本医疗卫生与健康促进法》	确保居民获得基本医疗卫生服务的权利，规定基本公共卫生服务由国家免费提供、基本医疗服务费用主要由医疗保险制度解决

资料来源：作者根据中华人民共和国卫生部网站整理汇总所得。

从这一时期医疗卫生管理体制特征来看：第一，医疗卫生行业管理体制改革向政府主导型转变，各级政府在医疗卫生领域的权责划分逐渐明确；第二，政府加大对基层医疗卫生服务体系的财政投入力度，为全体居民实现“病有所医”建立基础；第三，基本医疗卫生服务供给更加注重公平与可及性，在提升供给效率的同时也要兼顾公平，以保障基本医疗卫生服务供给的均衡发展，缓解“看病难、看病贵”等难题。今后，医疗卫生管理体制改革在医养结合、基本医疗保险等领域仍需不断探索，以进一步完善我国多层次的医疗保障体系。

二、基本医疗卫生服务供给的规模分析

近年来，随着居民生活水平的提升，公众对自身健康水平越来越重视，医疗卫生领域也逐渐成为我国财政保障与政策改善的重要领域。目前，我国对医疗卫生服务的财政投入持续增加，但居民“看病难”“看病贵”等问题依然存在，我国基本医疗卫生服务供给的充分性和均衡性仍需提高。

（一）基本医疗卫生服务财政投入规模

2007—2019 年，我国政府医疗卫生支出呈持续增长趋势（如图 2 - 1 所示）。从 2007 年的 2581.58 亿元上升到 2019 年的 18016.95 亿元，政府医疗卫生支出在这 13 年增加了 7 倍左右，保持着较高的增速，年平均增长速度达到 17.58%，说明随着医疗卫生体制改革的推进，我国对医疗卫生

领域的财政扶持力度越来越大。通过图 2－2 可知，2007—2019 年我国政府医疗卫生支出占财政支出比重呈上升趋势。占比情况可以反映我国基本医疗卫生服务财政投入规模的大小，比重越大说明基本医疗卫生服务供给规模越大。观察样本观测期内我国政府医疗卫生支出占财政总支出比重走势图，发现 2007—2011 年比重呈增长态势，由 5.19% 上升至 6.83%，但 2011—2012 年比重略微下降至 6.69%，之后比重一直呈趋稳上升趋势。总体来看，考察期内政府支出占总支出比重由 2007 年的 5.19% 上升至 2019 年的 7.54%，增幅达到 45.45%，说明近年来我国医疗卫生领域的财政投入规模不断提高，政府对基本医疗卫生服务的重视程度有所提升。

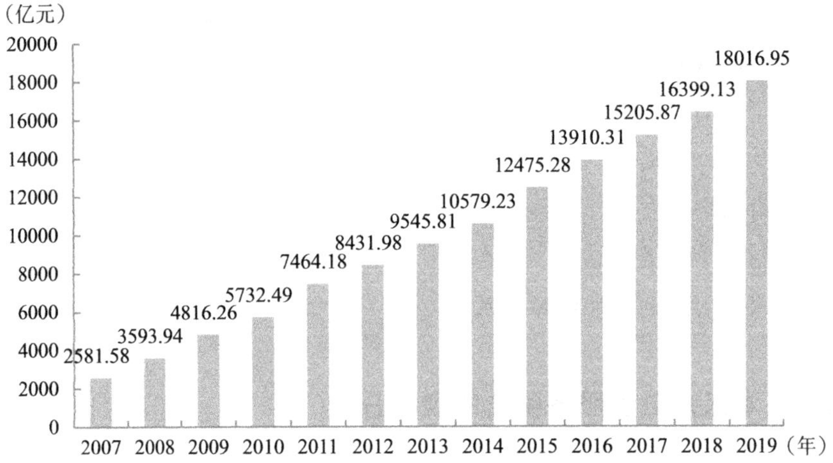

图 2－1　2007—2019 年政府医疗卫生支出走势①

（二）基本医疗卫生服务物力投入规模

我国基本医疗卫生服务在物力方面的投入现状由医疗卫生机构数和医疗卫生床位数来体现，医疗卫生机构数和医疗卫生床位数越多，说明物力投入规模越大。我国医疗卫生机构数和医疗卫生床位数在样本考察期内总体呈上升趋势（如图 2－3 所示）。观察走势图可知，我国医疗卫生机构数在 2007—2008 年出现小幅下降，医疗卫生机构数由 91.23 万个降至 89.15

① 资料来源：图 2－1 及图 2－2 均是作者根据《中国卫生健康统计年鉴》整理所得。

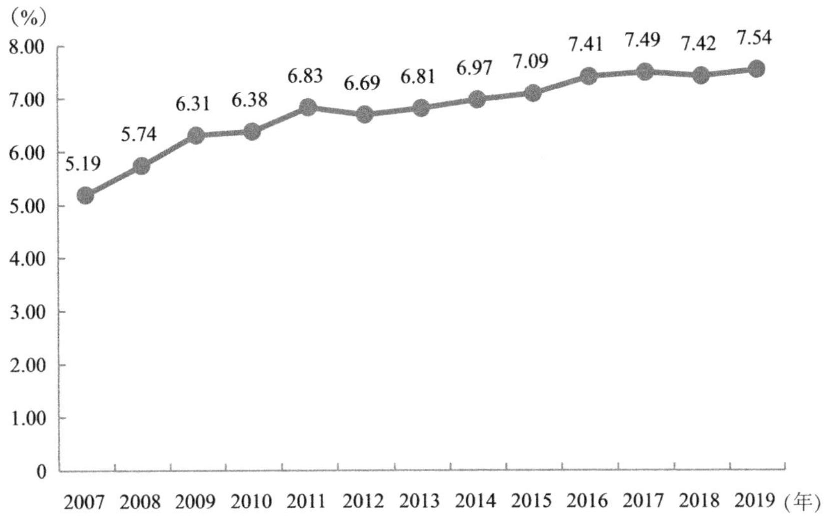

图 2-2　2007—2019 年医疗卫生总费用占 GDP 比重走势

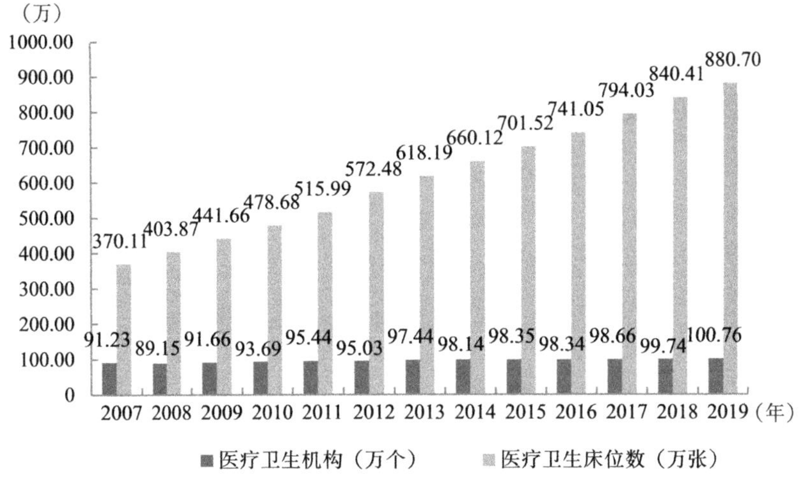

图 2-3　2007—2019 年基本医疗卫生机构数与床位数走势[①]

万个，随后一直呈持续上升态势。医疗卫生机构数由 2007 年的 91.23 万个上升至 2019 年的 100.76 万个，增幅达 10.45%，说明在考察期内我国在医疗卫生机构方面的投入建设力度不断增强。我国医疗卫生床位数在观测期内一直保持持续增长态势，2019 年医疗卫生床位数相比于 2007 年增加了

① 资料来源：作者根据《中国卫生健康统计年鉴》整理所得。

510.59 万张，增幅达到 138%，说明近年来我国对医疗卫生床位数的建设速度不断加快，物力投入规模越来越大，我国基本医疗卫生服务供给充分性有所提高。

（三）基本医疗卫生服务人力投入规模

我国基本医疗卫生服务在人力方面的投入现状由医疗卫生技术人员数、执业（助理）医师数以及注册护士数来体现，人员数量越多，说明基本医疗卫生服务人力投入规模越大，每个居民所能享有的医疗卫生服务资源在增加。通过观察图 2－4 可知，我国各类人员数在样本考察期内均呈波动上升趋势，医疗卫生技术人员数由 2007 年的 491.32 万人上升至 2019 年的 1015.40 万人，增幅达 106.67%；执业（助理）医师数由 2007 年的 212.29 万人上升至 2019 年的 286.69 万人，增幅达 82.15%。注册护士数在样本考察期内呈趋稳上升态势，2019 年数量相比于 2007 年增加了 288.62 万人，增幅达到 185.15%。上述变化说明近年来我国在基本医疗卫生服务人力资本方面的投入力度增强，医疗卫生领域人力资源在增加，我国基本医疗卫生服务供给规模越来越大。

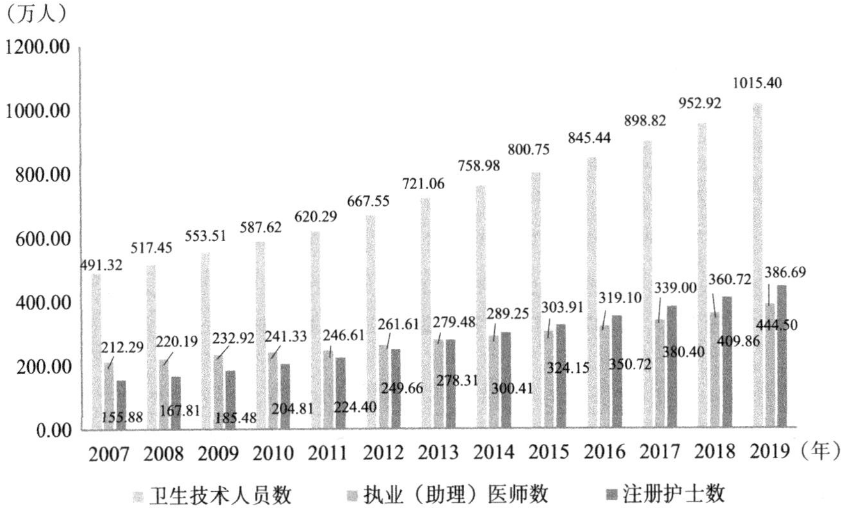

图 2－4　2007—2019 年基本医疗卫生人员走势①

① 资料来源：作者根据《中国卫生健康统计年鉴》整理所得。

三、基本医疗卫生服务供给的结构分析

我国基本医疗卫生服务供给的结构现状由我国医疗卫生支出结构和中央与地方政府医疗卫生财政支出结构两方面来体现。由于我国医疗卫生总支出由政府卫生支出、社会卫生支出以及个人卫生支出三部分构成[①]，在对医疗卫生支出结构的现状进行研究时可从各类支出占比情况进行分析。随着医疗卫生体制改革的深入推进，政府作为基本医疗卫生服务的供给主体承担着主要责任，社会和个人也应承担小部分职责。本章选取2007年、2011年、2015年、2019年医疗卫生支出情况进行观察对比（如图2-5所示），近年来我国政府和社会卫生支出比重呈增长趋势，个人卫生支出比重呈下降态势。具体而言，政府卫生支出占总支出比重由2007年的22.31%增长到2011年的30.66%，随后出现小幅下降趋势，到2019年政府卫生支出占比达27.36%，样本观测期内整体增幅达22.64%；社会卫生支出占比由2007年的33.64%增长到2011年的34.57%，随后一直呈增长态势，到2019年社会卫生支出占比达44.27%，样本考察期内增幅达31.60%；个人卫生支出占总支出比重由2007年的44.05%持续下降，到2019年占比为28.36%，样本观测其内整体降幅达35.62%。由此可知，相较于社会和个人卫生支出占比，我国政府卫生支出占比相对较小，这说明政府在基本医疗卫生服务供给中承担的责任较轻。因此，国家应适当加大政府在医疗卫生领域的财政投入力度，为提高基本医疗卫生服务供给水平提供财政支撑。

由于我国中央与地方政府的医疗卫生领域财政支出占总支出比重在2007—2019年变动不明显，本章仅选取2007年和2019年医疗卫生支出情况进行观察对比。从我国中央与地方政府医疗卫生领域财政支出的结构现状来看（如图2-6所示），我国中央政府医疗卫生领域的财政支出占总支出比重在样本考察期内呈波动下降趋势，从2007年的1.72%下降至2019

---

① 资料来源：历年《统计年鉴》。

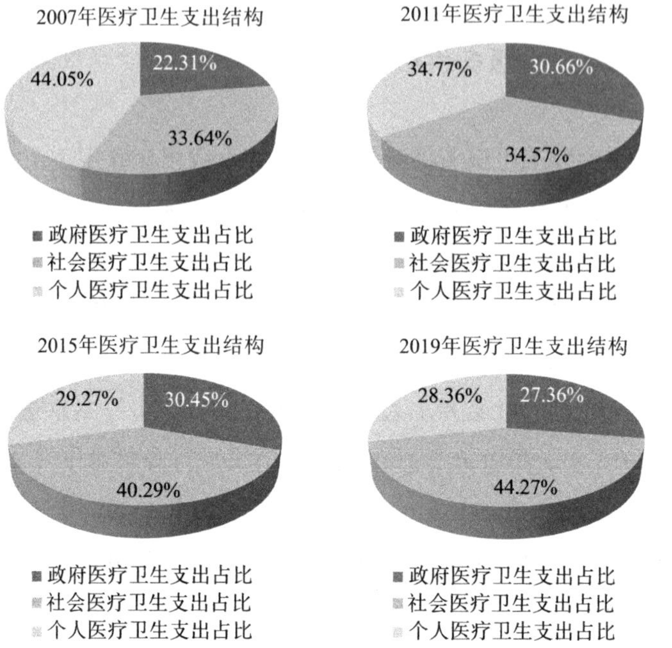

图 2-5　2007 年、2011 年、2015 年、2019 年医疗卫生支出结构①

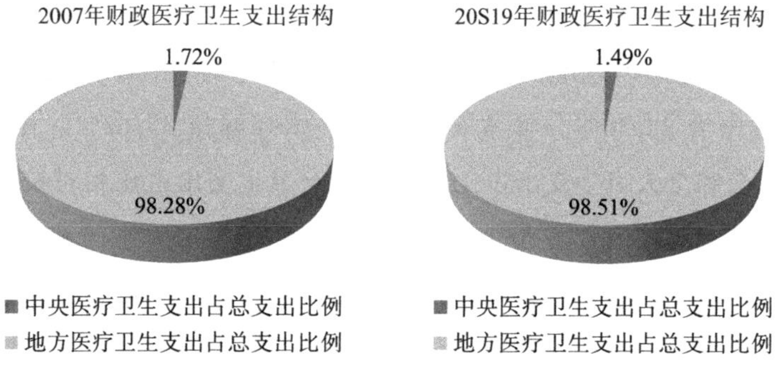

图 2-6　2007 年和 2019 年央地政府医疗卫生支出结构②

年的 1.49%，降幅达 13.37%；我国地方政府医疗卫生领域财政支出占总支出比重在样本考察期内呈波动上升态势，从 2007 年的 98.28% 上升至 2019 年的 98.51%，增幅仅为 0.23%。由此可以看出，中央和地方政府占

① 资料来源：作者根据《中国卫生健康统计年鉴》整理所得。

② 资料来源：作者根据《中国卫生健康统计年鉴》整理所得。

比存在较大差异，中央政府医疗卫生领域财政支出占比较小且逐年下降；地方政府医疗卫生领域财政支出占比较大且逐年上升。

第二节　现行基本医疗卫生服务供给的财政保障制度

一、医疗卫生领域政府间权责划分

《基本公共服务领域中央与地方共同财政事权和支出责任划分改革方案》（国办发〔2018〕6号）提出要逐步建立权责清晰、财力均衡的基本公共服务保障机制。我国政府间权责划分主要依据国家的行政架构来决定。政府支出责任的有效履行需要以政府的财力为保障（刘尚希等，2017）。

为了促进基本医疗卫生服务供给的充分性和均衡性的发展，首先要在财政分权体制下推动医疗卫生领域政府间事权与财权、支出责任与财力逐步实现动态平衡（丁忠毅和谭雅丹，2019）。然而，由于我国不同区域的经济发展水平、资源禀赋和地区发展战略存在差异，不同地区政府的财力状况不尽相同，使我国区域呈现发展不平衡状态。再加上分税制改革的影响，中央和地方政府的财力状况发生显著变化，导致地方政府承担的医疗卫生领域支出责任与自有财力之间呈现结构性不匹配[①]。这种结构性的不匹配不利于供给的量与质。同时，政府在基本医疗卫生服务供给中起主导作用，使得政府间权责划分情况对基本医疗卫生服务供给水平和供给均衡性产生深层影响。医疗卫生领域政府间权责划分并非遵循“职责同构”来赋予不同层级的政府相同的权责，而是应该根据基本医疗卫生服务的性质合理划分各级政府应承担的事权和支出责任，为提高基本医疗卫生服务供

① 孙开，张磊，《分权程度省际差异、财政压力与基本公共服务支出偏向——以地方政府间权责安排为视角》，《财贸经济》，2019年第8期，第18—32页。

给水平和供给效率提供制度化保障（胡善联，2018）。

《医疗卫生领域中央与地方财政事权和支出责任划分改革方案》（国办发〔2018〕67号）从公共卫生、医疗保障、计划生育、能力建设方面划分中央和地方政府财政事权和支出责任。具体来看，改革方案将受益范围覆盖全国或跨区域的重大公共卫生服务确定为中央政府的事权并担负相应的支出责任；将涉及基本民生问题的医疗卫生服务（如基本公共卫生服务、城乡居民基本医疗保险补助、医疗救助、计划生育、中医药事业传承与发展等）确定为共同事权，由中央与地方政府共同承担支出责任；其他事务（如医疗卫生机构改革和发展建设、卫生健康管理事务、医疗保障能力建设等）则根据隶属关系确定事权与支出责任归属。各事项的具体事权划分与支出责任配置要求如表2-3所示。随后，各省级行政区参照上述改革方案明晰了各省应承担的相应事权与支出责任，并陆续颁布各省改革方案，提高了基本医疗卫生服务供给效率，为促进基本医疗卫生服务供给的充分性和均衡性的发展提供了重要保障。从国家治理角度看，医疗卫生领域政府间权责划分实质上涉及国家整体利益与局部利益的分配①，使得政府间权责划分在实际操作中具有繁杂性和艰巨性。目前，医疗卫生领域央地政府间权责划分改革虽已推行，但传统政府间权责分配的惯性依然存在，再加上府际利益博弈的影响，我国医疗卫生领域政府间事权与财权、支出责任与财力不匹配状况尚未完全解决，医疗卫生领域政府间权责划分仍需逐步明晰。

二、医疗卫生领域财政转移支付

在财政分权体制下，财政转移支付可以通过改善地方政府的财政状况来缓解财力失衡现象。按照资金的用途，转移支付主要包括一般性转移支付、专项转移支付和税收返还。随着2014年《关于改革和完善中央对地方转移支付制度的意见》的颁布，国家逐步精简专项转移支付项目数量，

---

① 王浦劬，《中央与地方事权划分的国别经验及其启示——基于六个国家经验的分析》，《政治学研究》，2016年第5期，第44-58页。

表 2－3 医疗卫生领域事权与支出责任划分改革方案

事项	项目	具体内容	事权划分	支出责任配置
公共卫生	基本公共卫生服务	健康教育、妇幼卫生、老年健康服务等	共同	共同承担
	重大公共卫生服务	纳入国家免疫规划的常规免疫及国家确定的群体性预防接种和重点人群应急接种所需疫苗和注射器购置，重大慢性病防控管理等内容	中央	中央承担
医疗保障	城乡居民基本医疗保险补助	各级财政对城乡居民医保的缴费补助	共同	共同承担
	医疗救助	医疗救助、疾病应急救助	共同	共同承担
计划生育	计划生育	计划生育家庭特别扶助、计划生育“少生快富”补助、计划生育家庭奖励扶助	共同	共同承担
能力建设	医疗卫生机构改革和发展建设	公共卫生、紧急救治、援外、支农、支边	隶属关系明确	同级承担
	卫生健康能力提升	卫生健康人才队伍建设、重点学科发展	共同	共同承担
		地方能力提升项目	地方	地方承担
	卫生健康管理事务	战略规划、宣传引导、疾病监测、妇幼卫生监测等	隶属关系明确	同级承担
	医疗保障能力建设	综合监管、信息化建设、人才队伍建设	隶属关系明确	同级承担
	中医药事业传承与发展	中医药临床优势培育、中医药传统知识保护与挖掘等	共同	共同承担

资料来源：《医疗卫生领域中央与地方财政事权和支出责任划分改革方案的通知》。

并建立以均衡性转移支付为主体（占比在60%以上）的财政转移支付体系，这可能是因为均衡性转移支付在平衡地区财力差异上起到重要作用。按照资金来源和分配渠道，转移支付制度可分为横向和纵向两种。前者指同级地方政府间的资金平行转移；后者指上级政府将集中的财政收入分配给下级政府，以实现地区间财力均等化。

2007—2019 年我国中央对地方转移支付各项目变化情况如表 2－4 所示。到 2019 年，中央财政转移支付总规模达到 74359.86 亿元。其中，一般性转移支付由2007年的6661.64亿元增长到2019年的54925.46亿元，样本考察期内增长了8倍多。专项转移支付在2007—2018年一直呈持续增长状态，由3812.70亿元增加到22927.09亿元，但在2019年有所降低，总量为7561.70亿元。税收返还的总量在2007—2019年也呈上升态势，总量由6563.79亿元增加到11872.70亿元。观察表2－4可知，2007—2019年中央对地方的转移支付结构变化巨大。具体而言，一般性转移支付2007年仅占总量的39.10%，到2019年已达到77.86%；专项转移支付占比在2007—2018年呈波动上升态势，由2007年的22.38%增长到32.44%，但2019年专项转移支付占比有所降低，仅为10.03%。税收返还占总转移支付比重在样本考察期内不断下降，在2007年税收返还额占总转移支付额比重达38.52%，在2019年比重则为15.97%。由上述分析可知，我国财政转移支付总体规模较大，其中一般性转移支付占比较大，专项转移支付和税收返还占比较小。观察数据可知，现行的财政转移支付在缩小区域财力差距上起到一定作用，但对基本医疗卫生服务供给的充分性和均衡性是否具有促进作用仍需进一步考察。

表2－4　2007—2019年中央对地方转移支付各项目情况　（单位：亿元）

年份	一般性转移支付	专项转移支付	税收返还	总转移支付	一般转移支付占比（%）	专项转移支付占比（%）	税收返还占比（%）
2007	6661.64	3812.70	6563.79	17038.13	39.10	22.38	38.52
2008	8251.36	4546.35	8024.93	20822.64	39.63	21.83	38.54
2009	10914.31	6898.30	10411.81	28224.42	38.67	24.44	36.89
2010	12845.22	9966.93	9678.17	32490.32	39.54	30.68	29.79
2011	17756.96	12359.89	11191.71	41308.56	42.99	29.92	27.09
2012	21048.54	14112.06	10779.22	45939.82	45.82	30.72	23.46
2013	23559.33	16569.99	7421.38	47550.70	49.55	34.85	15.61
2014	25867.69	18804.13	6344.73	51016.55	50.70	36.86	12.44
2015	27773.33	18609.83	9240.54	55623.70	49.93	33.46	16.61
2016	31044.46	20708.93	8536.30	60289.69	51.49	34.35	14.16
2017	34253.24	21883.36	9252.69	65389.29	52.38	33.47	14.15
2018	37733.41	22927.09	10017.15	70677.65	53.39	32.44	14.17
2019	54925.46	7561.70	11872.70	74359.86	73.86	10.03	15.97

数据来源：根据财政部网站2007—2019年财政决算表整理所得。

2012—2019 年我国医疗卫生领域中央对地方专项转移支付情况如表 2－5 所示①。2012 年和 2013 年医疗卫生领域专项转移支付项目包括：医疗卫生支出、公立医院补助资金、公共卫生服务补助资金、计划生育转移支付资金、基层医疗卫生机构、医疗保障和其他医疗卫生支出，其中医疗卫生支出和公共卫生补助资金的数额较大。2014 年我国医疗卫生领域专项转移支付项目有所调整，除原有的医疗卫生支出、公立医院补助资金、公共卫生服务补助资金和计划生育转移支付资金外，增加了基本药物制度补助资金和优抚对象医疗保障经费。2015 年和 2016 年在 2014 年专项转移支付项目的基础上增加了医疗救助补助资金。2017 年和 2018 年在 2016 年的基础上增加了医疗卫生能力提升补助资金。由于 2019 年末新冠肺炎疫情的暴发，本年度增加了重大传染病防控经费。由上述分析可知，我国医疗卫生领域专项转移支付金额在样本观测期内呈增长态势，政府对基本医疗卫生服务的财力投入逐渐加大，这为促进基本医疗卫生服务供给水平的提升提供了财政保障。

表 2－5　2012—2019 年医疗卫生领域专项转移支付情况　（单位：亿元）

项目名称 \ 年份	2012	2013	2014	2015	2016	2017	2018	2019
医疗卫生支出	910.62	851.53	960.55	1206.91	1021.9	1046.87	1279.58	1347.95
公立医院补助资金	179.08	182.16	46.99	95.6	130.21			
公共卫生服务补助资金	394.34	456.47	458.24	497.61	544.42	587.25	629.26	559.24
基本药物制度补助资金			90.65	90.96	90.95	90.95	90.95	90.96
计划生育转移支付资金	53.11	65.05	70.71	77.17	91.48	74.61	89.05	117.62
优抚对象医疗保障经费			23.72	23.71	23.71	23.72	23.71	23.71
医疗救助补助资金				129.21	141.13	141.13	261.11	271.01
医疗卫生能力提升补助资金						129.21	185.5	285.41
基层医疗卫生机构	167.81	154.35						
医疗保障	163.54	56.57						
其他医疗卫生支出	5.85	1.88						
重大传染病防控经费								167

数据来源：根据财政部网站 2012—2019 年中央对地方专项转移支付决算表整理所得。

① 基于数据的可获得性，医疗卫生领域中央对地方专项转移支付情况的样本考察期起始于 2012 年。

三、基本医疗保险制度

基本医疗保险制度的首要目标就是为了实现“人人享有基本医疗卫生服务”，这就要求其保障对象完成从少数人到全体国民的转化。目前，我国基本医疗保险制度逐步织起覆盖全民的医疗保障安全网（李珍，2019）。在计划经济时期，医疗保险主要以劳保医疗和公费医疗为主。改革开放后，先前的医疗保障模式已不再适用，医疗保险制度需进行改革。经过一系列试点改革，1998 年《关于建立城镇职工基本医疗保险制度的决定》（国发〔1998〕44 号）标志着城镇从业人员被纳入医疗保障范围，但对于非从业者的保障则处于缺位状态。2003 年《关于建立新型农村合作医疗制度意见的通知》（国发〔2003〕3 号）正式为农村户籍人口提供医疗保障。随着新农合的建立，唯有城镇非从业人员未被基本医疗保险覆盖。直到 2007 年《关于开展城镇居民基本医疗保险试点的指导意见》（国发〔2007〕20 号）的颁布，针对城镇非从业居民的医疗保险制度建成。自此，我国初步形成以城镇职工医疗保险（保障城镇从业人群）、城镇居民医疗保险（保障城镇非从业居民）和新型农村合作医疗（保障农村居民）为主体的基本医保体系。然而，在城乡二元经济结构制约下，我国基本医保制度呈现城乡失衡特征，这有悖制度的公平性，也损害了参保人的权益（仇雨临和王昭茜，2019）。对此，国家开始推进基本医疗保险制度整合。2016 年《关于整合城乡居民基本医疗保险制度的意见》（国发〔2016〕3 号）将城镇居民医保和新农合进行整合，提出建立统一的城乡居民医疗保险，以覆盖除城镇职工外的所有城乡居民。随着基本医疗保险制度的改革与发展，我国的医保制度在实践中逐步将易“漏保”群体（个体商户及自由职业者等）纳入医保体系，并通过补充医保制度和医疗救助制度保障相关群体享有基本医疗卫生服务，从而使基本医疗保险制度实现基本全覆盖，防止居民“因病致贫”和“因病返贫”。我国基本医疗保险体系如图 2-7 所示。

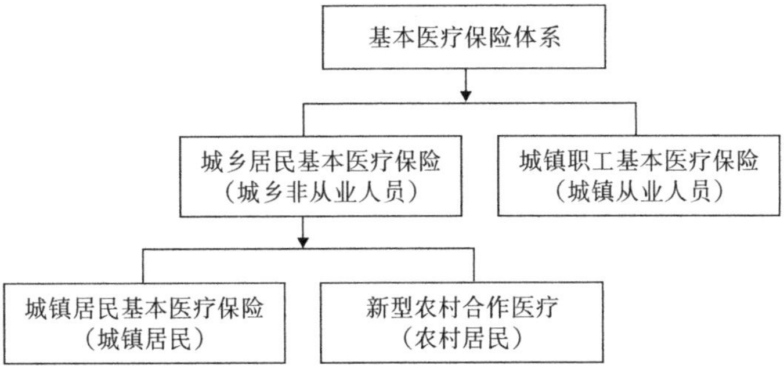

图 2－7　我国基本医疗保险体系

目前，我国现行的基本医保制度在保障范围、支付范围和报销比例等方面得到显著改善，基本医疗保险的保障能力不断提升。基本医疗保险制度的内容和特点如表 2－6 所示。城镇职工医疗保险的参保对象为城镇所有职工，报销范围包括住院费用和门诊费用，筹资模式采取统账结合的方式（设立个人账户和统筹账户），缴费主体为职工个人和用人单位。门诊和小额医疗费用由个人账户支付，而住院和大额医疗费用则由统筹基金支付。无论在职还是退休职工，首次住院的医保起付金额为 1300 元，最高支付额为 7 万元，政策范围内住院费用报销比例达 80% 以上。在职职工门诊费用报销的起付金额为 2000 元，最高支付额为 2 万元，门诊费用报销比例为 50%。退休职工门诊费用报销的起付金额为 1300 元，最高支付额为 2 万元，门诊费用报销比例为 70% 以上。城乡居民医疗保险的参保对象为所有城乡非从业人员，报销范围包括住院费用和门诊费用，筹资模式采取个人缴费加政府补助的方式（政府补助占筹资比例的 66% 左右）。城乡居民医保住院费用报销比例在政策范围内达 70% 左右，门诊费用报销比例在政策范围内达 50% 左右[①]。

2009—2019 年我国基本医疗保险参保人数及基金支出情况如表 2－7 所示[②]。样本观测期内，我国基本医疗保险参保人数和基金支出规模均呈增长态势。到 2019 年，我国基本医疗保险参保人数达 135408 万人，与

① 相关数据来源于国家医疗保障局相关文件。

② 由于城镇职工医疗保险相关数据起始于 2009 年，故表中选取的样本考察期为 2009—2019 年。

表2-6　　我国现行的基本医保制度的内容和特点

内容	城镇职工医疗保险	城乡居民医疗保险	
		城镇居民医疗保险	新型农村合作医疗
参保范围	城镇职工	除城镇职工以外的城镇居民	农村居民
筹资模式	统筹基金+个人账户	个人缴费+政府补助	
筹资标准	单位负担职工工资的6% 个人负担本人工资的2%	根据不同人群划分不同标准	
支付范围	统筹基金：住院+慢病特病门诊 个人账户：门诊+住院自付部分	住院+门诊	
支付比例	住院费用报销比例达80%以上 在职职工门诊费用报销比例达50%左右 退休职工门诊费用报销比例达70%以上	住院费用报销比例在70%左右 门诊费用报销比例达50%左右	

资料来源：根据国家医疗保障局相关文件整理所得。

2009年相比增长了9.69%；基本医疗保险基金支出规模达到20854亿元，比2009年增长了426.51%。观察2009—2018年我国城镇职工医疗保险参保人数及基金支出情况可知，城镇职工医疗保险参保人数由2009年的21937万人增长到2019年的32925万人，样本考察期内增长了1.5倍左右；基金支出由2009年的2797亿元增长到2019年的12663亿元，样本考察期内增长了4.53倍左右。城乡居民医疗保险参保人数及基金支出在2009—2019年一直呈持续增长状态。2019年城乡居民医疗保险参保人数达102483万人，与2009年相比增加了971万人；基金支出由2009年的1090亿元增长到2019年的8191亿元，样本考察期内增长了7.51倍。由上述分析可知，从参保人数来看，参保人数的不断增多有利于基本医疗保险覆盖率的增加；从基金支出规模来看，基金支出规模的不断扩大意味着财政对基本医疗保险的扶持力度加大，基本医保制度在一定程度上能够为居民患病风险提供财政保障。

表 2-7 2009—2019 年我国基本医保参保人数及基金支出情况

年份	基本医保		城镇职工医保		城乡居民医保	
	参保人数（万人）	基金支出（亿元）	参保人数（万人）	基金支出（亿元）	参保人数（万人）	基金支出（亿元）
2009	123447	3887	21937	2797	101510	1090
2010	126863	4627	23735	3272	103128	1355
2011	130543	6439	25227	4431	105316	2008
2012	134142	7842	26486	4869	107656	2973
2013	137272	9432	27443	5830	109829	3602
2014	133347	10940	28296	6697	105051	4243
2015	133582	12317	28893	7532	104689	4785
2016	101892	13759	29532	8287	72360	5472
2017	130982	15588	30323	9467	100659	6121
2018	134500	17976	31681	10707	102819	7269
2019	135408	20854	32925	12663	102483	8191

资料来源：根据《中国卫生健康统计年鉴》整理所得。

第三节 我国基本医疗卫生服务供给财政保障制度存在的主要问题

一、医疗卫生领域政府间权责界定不够清晰

（一）医疗卫生领域政府事权边界不清

在医疗卫生管理体制改革影响下，我国医疗卫生领域各级政府间以及政府与市场间的事权划分情况受到重视。事权边界不清不仅造成政府间医疗卫生服务的支出责任难以落实，也导致了政府和市场在医疗卫生领域的权利错配。

1. 政府与市场的关系尚未理顺

在我国医疗卫生管理体制由市场导向型向政府主导型转变过程中，政府存在“缺位”行为，如政府在对医疗卫生服务的管理、投入、监督等方面存在不足，相关职责履行不到位。与此同时，市场“越位”现象严重，医疗卫生机构在经济效益的激励下容易出现“轻预防、重治疗”的现象（胡善联，2018）。通过表2-8和图2-8可知，在样本观察期内（2007—2019年），政府医疗卫生支出占医疗卫生总支出的比例呈波动上升趋势，从2007年的22.31%上升到2019年的27.36%；社会医疗卫生支出占总医疗卫生支出的比例呈缓慢增长趋势，从2007年的33.64%上升到2019年的44.27%；个人医疗卫生支出占医疗卫生总支出的比例呈稳步缩小态势，与2007年的44.05%相比，2019年下降至28.36%。总体来看，在考察期内政府医疗卫生支出占医疗卫生总支出的比例大致在28%，意味着政府承担28%左右的权责，社会和个人承担了72%左右的医疗卫生服务权责。通过收集整理经济合作与发展组织（OECD）国家相关数据，发现近年来OECD国家在医疗卫生领域政府负担70%左右的权责，而个人仅负担30%左右的权责，两者费用分担比例大约保持在7:3[①]。与西方国家相比，我国政府承担的医疗卫生服务责任较小，这意味着政府存在一定程度上的责任“缺失”行为。基本医疗卫生服务的公益性质决定了政府应承担较多的事权与支出责任。目前，我国政府在公共卫生服务（如疾病控制、环境卫生）以及医疗保障（比如医疗救助）上的财政投入力度仍需加强（裴育和贾邵猛，2020）。

表2-8　2007—2019年医疗卫生总费用及其组成结构　（单位：亿元）

年份	医疗卫生总费用	政府医疗卫生费用	社会医疗卫生费用	个人医疗卫生费用
2007	11573.97	2581.58	3893.72	5098.66
2008	14535.40	3593.94	5065.60	5875.86
2009	17541.92	4816.26	6154.49	6571.16
2010	19980.39	5732.49	7196.61	7051.29

① 根据OECD官方网站资料整理所得。

续表

年份	医疗卫生总费用	政府医疗卫生费用	社会医疗卫生费用	个人医疗卫生费用
2011	24345.91	7464.18	8416.45	8465.28
2012	28119.00	8431.98	10030.70	9656.32
2013	31668.95	9545.81	11393.79	10729.34
2014	35312.40	10579.23	13437.75	11295.41
2015	40974.64	12475.28	16506.71	11992.65
2016	46344.88	13910.31	19096.68	13337.90
2017	52598.28	15205.87	22258.81	15133.60
2018	59121.90	16399.13	25810.78	16911.99
2019	65841.39	18016.95	29150.57	18673.87

资料来源：根据《中国卫生健康统计年鉴》整理所得。

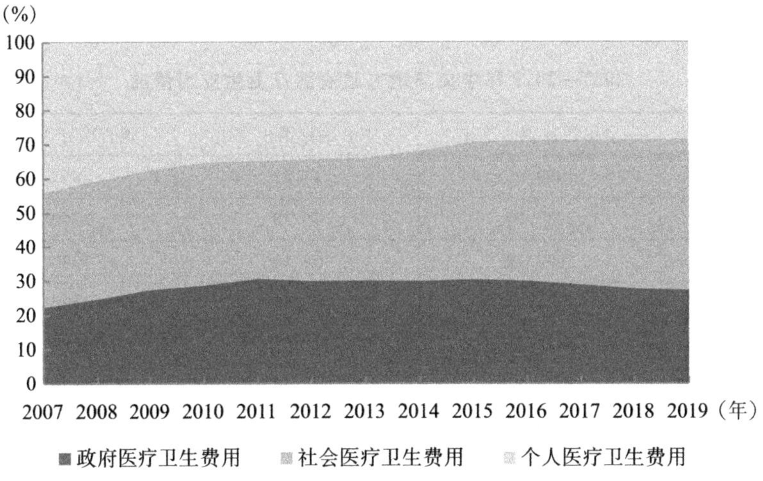

图 2-8 医疗卫生支出比例结构①

2. 政府间事权边界不够明晰

我国医疗卫生领域中央和地方共同承担的事权未明确划分各自的配置范围和重点。2018 年 7 月，国务院颁布了《医疗卫生领域中央与地方财政事权与支出责任划分改革方案》（国办发〔2018〕67 号），将事权划分归为三类：中央承担、地方承担、中央与地方共同承担，这在一定程度上规

① 资料来源：作者根据《中国卫生健康统计年鉴》整理所得。

范了各级政府间的权责划分范围。然而，在中央与地方共同承担的医疗卫生领域权责中，共同事权过多，权责不清，许多事权难以清晰界定其受益范围及权利归属，需要在实践中作长期的探索。此外，现行财政体制中对省以下政府医疗卫生领域的权责划分不明晰，使得省以下不同层级的政府在基本医疗卫生服务供给过程中没有规范的法律法规来约束。因此，政府间事权边界不够明晰在一定程度上会造成基本医疗卫生服务低效供给。

（二）地方政府基本医疗卫生服务支出责任过重

通过观察中央与地方政府在医疗卫生支出方面的分担比例可知，在样本考察期（2007—2019 年），中央政府医疗卫生支出占总支出的比例呈波动下降趋势，由 2007 年的 1.72% 下降至 2019 年的 1.49%；地方政府医疗卫生支出占总支出的比例呈波动上升趋势，由 2007 年的 98.28% 上升至 2019 年的 98.51%，如表 2－9 和图 2－9 所示。

表 2－9　2007—2019 年中央与地方政府医疗卫生支出情况　（单位：亿元）

年份	全国医疗卫生支出	中央医疗卫生支出	地方医疗卫生支出
2007	1989.96	34.21	1955.75
2008	2757.04	46.78	2710.26
2009	3994.19	63.50	3930.69
2010	4804.18	73.56	4730.62
2011	6429.51	71.32	6358.19
2012	7245.11	74.29	7170.82
2013	8279.90	76.70	8203.20
2014	10176.81	90.25	10086.56
2015	11953.18	84.51	11868.67
2016	13158.77	91.16	13067.61
2017	14450.63	107.60	14343.03
2018	15623.55	210.65	15412.90
2019	16665.34	247.72	16417.62

资料来源：根据财政部官方网站资料整理。

总体来看，中央政府承担了 2% 左右的支出责任，而地方政府承担了 98% 左右。然而，根据调查可知，OECD 国家中央政府承担的医疗卫生支出责任比例大约为77%，地方政府承担的比例大约为12%①。与OECD国家相比，我国医疗卫生领域中央政府承担的支出责任比重较轻，地方政府在医疗卫生领域承担的支出责任过重。由于地方政府承担的支出责任过重，地方财力逐渐“吃紧”，这不利于基本医疗卫生服务供给水平的提升（李春根和舒成，2015）。鉴于此，我国应适度加强医疗卫生领域中央政府权责，将全国性或跨区域的重大公共卫生服务支出责任交由中央财政承担，从而保证地方政府在履行基本医疗卫生服务供给职责时拥有充足的财力作支撑。

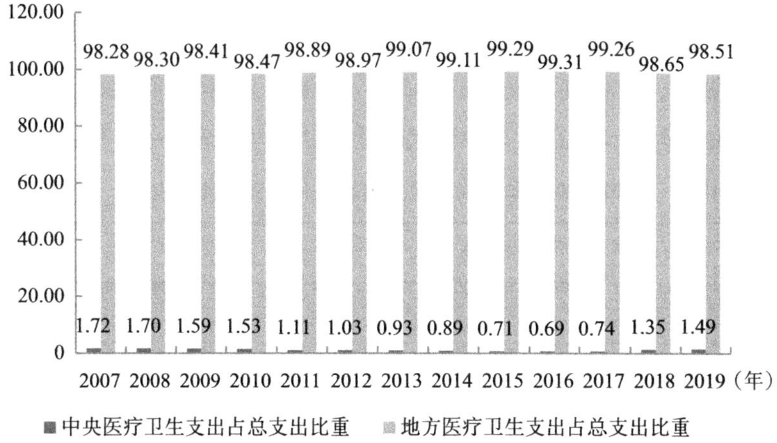

图2－9　2007—2019年中央与地方医疗卫生支出比例走势②

二、财政转移支付制度均等化作用有限

1994年分税制改革后，为了调节区域间财政横向失衡以及央地政府间财政纵向失衡，改善地方财政资金短缺情况，国家制定了财政转移支付制度。早期，税收返还在转移支付中占比过重，这容易造成发达地区地方财力较强、落后地区财力较弱的局面，形成财力分配不均的马太效应，即“富者越富、穷者越穷”（周广帅和唐在富，2018）。随着转移支付制度的

① 根据OECD官方网站资料整理所得。

② 资料来源：作者根据《中国卫生健康统计年鉴》整理所得。

调整和完善，税收返还比重逐渐降低，这在一定程度上有利于财政的纵向均衡。然而，现阶段转移支付资金的审批过程不够规范、透明，有限的资金存在拨付不到位的现象，再加上政府间事权划分不够明晰，导致基层政府“跑部钱进”风气与寻租行为盛行，使得资金分配与实际需求不匹配，降低了转移支付资金的使用效率，这在一定程度上影响转移支付制度财力均衡功能的充分发挥（吉富星和鲍曙光，2019）。因此，现阶段转移支付的财力均等化作用效果如何仍需检验。

（一）财政转移支付的横向均衡作用有限

实现财政纵向均衡和横向均衡是财政转移支付的重要目标。财政纵向不平衡主要源于中央和地方财权和事权的不对称。为探寻我国财政转移支付的纵向均衡效应，根据既有文献（曾军平，2000；李祥云和徐淑丽，2012），对中央和地方转移支付前后的收支状况进行对比（如表 2 – 10 所示）。

表 2 – 10　2007—2019 年中央和地方转移支付收支对比情况①

年份	本级收入比重		本级净收入比重		本级支出比重		本级收入对支出		总收入对总支出	
	中央	地方	中央	地方	中央	地方	中央	地方	中央	地方
2007	0.5407	0.4593	0.2041	0.7959	0.2298	0.7702	2.4252	0.6148	0.9673	1.0640
2008	0.5329	0.4671	0.1734	0.8266	0.2132	0.7868	2.4491	0.5817	0.9255	1.0288
2009	0.5242	0.4758	0.1223	0.8777	0.1999	0.8001	2.3542	0.5341	0.8196	0.9854
2010	0.5113	0.4887	0.1350	0.8650	0.1779	0.8221	2.6572	0.5497	0.8791	0.9733
2011	0.4941	0.5059	0.1214	0.8786	0.1512	0.8488	3.1081	0.5666	0.9095	0.9843
2012	0.4791	0.5209	0.1027	0.8973	0.1490	0.8510	2.9937	0.5698	0.8760	0.9817
2013	0.4659	0.5341	0.1048	0.8952	0.1460	0.8540	2.9406	0.5763	0.8789	0.9664
2014	0.4595	0.5405	0.1020	0.8980	0.1487	0.8513	2.8575	0.5872	0.8696	0.9758
2015	0.4549	0.5451	0.1029	0.8971	0.1453	0.8547	2.7119	0.5521	0.8590	0.9095
2016	0.4534	0.5466	0.0901	0.9099	0.1460	0.8540	2.6407	0.5441	0.8337	0.9065
2017	0.4700	0.5299	0.1021	0.8979	0.1470	0.8530	2.7171	0.5280	0.8547	0.8955
2018	0.4661	0.5339	0.0944	0.9056	0.1481	0.8519	2.6127	0.5202	0.8346	0.8833
2019	0.4691	0.5309	0.0963	0.9037	0.1470	0.8530	2.5433	0.4961	0.8158	0.8470

数据来源：参照既有文献的做法（曾军平，2000；李祥云和徐淑丽，2012），根据《中国财政年鉴》的相关数据计算得出。

---

① 本级净收入比重由本级中央净收入占本级中央收入比重和本级地方净收入占本级地方收入比重得出，其中本级中央净收入指本级收入减中央对地方净转移后的金额，本级地方净收入指本级收入加中央对地方净转移后的金额，净转移支付额指中央补助与地方上解之差。

根据表 2－10 可知，在转移支付前，中央和地方政府间本级财政收支存在结构性失衡。样本观测期内，中央本级财政收入占比维持在 45%—55%，但中央本级财政支出占比则维持在 14%—23%；地方本级财政收入占比维持在 45%—55%，但地方本级财政支出占比则维持在 77%—86%。上述结果表明在 2007—2010 年地方政府本级财政收入占全国总收入的比重略低于中央，2011 年之后略高于中央；样本观测期内地方政府本级财政支出比重远远高于中央，这意味着若无财政转移支付，地方政府需要承担较高的支出责任，央地政府间财政收支的纵向不平衡较为明显。考虑转移支付后，纵向不平衡状态得到明显改善。根据表 2－10 可知，转移支付后中央和地方的总收支基本平衡，这意味着转移支付在一定程度上可以改善地方财政的结构性失衡，财政转移支付的纵向均衡作用得到有效发挥。

对于财政横向均衡，既可以从个人平等角度将其定义为人人均能享有同等的财政资源（Buchanan，1965），也可以从区域平等角度将其定义为地区间财力均衡。为探寻我国财政转移支付的横向均衡效应，本章在参考既有文献（曾军平，2000；田发，2010；李祥云和徐淑丽，2012）的基础上，将省际人均财政收入的均等化程度作为衡量财政横向均衡的指标（如表 2－11 所示①）。

表 2－11　　转移支付前后省际人均财政收入的变异系数

年份	人均本级收入（Ⅰ）	人均净收入（Ⅱ）	人均 GDP（Ⅲ）	Ⅱ－Ⅰ
2007	1.1173	0.6697	0.6365	－0.4476
2008	1.0572	0.6122	0.5717	－0.4450
2009	0.9997	0.5889	0.5516	－0.4108
2010	0.8706	0.5453	0.5143	－0.3253
2011	0.7746	0.5290	0.4766	－0.2456
2012	0.7131	0.5119	0.4550	－0.2012
2013	0.6869	0.5130	0.4425	－0.1740

① 变异系数计算公式为 $\sqrt{\sum(x_i-\bar{x})^2/n}/\bar{x}$，其中，$x_i$ 为各省的人均财政收入，$\bar{x}$ 为样本均值，n 为省份数。

续表

年份	人均本级收入（Ⅰ）	人均净收入（Ⅱ）	人均 GDP（Ⅲ）	Ⅱ－Ⅰ
2014	0.6848	0.5324	0.4351	－0.1524
2015	0.7465	0.5980	0.4391	－0.1485
2016	0.7993	0.5938	0.4533	－0.2055
2017	0.7855	0.6049	0.4531	－0.1806
2018	0.7796	0.6255	0.4463	－0.1541
2019	0.7770	0.6281	0.4728	－0.1489

数据来源：参照既有文献的做法（曾军平，2000；李祥云和徐淑丽，2012），根据《中国财政年鉴》的相关数据计算得出。

表中人均本级财政收入的变异系数表示转移支付前的省际财力分配状况，人均财政净收入的变异系数表示转移支付后的省际财力分配状况。Ⅱ－Ⅰ表示中央转移支付的财力均等效果，数值为负表明有均等效果，负值越大均等效果越好，若数值为正表明存在逆均等化，这可以粗略反映转移支付平衡作用的大小（刘德吉等，2010）。根据表2－11可知，在样本观测期内，转移支付前省际人均财政收入的变异系数值较高（处于0.68—1.12），说明不同地区经济发展水平存在差异，其财力水平也大不相同，这与我国国情相符。在转移支付后，省际人均财政净收入的变异系数有所下降（处于0.50—0.67），下降幅度处于24%—40%，这意味着转移支付在调节财力横向均衡上发挥了一定的作用。观察Ⅱ－Ⅰ的数值可知，在样本观测期内，Ⅱ－Ⅰ的值为负且随着时间的推移负值变小，这表明中央对地方的转移支付有利于缩小省际财力差距，但这种均等化效应呈减弱趋势，财政转移支付的横向均衡作用相对有限。此外，从表2－11中的数据可知，人均财政净收入的省际变异系数虽然在样本观察期内整体呈波动下降态势，但在2014—2019年则呈小幅上升趋势，且超过同期人均GDP省际变异系数[①]，这意味着转移支付的横向均衡效应仍需加强。

综上所述，我国转移支付制度在纵向均衡方面发挥了明显作用，在横

① 参考刘德吉等（2010）的做法，将人均财政净收入的省际变异系数与同期人均GDP省际变异系数进行对比。

向均衡方面虽发挥了一定作用但仍有很大的优化空间，财政转移支付制度仍需进一步完善。

（二）转移支付制度实施的地区差异性制约均等化效应的发挥

财政转移支付作为扭转地区间财政失衡的重要制度安排，以实现基本公共服务均衡发展为目标导向（卢盛峰等，2018）。目前，我国的财政转移支付制度在调整地区财力失衡方面发挥了一定作用，但也存在一些不足之处，这在一定程度上制约了转移支付均等化效应的发挥，需要在实践中进一步完善。

我国的财政转移支付制度在实施中存在以下问题：一方面，财政转移支付制度在医疗卫生领域的资金分配上较少考虑各地区在提供基本医疗卫生服务时所存在的客观成本差异，这在一定程度上不利于转移支付制度均等化效应的发挥（鲍曙光和姜永华，2016）。在实现基本医疗卫生服务供给均衡发展的目标导向下，区域间均衡不应只考虑地方财力的均等化，更应考虑不同区域基本医疗卫生服务供给成本差异。与落后地区相比，发达地区的医疗卫生资源较丰富，公众对医疗卫生服务的需求较高，地方政府受到规模效应的影响在提供基本医疗卫生服务时边际成本较小，导致发达地区与落后地区在基本医疗卫生服务供给成本上存在差异。因此，医疗卫生领域转移支付资金的分配应考虑不同地区基本医疗卫生服务的供给成本差异。另一方面，不同地区转移支付资金使用效率存在差异，这种客观差异的存在一定程度上影响了基本医疗卫生服务供给均衡性发展（谷成和张洪涛，2021）。具体而言，发达地区政府的本级财力较为雄厚，地方政府对于财政转移支付资金的管理更为科学，在充足的资金支持下地方政府在财政支出决策中能够确保民生性公共服务（如：教育、医疗等服务）的投入力度（朱雅玲，2019）。因此，发达地区对医疗卫生领域的资金分配较为科学，落后地区的转移支付资金使用效率较低，这制约了转移支付制度平衡地区间财力功能的发挥，导致落后地区的基本医疗卫生服务供给水平较低、供给质量较差。综上所述，转移支付制度实施的地区差异性在一定程度上制约均等化效应的发挥。对此，我国应考虑发达地区与落后地区在实施转移支付制度时的地区差异性，进一步完善财政转移支付制度。

三、基本医疗保险制度的多元分割有失社会公平

基本医疗保险制度的公平性主要体现在是否能使所有参保人群享有的基本医疗卫生服务不因居民个人的支付能力而存在差异。受我国城乡二元结构的限制，基本医保制度建立以来长期保持多种制度并行模式。虽然国家在2016年对城镇居民医保和新农合进行整合，但我国目前形成的以城镇职工医保和城乡居民医保为主体的基本医保体系仍存在医保制度碎片化的问题，这使不同医保制度在参保对象、筹资标准和支付比例等方面存在明显差异，在一定程度上有悖制度的公平性。再加上医疗卫生资源城乡、地区间分布不均衡，使得公众无法公平享有基本医疗卫生服务。鉴于此，在基本实现全民医保的基础上，我国应推进基本医疗保险一体化制度改革，以保障基本医疗保险制度的公平性。

（一）基本医保制度筹资机制有失公平

医疗筹资公平性可分为“水平公平”和“垂直公平”，前者指经济能力相同人群应支付同等费用，后者指经济能力不同人群应支付不同费用（李扶摇和王红漫，2016）。根据上述定义，我国城镇职工医保能够实现筹资公平性，这是因为城镇职工医保是按照个人工资水平进行筹资，筹资标准与个人经济能力挂钩。城乡居民医疗保险只确保了水平筹资公平而无法保证垂直公平，这是因为城乡居民医保不以收入水平为依据进行筹资，所有参保人群均实行相同的筹资标准。此外，通过观察表2-12中2009—2019年城镇职工医保和城乡居民医保的人均筹资标准情况①发现，城镇职工医保和城乡居民医保的人均筹资标准在样本观测期内差距较大。具体而言，2009年城镇职工医保人均筹资标准为1559元，城乡居民医保人均筹资标准为100元，前者为后者的15倍左右；2019年城镇职工医保人均筹资标准为4294元，城乡居民医保人均筹资标准为781元，前者为后者的6倍左右。根据上述对比情况可知，虽然两者的差距在样本观测期内有所缩

---

① 由于城镇居民医疗保险2007年开始试点，2008年扩大试点范围，基于数据的可获得性，选取2009—2019年数据进行分析。

小，但城镇职工医保人均筹资标准仍远高于城乡居民医保，这从侧面也体现出基本医疗保险基金筹资的不公平性。

（二）基本医保制度保障机制有失公平

不同医保制度的保障水平和保障范围存在较大差异，城镇职工医保的住院费用报销比例和最高支付额均高于城乡居民医保（具体见本章第二节，此处不再赘述），这使得不同医疗保险参保人群的保障待遇存在不公平。观察表2-12中样本考察期内人均基金支出和基金支出占医疗卫生费用比重变化情况可知，2009年城镇职工医保人均基金支出为1275元，城乡居民医保人均基金支出为107元，前者为后者的12倍左右；2019年城镇职工医保人均基金支出为3846元，城乡居民医保人均基金支出为799元，前者为后者的4.8倍左右，两者的人均基金支出具有较大差距。2009年城镇职工医保基金支出占医疗卫生费用比重是城乡居民医保的2.5倍左右；2019年城镇职工医保基金支出占医疗卫生费用比重是城乡居民医保的1.5倍左右，两者仍具有差异。上述结果也从侧面体现了不同医疗保险覆盖人群的保障水平存在差距，这意味着不同群体之间的健康公平尚未真正实现。

表2-12　2009—2019年城镇职工医保和城乡居民医保对比情况

年份	城镇职工医保		城乡居民医保	
	人均筹资标准（元）	人均基金支出（元）	人均筹资标准（元）	人均基金支出（元）
2009	1559	1275	100	107
2010	1666	1378	150	131
2011	1960	1757	250	191
2012	2289	1838	300	276
2013	2573	2124	350	328
2014	2841	2367	410	404
2015	3144	2607	500	457
2016	3479	2806	570	756
2017	4049	3122	630	608
2018	4273	3380	710	707
2019	4294	3846	781	799

资料来源：根据《中国卫生健康统计年鉴》整理所得。

本章小结

本章一方面对我国医疗卫生管理体制的演变进行梳理，并对供给的规模与结构进行度量；另一方面，通过探寻我国基本医疗卫生服务供给财政保障制度的现状，明晰相关财政保障制度存在的主要问题，对相关财政保障制度制约基本医疗卫生服务供给的充分性和均衡性进行论证。研究发现，我国基本医疗卫生服务供给财政保障制度存在以下问题：一是医疗卫生领域政府权责界定不够清晰，我国医疗卫生领域各级政府间以及政府与市场间的事权边界不清，不仅造成政府间对医疗卫生服务的支出责任难以落实，也导致了政府和市场在医疗卫生领域的权利错配；二是财政转移支付制度均等化作用有限，我国转移支付制度在纵向均衡方面发挥了明显作用，在横向均衡方面虽发挥了一定作用但还有很大的优化空间，财政转移支付制度仍需进一步完善；三是基本医疗保险制度的多元分割有失社会公平，在医疗卫生资源城乡、地区间分布不均衡的情况下，基本医疗保险制度的多元分割阻碍了其统筹互济功能的发挥，使得不同医保制度在参保对象、筹资标准和保障水平等方面存在明显差异，这在一定程度上有悖于制度的公平性，不利于我国居民获得公平可及的健康服务。

第三章　基本医疗卫生服务供给状况的综合测度

准确衡量基本医疗卫生服务供给水平及均衡程度既是深入推进医疗卫生领域财政保障制度改革的基本前提，同时也是切实提升基本医疗卫生服务充分性和均衡性的迫切要求。基于此，本章首先在构建基本医疗卫生服务供给评价指标体系的基础上，采用熵值法、综合加权法和基尼系数法对样本观测期内（2007—2019 年）我国 31 个省份基本医疗卫生服务供给指数及供给均等化指数进行测算，并从投入类指数、产出类指数、结果类指数和综合指数等方面对基本医疗卫生服务供给水平及均等化水平的时空特征进行分析。其次，本章运用基尼系数及其分解法对我国基本医疗卫生服务供给水平的区域差异及原因进行测算与分析，并引入核密度估计对我国基本医疗卫生服务供给水平不同区域的动态演进及规律进行测度。最后，本章采用 σ 收敛和 β 收敛对基本医疗卫生服务供给水平的收敛性进行检验，进一步捕捉了地区间基本医疗卫生服务供给水平差异演变的发展趋势。

第一节 基本医疗卫生服务供给评价指标体系的构建

一、评价指标体系的设计原则与构建

（一）评价指标体系的设计原则

根据基本医疗卫生服务的内涵，构建评价体系时不应局限于单一化指标，而应从投入、产出与结果层面建立多维度、深层次的综合性评价指标体系。为了使评价指标体系具有客观性、系统性和全面性，在构建评价指标体系之前应明确指标体系设计的基本原则。基本医疗卫生服务供给评价指标体系的设计应遵循以下原则（胡洪曙，2017；孙德超，2013）：（1）科学性原则。科学性原则要求基本医疗卫生服务供给评价指标体系的设计能够准确地体现我国基本医疗卫生服务的供给现状。指标的选择必须与客观规律相符，要有相关理论作依据，同时也能经得起实践的检验。否则，设计的指标体系就不具备逻辑性和合理性，各指标之间也不存在内在关联性，无法体现基本医疗卫生服务供给特征。（2）客观性原则。指标体系在构建过程中应避免主观臆断的干预，指标的选取要在符合客观事实的基础上做到有据可依，指标所需的数据必须来源于官方公开的年鉴或网站。（3）可获得性原则。选取的指标除了能够准确反映基本医疗卫生服务的供给特征之外，还必须具有可获得性。若指标所需的数据无法获得，那么该指标就无法被统计量化。（4）可比性原则。对于基本医疗卫生服务供给评价指标体系的构建而言，选取的指标应具备容易理解、便于操作的特性，并且应在样本考察期内具有统一口径，这样才能使评价结果更加全面和准确、指标体系更加科学和合理。（5）系统性原则。本书设计的基本医疗卫生服务供给评价指标体系从不同维度来系统性地展现供给现状。评价体系的不同层级之间以及层级内各指标之间相互影响、互为补充，使指标反映的信息具有独立性，避免了数据的交叉重叠。(6) 层次性原则。基本医疗卫生服务供给评价指标体系的设计应具有层次性，从投入、产出与结果层面将涉及的指标进行分类，使不同层面的指标反映的供给特征具有一定的差异性，以充分反映基本医疗卫生服务在不同维度的供给状况。

（二）评价指标体系的构建

依循上述指标体系的基本原则以及本书设计思路，构建了“基本医疗卫生服务供给评价指标体系”。在参考相关文献的基础上（高萍，2015；胡洪曙，2018；辛冲冲等，2020），该指标体系的构建考虑了以下因素：第一，基本医疗卫生服务供给评价指标体系是对医疗卫生服务的投入、产出与结果进行的多维度综合考量。投入类指标反映政府为医疗卫生服务所提供的资源，产出类指标反映医疗卫生服务的供给状况，结果类指标反映政府提供医疗卫生服务所实现的基本目标，体现为医疗卫生服务供给后得到的关键绩效结果。第二，构建评价指标体系时应选择客观性、可量化的指标，避免因群体（个人）的主观感受而影响基本医疗卫生服务供给水平的客观判断。第三，评价指标体系中各指标所需的原始数据是可获取的，均来自统计年鉴和相关政府部门公布的官方数据，能够反映某项基本医疗卫生服务供给的情况。

基本医疗卫生服务供给评价指标体系如表 3 - 1 所示，具体包括：第一层级，包括投入类、产出类和结果类指标；第二层级，将投入类指标细分为财力投入、物力投入和人力投入 3 个二级指标，产出类指标细分为门诊及住院服务情况和医生负担工作量情况 2 个二级指标，结果类指标细分为妇女保健水平、幼儿保健水平、疾病防控水平和居民健康水平 4 个二级指标；第三层级是根据二级指标分类情况进一步划分的指标层，即基础指标层，基础指标层共包含 21 个三级指标，从不同视角体现了基本医疗卫生服务供给水平的现状。同时，为了便于从横向和纵向角度比较供给水平，尽量选择相对指标构建评价指标体系。另外，考虑到不同指标的影响作用可能不同，将其分为正向和逆向指标，分别用“ + ”和“ - ”来表示。下面对选取的各基础指标进行简单阐述：

表 3-1　　基本医疗卫生服务供给评价指标体系

一级指标	二级指标	三级指标	单位	性质
投入类指标	财力投入	人均医疗卫生支出	元	+
		医疗卫生支出占财政支出比重	%	+
	物力投入	单位面积医疗卫生机构数	个/万平方公里	+
		每千人口医疗卫生机构床位数	张/千人	+
	人力投入	每千人口卫生技术人员数	人/千人	+
		每千人口执业（助理）医师数	人/千人	+
		每千人口注册护士数	人/千人	+
产出类指标	门诊及住院服务情况	人均医疗卫生机构诊疗人次	人次/人	+
		医院病床工作日	日	+
	医生担负工作量情况	医生人均每日担负诊疗人次	人次/日	-
		医生人均每日担负住院床日	床/日	-
结果类指标	妇女保健水平	妇女病检查率	%	+
		孕产妇系统管理率	%	+
		孕产妇住院分娩率	%	+
		孕产妇死亡率	1/10 万	-
	幼儿保健水平	围产儿死亡率	%	-
		新生儿访视率	%	+
		7 岁以下儿童保健管理率	%	+
	疾病防控水平	法定报告传染病发病率	1/10 万	-
		法定报告传染病死亡率	1/10 万	-
	居民健康水平	人口预期寿命	岁	+

资料来源：作者根据相关文献资料与数据资源整理所得。

1. 财力投入指标

财力投入指标体现了政府为基本医疗卫生服务供给所投入的财政经费水平，这是衡量基本医疗卫生服务供给状况的关键指标。财政投入水平越高，政府在基本医疗卫生领域的可操作性越强，基本医疗卫生服务的供给水平就越高。因此，财力投入指标均为正向指标。

2. 物力投入指标

物力投入指标体现了政府在医疗卫生领域所投入的物质基础设施，在一定程度上可以反映基本医疗卫生服务物力供给水平的高低。物力投入水平越高，政府在医疗卫生领域投入的固定资产越多，表明基本医疗卫生服务的供给水平越高。因此，物力投入指标均为正向指标。

3. 人力投入指标

人力投入指标反映了医疗卫生领域专业技术人员的供给密度与质量。医疗卫生领域专业技术人员数量越多，表明医疗卫生人员的素质越高，基本医疗卫生服务供给水平越高。因此，人力投入指标均为正向指标。

4. 门诊及住院服务情况指标

门诊及住院服务情况指标反映了基本医疗卫生服务的基本情况，可以衡量居民住院或就诊的可获得性和方便程度，属于产出类指标。人均医疗卫生机构诊疗人次和医院病床工作日越高，表明基本医疗卫生服务的利用率越高，基本医疗卫生服务供给水平越高。因此，门诊及住院服务情况指标均为正向指标。

5. 医生担负工作量情况指标

医生担负工作量指标反映了医疗卫生专业人员提供服务的基本情况，可以衡量居民获得基本医疗卫生服务的质量，属于产出类指标。医生人均每日担负诊疗人次和医生人均每日担负住院床日越高，表明居民需求的基本医疗卫生服务与基本医疗卫生服务供给量之间越不均衡，即基本医疗卫生服务供给水平无法满足居民的现实需求。因此，医生担负工作量情况指标均为负向指标。

6. 妇女保健水平指标

妇女保健水平指标属于结果类指标，可以反映妇女获得基本医疗卫生服务的基本情况。妇女病检查率、孕产妇系统管理率、孕产妇住院分娩率越高，表明妇女获得的基本医疗卫生服务越好，基本医疗卫生服务供给水平就越高。孕妇死亡率与基本医疗卫生服务供给水平呈负相关关系，孕产妇死亡率越低，表明孕妇保健水平越高。因此，妇女病检查率、孕产妇系统管理率、孕产妇住院分娩率为正向指标，孕产妇死亡率为负向指标。

7. 幼儿保健水平指标

幼儿保健水平指标属于结果类指标，可以反映幼儿获得基本医疗卫生服务的基本情况。新生儿访视率和 7 岁以下儿童保健管理率越高，表明幼儿保健水平越高，其获得的基本医疗卫生服务越好，基本医疗卫生服务供给水平就越高。围产儿死亡率与基本医疗卫生服务供给水平之间呈负相关关系，围产儿死亡率越低，表明幼儿保健水平越高。因此，新生儿访视率和 7 岁以下儿童保健管理率为正向指标，围产儿死亡率为负向指标。

8. 疾病防控水平指标

疾病防控水平指标可以反映地区传染病的防治情况，属于结果类指标。法定报告传染病发病率和法定报告传染病死亡率越低，表明疾病防控水平越高，则该地区基本医疗卫生服务供给水平越高。因此，疾病防控水平指标均为负向指标。

9. 居民健康水平指标

居民健康水平指标属于结果类指标，主要采用人口预期寿命来衡量。人口预期寿命越高，表明居民健康水平越高，基本医疗卫生服务供给水平就越高。因此，人口预期寿命为正向指标。

二、评价指标体系的数据来源及预处理

（一）评价指标体系的数据来源

本章选取的基本医疗卫生服务供给现状考察期为 2007—2019 年。由于政府收支科目以及《中国卫生和计划生育统计年鉴》中部分数据统计科目在 2007 年进行了调整，为了保持数据统计口径的一致性，所以考察期限起始于 2007 年。由于数据的可获得性，选取的样本空间单元为我国 31 个省（市、自治区）[①]。本章构建的基本医疗卫生服务供给评价指标体系中所需的原始数据均来自官方公布的权威统计数据库，比如《中国统计年鉴》《中国财政年鉴》《中国卫生健康统计年鉴》和官方网站。指标体系中涉及的 2007—2019 年人口预期寿命数据是利用现有数据通过年平均增长率计算得出（见表 3－2）。

① 港澳台地区不在研究范围内。

表 3－2　　评价指标的描述性统计结果

评价指标	最大值	最小值	均值	标准差
人均医疗卫生支出（元）	2267.43	93.15	573.03	323.65
医疗卫生支出占财政支出比重（%）	10.56	3.77	7.01	1.55
单位面积医疗卫生机构数（个）	8828.08	10.84	2041.93	1774.62
每千人口医疗卫生机构床位数（张）	7.55	1.99	4.49	1.27
每千人口卫生技术人员数（人）	15.46	2.14	5.45	1.91
每千人口执业（助理）医师数（人）	5.85	0.95	2.13	0.71
每千人口注册护士数（人）	6.36	0.56	2.08	0.89
人均医疗卫生机构诊疗人次	11.65	0.50	3.53	2.51
医院病床工作日（天）	365.80	212.20	307.22	26.54
医生人均每日担负诊疗人次	15.20	3.00	6.79	2.43
医生人均每日担负住院床日	3.50	1.10	2.41	0.49
妇女病检查率（%）	165.60	9.70	64.08	25.95
孕产妇系统管理率（%）	100.00	30.70	85.51	12.94
孕产妇住院分娩率（%）	100.00	43.26	97.24	7.22
孕产妇死亡率（%）	265.38	1.10	22.46	29.53
围产儿死亡率（%）	25.80	2.02	7.10	3.80
新生儿访视率（%）	100.00	39.50	90.59	9.05
7 岁以下儿童保健管理率（%）	99.60	32.10	86.87	11.31
法定报告传染病发病率（%）	738.19	102.48	258.60	102.69
法定报告传染病死亡率（%）	7.35	0.22	1.17	1.23
人口预期寿命（岁）	84.04	67.01	76.06	2.98

资料来源：作者根据相关统计年鉴整理所得。

（二）评价指标体系的数据预处理

评价指标体系中的基础指标数据一般包括可直接得到的原始数据或需要通过计算获得的数据。由于原始数据的量纲不同，需先对其进行无量纲化处理，使数据之间具有可比性且可以被有效测度（如表 3－3 所示）。基础指标数据的无量纲化处理方法较多，由于极差化方法对基础数据的相关信息要求较少，对数据的性质和个数没有限制，使得数据的统计和处理过程更加便利。因此，主要采用极差化方法进行标准化处理①。

由于数据所携带的单位不一致，正向指标和逆向指标具有不同的计算公式，具体如下所示。

$$正向指标：X'_{ijt} = \frac{x_{ijt} - \min x_{ijt}}{\max x_{ijt} - \min x_{ijt}} \tag{3-1}$$

$$逆向指标：X'_{ijt} = \frac{\max x_{ijt} - x_{ijt}}{\max x_{ijt} - \min x_{ijt}} \tag{3-2}$$

式中，x_{ijt}为 j 省份第 i 项在 t 年份的基础指标；X'_{ijt}为极差标准化后的数值；$\max x_{ijt}$和 $\min x_{ijt}$分别为第 i 项指标的最大值和最小值。正向指标指第 i 项指标的数值对基本医疗卫生服务供给的影响具有正向作用；反之，逆向指标指第 i 项指标的数值对基本医疗卫生服务供给的影响具有负向作用。

表 3-3　　评价指标标准化后的描述性统计结果

评价指标	最大值	最小值	均值	标准差
人均医疗卫生支出（元）	1	0	0.22	0.15
医疗卫生支出占财政支出比重（%）	1	0	0.48	0.23
单位面积医疗卫生机构数（个）	1	0	0.23	0.20
每千人口医疗卫生机构床位数（张）	1	0	0.47	0.24
每千人口卫生技术人员数（人）	1	0	0.26	0.14
每千人口执业（助理）医师数（人）	1	0	0.25	0.14
每千人口注册护士数（人）	1	0	0.28	0.16
人均医疗卫生机构诊疗人次	1	0	0.27	0.23
医院病床工作日（天）	1	0	0.61	0.17
医生人均每日担负诊疗人次	1	0	0.68	0.20
医生人均每日担负住院床日	1	0	0.45	0.20
妇女病检查率（%）	1	0	0.36	0.16
孕产妇系统管理率（%）	1	0	0.80	0.18
孕产妇住院分娩率（%）	1	0	0.95	0.12
孕产妇死亡率（%）	1	0	0.92	0.11

① 胡洪曙，《中国基本公共服务供给指数报告（2017）》，经济科学出版社，2018 年版。

续表

评价指标	最大值	最小值	均值	标准差
围产儿死亡率（%）	1	0	0.79	0.16
新生儿访视率（%）	1	0	0.85	0.15
7岁以下儿童保健管理率（%）	1	0	0.82	0.16
法定报告传染病发病率（%）	1	0	0.76	0.16
法定报告传染病死亡率（%）	1	0	0.86	0.19
人口预期寿命（岁）	1	0	0.53	0.18

资料来源：作者根据表3－2中数据标准化计算所得。

第二节　基本医疗卫生服务供给指数及均等化指数测度

一、研究方法与测度原理

在对基本医疗卫生服务供给状况研究的文献中，诸多学者通过构建供给评价指标体系，借助熵权法（高萍，2015）、因子分析法（戴明锋，2018）、层次分析法（谢星全，2018）以及综合评价法（孙德超，2013）等不同的研究方法，对我国基本医疗卫生服务供给水平进行测度。在测算基本医疗卫生服务供给评价指数时，首先对基础指标进行预处理；其次，确定各指标的权重并利用综合加权法计算我国基本医疗卫生服务供给指数。

（一）熵值法

在现有文献中，指标的赋权方式包括了主观和客观方法，其中熵值法根据现有客观数据确定权重，避免了主观赋权带来的偏误以及多指标间的信息交叉。指标各值差异越大，熵值越大，说明指标携带的信息越多，应赋予更大的权重。运用熵值法对基本医疗卫生服务供给评价指标中的各指标予以赋权，具体步骤如下。

由于原始数据标准化后存在零值，而熵值法需要进行对数运算，因此对数标准化后的数值正向平移 0.1 个单位：

$$X''_{ijt} = X'_{ijt} + 0.1 \tag{3-3}$$

根据平移后的数据，计算第 i 项指标 j 省份指标值的占比：

$$P_{ijt} = X''_{ijt} / \sum_{i=1}^{n} X''_{ijt} \tag{3-4}$$

计算第 i 项指标的熵值和差异系数，熵值越低，指标的差异越大，对评价结果的影响越大。熵值计算公式如下：

$$e_i = -q \sum_{i=1}^{n} P_{ijt} ln(P_{ijt}) \tag{3-5}$$

式中：$q>0$，$q=1/ln(n)$，此处 n = 总省份数 × 总年份数，$e_j \geqslant 0$

差异系数的计算公式：

$$E_i = 1 - e_i \tag{3-6}$$

最后，得出评价指标 i 的权重：

$$W_i = \frac{E_i}{\sum_{i=1}^{m} E_i} (1 \leqslant i \leqslant m) \tag{3-7}$$

（二）综合加权法

利用综合加权法计算 j 省份基本医疗卫生服务供给指数，公式如下：

$$y_{ijt} = \sum_{j=1}^{m} (W_i X'_{ijt} \times 100) \tag{3-8}$$

由于所测度的供给评价指数值处于 0—1，为了便于观察可将其扩大 100 倍。

（三）基尼系数法

对于均等化程度的分析，已有文献常采用基尼系数法、变异系数法和泰尔指数法等研究方法对我国基本医疗卫生服务供给的均等化程度进行测度（孙德超，2013；高萍，2015；辛冲冲等，2020）。本章运用基尼系数法计算我国地区间基本医疗卫生服务供给的均等化指数。基尼系数法作为现阶段最常用的一种测度均等化水平的方法，它不仅可以简便直观地凸显样本差异，还能克服只关注均值差异的缺陷（魏福成和胡洪曙，2015）。

基尼系数的计算公式如下：

$$g_{it} = \frac{1}{2n^2 \bar{y}_{it}} \sum_{j'=1}^{n} \sum_{j=1}^{n} \left| y'_{ijt} - y_{ijt} \right| \tag{3-9}$$

其中，n 为样本容量（在本章中 $n = 31$），$\bar{y}_{it}$ 为基本医疗卫生服务供给指数在时期 t 时的样本均值，y_{ijt} 为 j 省在 t 年的基本医疗卫生服务的供给指数，y'_{ijt} 为 j' 省在 t 年基本医疗卫生服务的供给指数，g_{it} 表示在 t 年省际基本医疗卫生服务供给的均等化状况。g_{it} 越大，说明基本医疗卫生服务供给的均等化程度越低。

二、基本医疗卫生服务供给指数测度

（一）基本医疗卫生服务供给综合指数测度

通过上述测算方法对2007—2019年中国31个省份基本医疗卫生服务供给指数进行测度且求取了综合评价得分。根据表3－4和表3－5可知，考察期内各省份基本医疗卫生服务供给水平存在明显时空差异特征。

从时序维度来看，2007—2019年全国基本医疗卫生服务供给综合评价指数呈趋稳的增长态势，由2007年的26.30增长到了51.34，增长了近95.21%，年均增长率达5.73%，表明省级政府利用可支配财力提供基本医疗卫生服务的水平得到了显著提升，这与中国所处于相对稳定的经济社会发展环境有较大关联。从观测期内各省份基本医疗卫生服务供给综合评价指数的动态变化趋势可知，与全国基本医疗卫生服务供给综合评价指数变动态势一致，均呈稳步递增态势。通过计算各省份评价指数的年均增长率可知，各省份综合评价指数年均增长率的均值为5.99%；年均增长率最高的是贵州，达到8.60%，远高于东部区域内省份。其原因可能是不仅得益于辖区日趋提升的经济社会发展水平也得益于国家政策倾斜支持和大力度资金扶持，但其综合评价指数依然排名较低，直接原因在于其基期（2007年）综合评价指数相对较低；排序第二和第三的是重庆和河南，分别为8.10%和7.99%；年均增长率排序后三位的依次是天津、上海和北京，分别为3.12%、2.98%和2.44%；多数省份综合评价指数年均增长率处于 4%—7%，高于 7% 增长率的省份还包括安徽（7.17%）、湖南（7.33%）、海南（7.52%）、广西（7.31%）、福建（7.40%）和四川（7.55%）。同时，省际时序变化并未呈现相对协同一致的增长趋势，增速较快的省份主要集中于中部、西部区域，这反映了中部、西部区域多数省份基本医疗卫生服务供给水平呈现出“追赶超越”的趋势。

表 3-4　　2007—2019 年基本医疗卫生服务供给综合评价指数

年份 地区	2007	2008	2009	2010	2011	2012	2013	2014	2015	2016	2017	2018	2019
京	57.79	58.86	63.81	64.97	65.92	58.47	65.96	64.57	65.79	67.71	69.22	72.98	77.18
津	38.30	36.41	41.34	44.00	44.54	41.80	45.29	48.60	50.78	51.38	52.77	54.36	55.34
冀	26.28	31.14	36.64	39.30	39.01	39.71	40.73	47.98	48.83	49.52	50.97	52.66	53.18
晋	26.46	28.60	34.82	36.84	37.90	39.11	39.89	42.83	44.05	44.78	45.28	46.83	47.95
蒙	24.23	27.32	31.73	31.49	33.03	34.19	35.98	38.32	39.93	41.63	43.70	44.46	45.92
辽	29.94	32.03	37.96	36.64	37.42	37.88	38.65	41.06	43.01	45.36	46.87	48.40	48.68
吉	26.96	27.71	31.32	31.43	32.59	35.56	36.15	38.94	40.66	42.60	43.25	45.90	46.66
黑	25.49	27.39	32.74	33.25	33.70	34.21	35.12	37.57	39.10	39.35	40.26	40.52	41.76
沪	50.20	49.72	56.28	58.90	58.32	49.58	57.05	59.80	60.74	62.79	64.35	66.32	71.44
苏	29.39	30.74	33.85	35.11	36.82	39.35	41.21	46.89	48.64	50.74	52.54	53.42	56.00
浙	32.80	33.91	38.08	40.07	41.57	41.77	44.51	52.20	53.79	55.71	57.60	59.24	62.60
皖	20.35	22.94	27.10	26.96	27.41	31.09	32.44	38.27	39.70	40.09	42.38	43.94	46.71
闽	21.50	23.84	28.66	30.33	31.89	33.87	35.87	43.64	44.72	45.45	46.74	48.51	50.67
赣	21.98	24.53	29.50	31.30	31.51	33.42	33.44	39.75	41.01	42.78	44.58	46.34	49.21
鲁	28.00	33.69	37.83	39.38	41.42	43.40	46.22	52.10	52.58	53.97	55.85	57.58	59.08
豫	21.58	25.56	34.10	35.40	36.00	38.64	40.11	47.06	49.12	50.08	51.20	52.57	54.30
鄂	24.13	27.57	31.95	33.01	34.54	36.19	37.97	44.67	47.52	49.08	49.67	49.25	49.30
湘	21.66	24.84	30.78	31.39	32.82	35.55	36.65	41.41	44.52	46.11	47.26	48.46	50.61
粤	26.98	30.27	34.72	35.79	35.75	35.26	37.99	44.58	44.96	47.60	49.44	50.94	53.58
桂	19.84	22.30	25.59	27.55	28.48	30.31	31.26	39.80	41.56	43.18	43.27	44.89	46.26
琼	21.02	22.45	26.91	28.00	29.50	32.15	32.94	40.26	42.22	43.92	45.98	47.54	50.19
渝	19.86	21.78	26.01	27.90	28.69	32.36	33.05	39.94	43.40	44.45	45.96	48.59	50.59
川	21.59	23.39	27.70	29.90	32.99	35.84	36.98	42.84	44.49	45.90	47.63	48.60	51.70
贵	18.37	18.53	24.31	26.27	25.71	29.16	29.95	37.32	39.76	41.21	43.62	45.91	49.42

续表

年份 地区	2007	2008	2009	2010	2011	2012	2013	2014	2015	2016	2017	2018	2019
滇	20.57	21.64	23.59	24.73	25.05	26.29	28.32	32.72	35.34	37.61	40.25	42.00	45.24
藏	19.19	18.62	20.77	22.39	19.87	18.56	22.57	27.78	30.95	32.45	35.91	36.29	40.28
陕	25.44	26.32	33.33	34.23	34.98	37.37	38.50	42.88	44.80	46.71	48.39	49.78	52.23
甘	21.61	23.51	26.10	27.05	30.21	32.33	32.66	37.97	39.53	40.95	42.56	43.83	46.40
青	23.60	25.04	27.60	27.90	28.50	28.18	31.14	35.89	37.94	38.37	43.00	44.93	47.67
宁	25.07	26.87	29.48	32.35	32.69	33.29	35.80	39.73	42.00	44.10	46.91	48.48	49.70
新	25.06	25.64	28.82	30.15	30.49	31.75	32.77	35.86	36.83	37.78	38.70	38.90	41.69
全国	26.30	28.17	32.69	34.00	34.82	35.70	37.65	42.68	44.46	45.91	47.62	49.11	51.34
东部	32.93	34.82	39.64	41.14	42.02	41.20	44.22	49.24	50.55	52.19	53.85	55.63	57.99
中部	23.58	26.14	31.54	32.45	33.31	35.47	36.47	41.31	43.21	44.36	45.49	46.73	48.31
西部	22.04	23.41	27.09	28.49	29.22	30.80	32.42	37.59	39.71	41.19	43.32	44.72	47.26

注：表中数据根据公式（3－3）至公式（3－8）计算所得。

从空间维度来看，考察期内省际基本医疗卫生服务供给空异质性特征依然凸显。首先，根据2007年各省份基本医疗卫生服务供给综合评价指数可知，得分最高的是北京，达57.79，排序第1，排序第2和第3的分别是上海和天津，得分分别为50.20和38.30；排序后3位的省份分别是广西、西藏和贵州，得分分别为19.84、19.19和18.37；其余省份综合评价指数多集中于20至33，差距高达13分，空间分布差异性比较显著；综合评价指数最低省份（贵州）与综合评价指数最高省份（北京）相差39.42，且综合评价指数最高省份是得分最低省份的3.15倍左右，可见省际基本医疗卫生服务供给水平差距十分明显。从区域分布来看，供给水平得分较高的基本分布于东部区域，远高于中西部区域，其呈“阶梯状”依次递减分布态势。各省份供给水平综合评价指数在样本观测期内呈明显不同幅度增长速度，期间排序也呈波动变化态势。截至2019年，排序前3位的省份依次为北京（77.18）、上海（71.44）、浙江（62.59），相比于2007年前3位排序发生微弱调整，天津由原来的第3降至第6，而浙江则由原来的第4升至第3；排序后3位的省份依次是黑龙江（41.76）、新疆（41.69）、西藏（40.28），相比于2007年其排序发生较大改变，黑龙江由排序12降至

29，新疆由排序15降至30，西藏则由倒数第2降至倒数第1；其余省份供给水平综合评价指数大致处于45—60，均相比于2007年的供给水平综合评价指数有较大幅度的增长，排序介于第4位至第28位的省份在样本期内处于波动的交替变化状态。此外，供给水平综合评价指数最高省份（北京）是综合评价指数最低省份（西藏）的1.92倍，相比于2007年下降了近64.06%，表明省际差距呈明显缩小趋势，空间均衡性发展逐步显现。另外，从区域分布来看，各区域所含省份的供给综合评价指数呈“阶梯状”递减分布趋势，供给水平得分较高省份仍位于东部地区，三大区域间的差距仍然显著（见表3－5）。

表3－5　2007—2019年基本医疗卫生服务供给综合评价指数排序

年份／地区	2007	2008	2009	2010	2011	2012	2013	2014	2015	2016	2017	2018	2019
京	1	1	1	1	1	1	1	1	1	1	1	1	1
津	3	3	3	3	3	4	4	5	5	5	5	5	5
冀	11	7	7	6	6	6	7	6	7	8	8	7	8
晋	10	10	8	7	7	8	9	14	15	16	19	19	20
蒙	16	14	15	16	15	18	17	23	23	23	21	25	25
辽	5	6	5	8	8	10	10	16	17	15	15	17	17
吉	9	11	16	17	19	14	16	22	22	22	24	22	23
黑	12	13	13	13	14	17	20	26	27	27	28	29	29
沪	2	2	2	2	2	2	2	2	2	2	2	2	2
苏	6	8	11	11	9	7	6	8	8	6	6	6	6
浙	4	4	4	4	4	5	5	3	3	3	3	3	3
皖	27	25	24	28	28	26	26	24	25	26	27	26	26
闽	24	22	21	20	20	19	18	11	12	14	16	14	15
赣	19	21	18	19	21	20	21	20	21	21	20	20	19
鲁	7	5	6	5	5	3	3	4	4	4	4	4	4
豫	23	18	10	10	10	9	8	7	6	7	7	8	7
鄂	17	12	14	14	13	12	13	9	9	9	10	11	11
湘	20	20	17	18	17	15	15	15	13	12	13	16	16
粤	8	9	9	9	11	16	12	10	10	10	10	9	9

续表

年份 地区	2007	2008	2009	2010	2011	2012	2013	2014	2015	2016	2017	2018	2019
桂	29	27	28	26	27	27	27	19	20	20	23	24	24
琼	25	26	25	23	24	24	23	17	18	19	17	18	18
渝	28	28	27	25	25	22	22	18	16	17	18	13	12
川	22	24	22	22	16	13	14	13	14	13	12	12	13
贵	31	31	29	29	29	28	29	27	24	24	22	21	21
滇	26	29	30	30	30	30	30	30	30	30	29	28	28
藏	30	30	31	31	31	31	31	31	31	31	31	31	31
陕	13	16	12	12	12	11	11	12	11	11	11	10	10
甘	21	23	26	27	23	23	25	25	26	25	26	27	27
青	18	19	23	24	26	29	28	28	28	28	25	23	22
宁	14	15	19	15	18	21	19	21	19	18	14	15	14
新	15	17	20	21	22	25	24	29	29	29	30	30	30
东部	1	1	1	1	1	1	1	1	1	1	1	1	1
中部	2	2	2	2	2	2	2	2	2	2	2	2	2
西部	3	3	3	3	3	3	3	3	3	3	3	3	3

资料来源：作者根据表 3－4 数据资料整理所得①。

（二）基本医疗卫生服务供给分类指数测度

根据基本医疗卫生服务供给评价指标体系可知，供给指标分为投入类指标、产出类指标和结果类指标三类。为了能够更为详细地反映样本考察期内基本医疗卫生服务供给水平，运用熵值法和综合加权法对 2007—2019 年我国基本医疗卫生服务及三大区域的投入类供给指数、产出类供给指数和结果类供给指数进行测度，其测算结果具体如表 3－6 所示。为了能够直观反映基本医疗卫生服务供给分类评价指数在样本考察期内的演变趋势，同步绘制了基本医疗卫生服务综合供给指数、投入类供给指数、产出类供给指数和结果类供给指数演变趋势图（如图 3－1 所示）。

① 区域划分参考了国家统计局的常规分类，将我国大陆 31 个省份划分为东、中、西部三大区域，其中东部区域包括北京、天津、河北、辽宁、上海、江苏、浙江、福建、山东、广东、海南；中部区域包括山西、吉林、黑龙江、安徽、江西、河南、湖北、湖南；西部区域包括内蒙古、广西、重庆、四川、贵州、云南、西藏、陕西、甘肃、青海、宁夏和新疆。

表 3-6　2007—2019 年基本医疗卫生服务供给分类评价指数

指数	区域	2007 年	2008 年	2009 年	2010 年	2011 年	2012 年	2013 年	2014 年	2015 年	2016 年	2017 年	2018 年	2019 年
投入类供给指数	东部	20.59	22.54	30.79	32.69	35.01	31.73	37.43	37.29	38.84	41.09	43.32	45.55	49.19
	中部	9.53	11.50	21.02	21.61	23.78	25.88	27.47	31.68	34.15	35.70	37.43	39.10	41.42
	西部	9.75	10.82	15.80	17.32	19.19	21.31	23.61	27.64	30.46	32.36	35.82	37.66	41.25
	全国	13.54	15.15	22.47	23.88	25.99	26.19	29.51	32.10	34.39	36.32	38.90	40.83	44.11
产出类供给指数	东部	36.04	35.57	36.03	36.03	36.29	38.32	37.51	56.61	57.23	58.18	59.31	60.47	61.68
	中部	31.74	31.63	31.25	30.66	28.93	29.79	29.13	43.05	43.14	43.33	43.55	43.15	42.19
	西部	29.47	28.63	28.53	27.73	27.22	28.58	28.29	42.01	42.56	43.36	44.32	44.57	45.10
	全国	32.39	31.87	31.89	31.43	30.88	32.35	31.78	47.46	47.92	48.61	49.44	49.85	50.23
结果类供给指数	东部	61.83	66.51	67.62	69.86	67.70	69.92	70.54	71.90	73.39	74.28	75.06	76.44	76.84
	中部	50.78	58.25	59.84	63.44	64.03	67.95	69.45	64.76	67.34	68.63	69.27	71.40	74.18
	西部	45.47	50.40	55.26	59.11	58.33	58.77	60.90	58.53	60.74	61.98	62.02	63.65	65.86
	全国	52.65	58.14	60.83	64.04	63.13	65.10	66.53	64.88	66.93	68.06	68.52	70.19	71.91
综合类供给指数	东部	32.93	34.82	39.64	41.14	42.02	41.20	44.22	49.24	50.55	52.19	53.85	55.63	57.99
	中部	23.58	26.14	31.54	32.45	33.31	35.47	36.47	41.31	43.21	44.36	45.49	46.73	48.31
	西部	22.04	23.41	27.09	28.49	29.22	30.80	32.42	37.59	39.71	41.19	43.32	44.72	47.26
	全国	26.30	28.17	32.69	34.00	34.82	35.70	37.65	42.68	44.46	45.91	47.62	49.11	51.34

注：表中区域划分参考国家统计局分类，数据根据公式（3-3）至公式（3-8）计算所得。

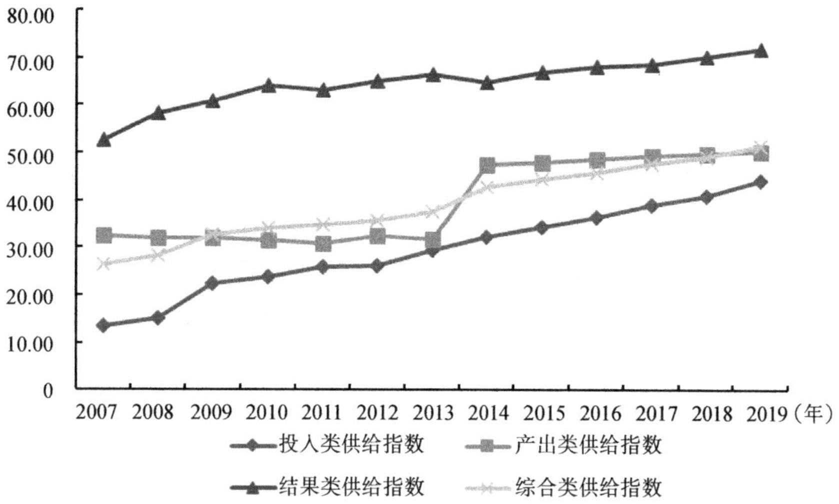

图 3－1　2007—2019 年基本医疗卫生服务供给分类评价指数走势

在样本观测期内，我国基本医疗卫生服务投入类供给指数、产出类供给指数和结果类供给指数均呈上升态势，这与我国基本医疗卫生服务综合供给指数在考察期内的走势保持一致。全国的综合供给指数在 2007—2019 年呈大幅上升态势，由 2007 年的 26.30 上升至 2019 年的 51.34，增幅达 95.21%；东部区域的综合供给指数在样本观测期内呈波动上升态势，2019 年的供给指数相较于 2007 年而言增加了 25.07，增幅达 76.13%，但在 2012 年出现略微下降趋势；中部区域的供给指数在考察期内呈趋稳上升态势，由 2007 年的 23.58 上升至 2019 年的 48.31，增幅高达 104.88%；西部区域的供给指数在 2007—2019 年呈持续上升趋势，2019 年的供给指数相较于 2007 年而言增加了 25.22，增幅达 114.43%，这说明基本医疗卫生服务供给水平在样本观测期内有所提升，我国对基本医疗卫生服务的重视程度日益增强。

在投入类指标方面，全国的供给指数在 2007—2019 年呈大幅上升态势，由 2007 年的 13.54 上升至 2019 年的 44.11，增幅达 225.78%，说明我国在医疗卫生领域的投入量不断加大，政府为医疗卫生服务所提供的资源不断增多。东部区域的供给指数在样本观测期内呈波动上升态势，2007—2011 年供给指数持续上升，但在 2012 年出现小幅下降，随后呈上升态势，2019 年的供给指数相较于 2007 年而言增加了 28.60，增幅达 138.90%；中部区域的供给指数在考察期内呈稳步上升态势，由 2007 年的 9.53 上升至 2019 年的 41.42，增幅高达 334.63%，这可能得益于国家“中部崛起”战略的实施；西部区域的供给指数在 2007—2019 年呈持续上升趋势，2019 年的供给指数相较于 2007 年而言增加了 31.5，增幅达 323.08%，这与国家加大对西部地区的投入政策相符。

在产出类指标方面，全国的供给指数在 2007—2019 年呈大幅上升态势，由 2007 年的 32.39 上升至 2019 年的 50.23，增幅达 55.08%，这说明我国基本医疗卫生服务供给量在样本观测期内有所增长，门诊及住院服务水平有所提高。3 大区域的供给指数在样本观测期内均呈波动上升态势，东部区域供给指数在 2008 年和 2013 年呈现小幅下降趋势，但对整体上升态势影响较小，2019 年的供给指数相较于 2007 年而言增加了 25.64，增幅达 71.14%。中部区域和西部区域的供给指数在样本考察期有着相同的演变趋势，2008—2011 年均呈持续下降趋势，随后一年有所上升，但在 2013 年又出现下降态势，之后一直呈上升态势。中部区域的供给指数由 2007 年的 31.74 上升至 2019 年的 42.19，增幅高达 32.93%。西部区域 2019 年的供给指数相较于 2007 年而言增加了 15.63，增幅达 53.04%。

在结果类指标方面，全国的供给指数在 2007—2019 年呈波动上升态势，这说明政府供给基本医疗卫生服务所取得的关键绩效成果明显，妇女保健水平、幼儿保健水平、疾病防控水平和居民健康水平均有所提升。具体而言，全国的供给指数由 2007 年的 52.65 上升至 2019 年的 71.91，增幅达 36.58%，但在 2011 年和 2014 年出现小幅下降趋势。3 大区域的供给指数在样本观测期内均呈波动上升态势，东部区域供给指数在 2011 年呈现略微下降趋势，但对整体上升态势影响较小，2019 年的供给指数相较于 2007 年而言增加了 15.01，增幅达 24.28%；中部区域的供给指数由 2007 年的 50.78 上升至 2019 年的 74.18，增幅高达 46.08%；西部区域 2019 年的供给指数相较于 2007 年而言增加了 20.39，增幅达 44.84%，但在 2011 年和 2014 年均出现小幅下降，这与全国的供给指数下降趋势一致。与投入类指标和产出类指标相比，结果类指标在样本观测期内增幅较小，基本医疗卫生服务供给水平仍需增强。

三、基本医疗卫生服务供给均等化指数测度

本章运用基尼系数测算公式（3－9）对2007—2019年我国基本医疗卫生服务的投入类供给均等化指数、产出类供给均等化指数、结果类供给均等化指数和综合类供给均等化指数进行测度，得出的基尼系数结果越小意味着省际基本医疗卫生服务供给水平越趋于均衡；反之，供给均等化程度越低，测算结果如表3－7所示。为了能够直观考察各分类指数在样本观测期内的演变趋势，同步绘制供给分类指标基尼系数的时序演变图，具体详见图3－2。

表3－7　2007—2019年基本医疗卫生服务供给分类指标基尼系数

年份	投入类供给指标基尼系数	产出类供给指标基尼系数	结果类供给指标基尼系数	综合供给指标基尼系数
2007	0.3183	0.0897	0.1095	0.1426
2008	0.2890	0.0872	0.1137	0.1337
2009	0.2202	0.0986	0.0926	0.1256
2010	0.2146	0.1027	0.0850	0.1235
2011	0.2001	0.1141	0.0926	0.1231
2012	0.1479	0.1075	0.0882	0.0999
2013	0.1625	0.1124	0.0807	0.1059
2014	0.1221	0.1049	0.0727	0.0901
2015	0.1115	0.1053	0.0698	0.0834
2016	0.1108	0.1058	0.0655	0.0824
2017	0.0954	0.1058	0.0659	0.0764
2018	0.0955	0.1103	0.0616	0.0771
2019	0.0921	0.1178	0.0558	0.0752

注：表中数据根据公式（3－9）计算所得。

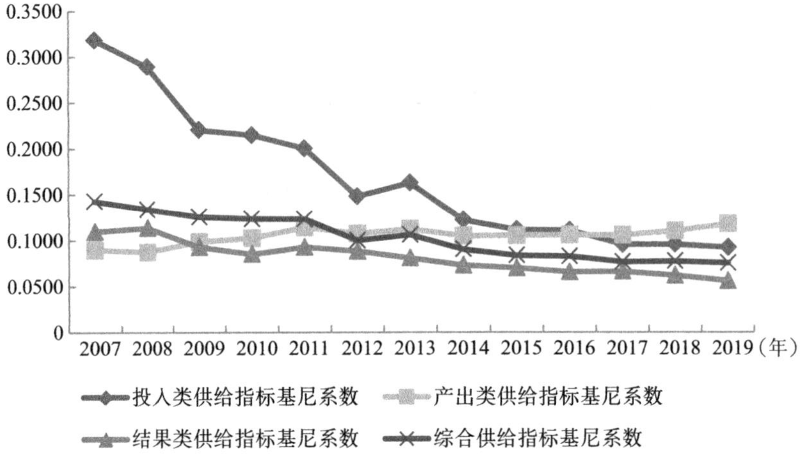

图 3－2　2007—2019 年基本医疗卫生服务供给分类指标基尼系数走势

根据表 3－7 和图 3－2 可知，我国基本医疗卫生服务投入类供给均等化指数在样本考察期内呈波动下降态势，基尼系数由 2007 年的 0.3183 下降至 2019 年的 0.0921，降幅达 71.07%，但在 2013 年出现小幅上升。基尼系数的降低表明我国基本医疗卫生服务投入类供给均等化程度有所提升，可见医疗卫生资源投入趋于均衡性分布，这与我国实施的“区域均衡发展”战略相符。基本医疗卫生服务产出类供给均等化指数在样本考察期内均呈波动上升态势，基尼系数由 2007 年的 0.0897 上升至 2019 年的 0.1178，增幅达 31.33%，表明我国基本医疗卫生服务产出类供给均等化程度有所下降，人均医疗卫生机构诊疗人次、医院病床工作日、医生人均每日担负诊疗人次以及医生人均每日担负住院床日在地区间分布不均衡，需要努力加以改善。基本医疗卫生服务结果类供给均等化指数在 2007—2019 年呈波动下降趋势，虽然基尼系数在 2008 年、2011 年以及 2017 年均出现小幅上升，但总体呈下降趋势，2019 年基尼系数相较于 2007 年降低了 0.0537，降幅达 49.04%，这说明我国基本医疗卫生服务结果类供给均等化程度有所提升。综上所述，我国应加强基本医疗卫生服务供给均衡发展。

第三节　基本医疗卫生服务供给的区域差异测度

一、研究方法与数据来源

（一）基尼系数及其分解法

既有文献大多采用描述性统计方法分析基本医疗卫生服务供给水平地区差异问题。该方法仅对基本医疗卫生服务供给水平的区域差异进行简单描述，无法对供给水平的区域差异进行深入考察。因此，部分学者采用加权变异系数法（孙德超，2013）、泰尔指数分解法（白晨和顾昕，2016）等方法分析基本医疗卫生服务供给水平的区域差异状况。相比于描述性统计法，加权变异系数和泰尔指数等方法的科学性与严谨性均有所提升，但这些方法依然存在一定不足。具体而言，泰尔指数法缺乏对群样本分布状况进行考察，无法反映样本的组间交叉重叠现象（Dagum，1997），而按子群分解的基尼系数方法不仅能够科学测度基本医疗卫生服务供给水平地区总体差异的大小，还能将总体差异分解为地区内差异和地区间差异，并有效解决观测样本之间存在的交叉重叠问题，从而准确识别我国基本医疗卫生服务供给水平区域差异的来源。鉴于此，本章将 Dagum 基尼系数及分解方法应用于供给水平的区域差异研究中。计算过程如下。

根据 Dagum（1997）提出的基尼系数及其按子群分解方法，定义的所有子群的总体基尼系数 G 如公式（3－10）所示：

$$G = \sum_{j=1}^{k}\sum_{h=1}^{k}\sum_{i=1}^{n_j}\sum_{r=1}^{n_h}\left|x_{ji} - x_{hr}\right| / 2\gamma n^2 \tag{3-10}$$

式中，n 表示考察期内样本总数；k 表示地区个数；n_j、n_h分别表示 j、h 所在地区内的省份个数；γ 表示地区基本医疗卫生服务供给水平的平均水平；x_{ji}、x_{hr}分别表示 j、h 所在地区各省份的基本医疗卫生服务供给水平。在计算之前，需根据各地区基本医疗卫生服务供给水平的平均水平对 k 个地区进行排序。

$$\gamma_h \leqslant \cdots \leqslant \gamma_j \leqslant \cdots \leqslant \gamma_k \tag{3-11}$$

$$G_{jj} = \sum_{i=1}^{n_j} \sum_{r=1}^{n_j} |x_{ji} - x_{jr}| / 2 \gamma_j n_j^2 \tag{3-12}$$

$$G_w = \sum_{j=1}^{k} G_{jj} p_j s_j \tag{3-13}$$

$$G_{jh} = \sum_{i=1}^{n_j} \sum_{r=1}^{n_h} |x_{ji} - x_{jr}| / (\gamma_j + \gamma_h) n_j n_h \tag{3-14}$$

$$G_{hb} = \sum_{j=2}^{k} \sum_{h=1}^{j=1} (p_j s_h + p_h s_j) D_{jh} \tag{3-15}$$

$$G_t = \sum_{j=2}^{k} \sum_{h=1}^{j=1} G_{jh} (p_j s_h + p_h s_j)(1 - D_{jh}) \tag{3-16}$$

$$D_{jh} = \frac{(d_{jh} - p_{jh})}{(d_{jh} + p_{jh})} \tag{3-17}$$

$$d_{jh} = \int_0^{\infty} dF_j(x) \int_0^x (x - y) dF_h(y) \tag{3-18}$$

$$p_{jh} = \int_0^{\infty} dF_h(x) \int_0^x (x - y) dF_j(y) \tag{3-19}$$

式中，$p_j = n_j / n$，$s_j = n_j \gamma_j / n\gamma$，$j = 1, 2, \cdots, k$；$G_{jh}$表示 j 地区与 h 地区之间基本医疗卫生服务供给水平的基尼系数；G_{jj}表示 j 地区基本医疗卫生服务供给水平的基尼系数；d_{jh}表示 j 地区与 h 地区之间基本医疗卫生服务供给水平贡献率的差值；p_{jh}表示超变一阶矩；G_{nb}表示 j 地区与 h 地区基本医疗卫生服务供给水平的差异，即地区间差异贡献程度；G_w表示 j 地区或 h 地区基本医疗卫生服务供给水平的差异，即地区内差异贡献程度；G_t表示地区间基本医疗卫生服务供给水平交叉影响的剩余项，即超变密度贡献程度。根据分解思路，$G = G_{nb} + G_w + G_t$。

（二）核密度估计法

现有文献大多采用不同年份面板数据的比较分析法（高萍，2015；邹文杰和蔡鹏鸿，2015），直观地考察基本医疗卫生服务供给水平区域差异的动态变化过程，却难以揭示供给水平的内部动态特征，无法对其长期演变趋势进行预测。也有学者采用核密度估计对我国医疗卫生支出水平区域差异的分布动态进行考察（颜建军等，2017；李强谊和钟水映，2018），揭示了不同区域医疗卫生支出水平在位置、形态、延展性及极化程度方面随时间变化的动态趋势，这为研究基本医疗卫生服务供给水平的动态演进提供参考。为了揭示我国各地区基本医疗卫生服务供给的动态演进趋势和规律，进一步分析医疗卫生服务供给的空间关联特征，弥补了当前文献静态研究较多而动态分析相对不足的缺憾。本章运用核密度估计法对我国不同区域基本医疗卫生服务供给的动态演进趋势和规律进行分析。

核密度估计主要采用平滑的峰值函数对样本的概率密度进行近似估计，进而考察变量的分布位置、形态、延展性以及极化程度随时间变化的动态趋势。此方法是一种非参数检验方法，常见于空间非均衡分析中，模型依赖性弱，稳健性较强，无须事先假定具体模型。基本原理如下。

假定随机变量独立同分布，$F(x)$ 为其概率密度函数，如下所示：

$$F(x) = \frac{1}{nh}\sum_{i=1}^{n} K\left(\frac{X_i - \alpha}{h}\right) \tag{3-20}$$

其中，n 为观测期内样本个数；α 表示平均值；X_i 表示独立同分布的观测值；h 表示带宽；$K(*)$ 表示核函数，此式中为加权函数，需满足式（3－21）中所列条件。带宽 h 的选择会影响核密度估计的精度，对获取最优拟合结果至关重要。带宽越大，曲线越平缓，拟合结果的准确性越低；反之，核密度估计的偏差越小，拟合结果的精确性越高。为了提高估计结果的精度，在进行核密度估计时应尽量选择较小带宽。

$$\begin{cases} \lim\limits_{x\to\infty} K(x)\cdot x = 0 \\ K(x) \geqslant 0 \qquad \int_{-\infty}^{+\infty} K(x)dx = 1 \\ \sup K(x) < +\infty \qquad \int_{-\infty}^{+\infty} K^2(x)dx < +\infty \end{cases} \tag{3-21}$$

本章采用高斯核函数分析考察期内基本医疗卫生服务供给水平的分布动态，函数表达式为：

$$K(x) = \frac{1}{\sqrt{2\pi}}\exp\left(-\frac{x^2}{2}\right) \tag{3-22}$$

观察分布曲线图可知我国基本医疗卫生服务供给水平的动态信息，整体位置的变化趋势反映医疗卫生供给水平的高低；主峰高度和宽度的变化反映省份供给水平绝对差异的变化趋势；分布形态的延展性可考察供给水平高的省份与供给水平低的省份的差距；波峰的数量可说明供给水平的极化程度。

测算基本医疗卫生服务供给水平区域差异及动态演进趋势所使用的数据主要来自本章测算所得的2007—2019年我国31个省份的基本医疗卫生服务供给评价指数。区域范围界定沿用国家统计局的常规区域划分方法，详细划分情况可见本章第二节注释部分。

二、基尼系数及分解法的区域差异测度

为深入探究我国地区间基本医疗卫生服务供给水平区域间相对差异的大小及其来源，通过上述Dagum基尼系数及分解法的具体测算步骤，即公式（3－10）至公式（3－19），结合Matlab2016软件，对样本观测期内我国基本医疗卫生服务供给水平的区域差异进行测算与分解（如表3－8所示）。为了能够更为直观地反映基本医疗卫生服务供给水平的区域差异在样本考察期内的演变趋势，同步绘制了供给水平总体空间差异（见图3－3）、地区内差异（见图3－4）、地区间差异（见图3－5）以及贡献率（见图3－6）的时序演变图。

表3－8　基本医疗卫生服务供给水平区域差异的基尼系数及分解结果

年份	总体	地区间差异			地区内差异			贡献率		
		东—中	东—西	中—西	东	中	西	地区内	地区间	超变密度
2007	0.1457	0.1815	0.2079	0.0665	0.1749	0.0559	0.0625	26.60%	65.41%	7.99%
2008	0.1364	0.1606	0.2045	0.0706	0.1485	0.0392	0.0686	24.99%	68.58%	6.43%
2009	0.1286	0.1339	0.1941	0.0866	0.1357	0.0414	0.0693	24.87%	69.25%	5.89%
2010	0.1253	0.1367	0.1871	0.0785	0.1355	0.0466	0.0628	25.14%	68.73%	6.12%
2011	0.1247	0.1315	0.1846	0.0815	0.1289	0.0481	0.0754	25.78%	68.24%	5.98%
2012	0.1008	0.0909	0.1488	0.0820	0.0919	0.0388	0.0817	26.27%	67.23%	6.49%
2013	0.1065	0.1092	0.1580	0.0724	0.1090	0.0407	0.0694	26.00%	68.21%	5.79%

续表

年份	总体	地区间差异			地区内差异			贡献率		
		东—中	东—西	中—西	东	中	西	地区内	地区间	超变密度
2014	0.0899	0.0961	0.1358	0.0610	0.0802	0.0423	0.0578	24.48%	70.37%	5.15%
2015	0.0831	0.0890	0.1217	0.0588	0.0763	0.0448	0.0537	25.28%	67.94%	6.78%
2016	0.0821	0.0899	0.1193	0.0580	0.0741	0.0467	0.0529	25.23%	67.47%	7.29%
2017	0.0763	0.0906	0.1099	0.0485	0.0717	0.0432	0.0455	25.11%	66.83%	8.06%
2018	0.0767	0.0913	0.1100	0.0476	0.0731	0.0398	0.0481	25.45%	66.79%	7.76%
2019	0.0747	0.0951	0.1044	0.0418	0.0791	0.0377	0.0424	26.06%	64.34%	9.59%

资料来源：作者根据相关数据资料计算整理所得。

（一）总体空间差异

从总体差异演变来看，我国基本医疗卫生服务供给水平的基尼系数在考察期内整体呈趋稳波动下降态势（如图3-3所示）。具体而言，总体基尼系数由2007年的0.1457降至2019年的0.0747，降幅高达48.73%，说明2007—2019年我国基本医疗卫生服务供给水平的总体地区差异不断缩小，均衡程度得以提高。究其原因，可能得益于近年来国家制定的“基本公共服务均等化”“健康中国”“医药卫生体制改革”以及“医疗保障制度”等政策的制定和有效实施，政府对公共医疗卫生的投入力度增强，使基本医疗卫生服务的公平性和可及性有所提高。然而，其基尼系数依旧偏高，总体空间差异仍有缩小的潜力，政府应加快推进基本医疗卫生服务供给的充分性和均衡性发展，满足人民日益增长的健康需求。

（二）地区内差异

根据图3-4可知，东、中、西三大区域基本医疗卫生服务供给水平的基尼系数均呈波动下降的演变态势，表明三大区域的供给水平地区内差异在考察期内逐渐缩小，均等化程度明显提升。具体来看，东部地带基尼系数由2007年的0.1749下降为2019年的0.0791，降幅高达54.77%；2019年中部地带基尼系数相比于2007年下降了0.0182，降幅为32.56%；西部地带基尼系数由2007年的0.0625下降为0.0424，降幅为32.16%。东部区域降幅最大，中部区域次之，西部区域降幅最小。三大区域基尼系数的均值排序从大到小依次为东部区域（0.1061）、西部区域（0.0608）、中部

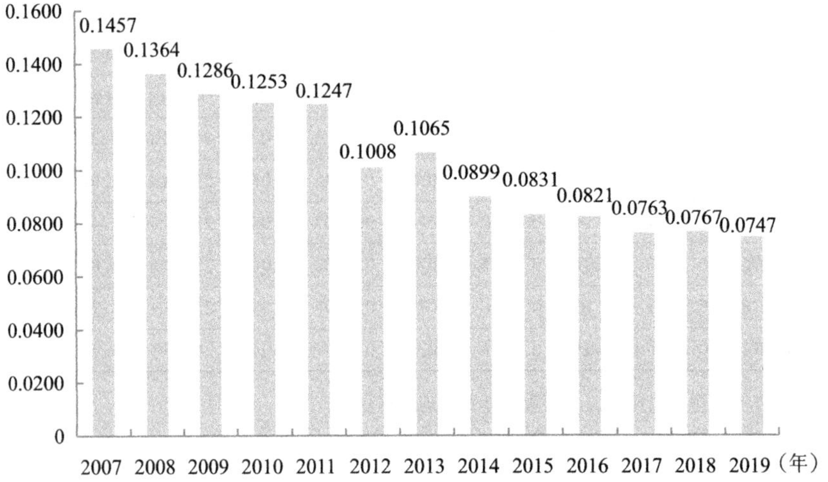

图 3-3　2007—2019 年总体空间差异走势

区域（0.0435），这意味着地区差异最大的为东部区域，西部区域次之，中部区域最小。究其原因，可能是受地理位置、资源禀赋、财力水平等异质性因素的影响，比如同样属于东部区域的北京、上海与福建、海南之间在经济发展水平及政府财政能力等诸多方面存在较大差异。中部区域之所以地区差异最小，可能是因为中部区域内的各省份之间发展水平较为接近，地域分布较为集中，均等化程度较高。

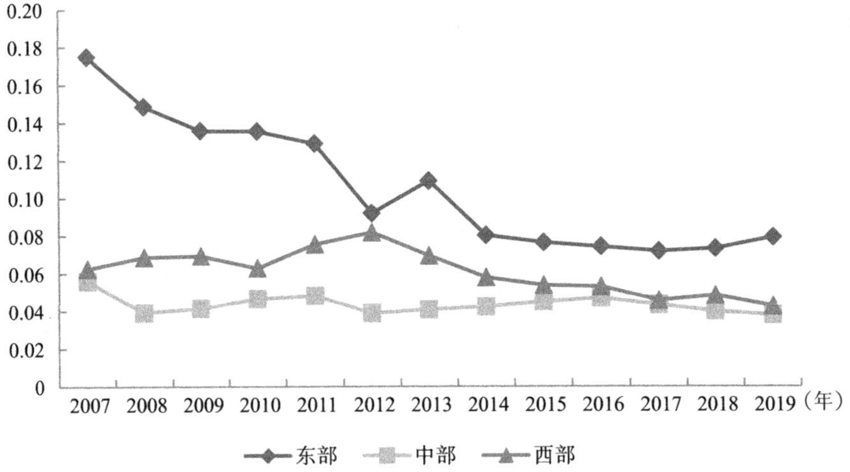

图 3-4　2007—2019 年地区内差异走势

（三）地区间差异

从基本医疗卫生服务供给水平地区间差异来看，三大区域间的基尼系数演变趋势在观测期内均以波动下降为主（如图 3-5 所示）。东部和中部地区间基尼系数由 2007 年的 0.1815 下降为 2019 年的 0.0951，降幅达 47.60%；2019 年东部和西部地区间基尼系数相比于 2007 年降低了 0.1035，降幅为 49.78%；中部和西部地区间基尼系数由 2007 年的 0.0665 下降为 0.0418，降幅为 37.14%。由此说明，三大区域的供给水平地区间差异在观测期内不断缩小。通过区域间均值排序可知，东部和西部地区（0.1528）>东部和中部地区（0.1151）>中部和西部地区（0.0657），表明东部和西部地区、东部和中部地区之间差异较大，中部和西部地区之间差异较小。这是因为相较于中、西部地区，东部地区财力充裕，医疗设施齐全，医疗手段先进，人民健康意识较高；而中部地区与西部地区之间发展比较均衡，差距不太明显。

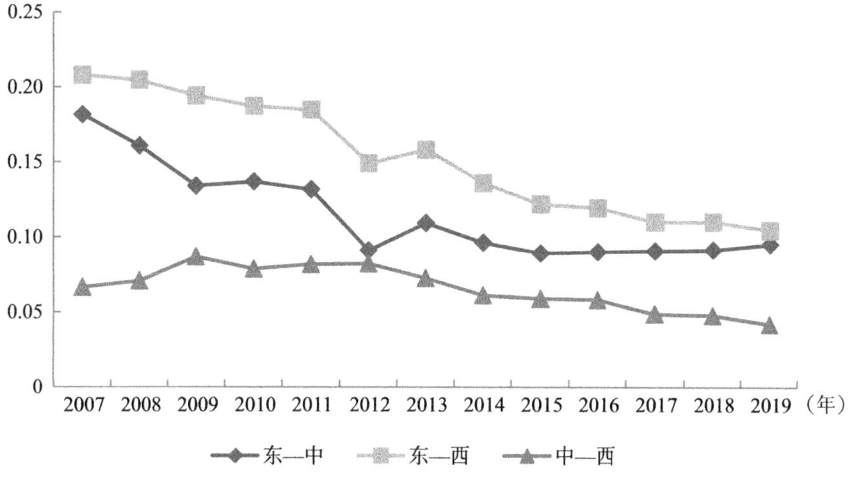

图 3-5 2007—2019 年地区间差异走势

（四）差异来源及其贡献率

我国基本医疗卫生服务供给水平总体差异的贡献率包括地区内贡献率、地区间贡献率和超变密度贡献率。超变密度贡献率指不同区域间的交叉重叠对总体差异的影响。在考察期内，地区内贡献率呈波动下降趋势，而地区间贡献率和超变密度贡献率均表现为波动上升的演变态势（如图3-6所示）。贡献率占比较大的为地区间差距，比重均在64%以上，远高于地区内贡献率和超变密度贡献率，表明我国基本医疗卫生服务供给水平的地区差距主要由地区间差距引起。而地区内贡献率和超变密度贡献率占比较小，其中超变密度贡献率占比不足10%。由此可知，地区内差异和不同区域之间的交叉重叠现象不是影响总体差异的关键因素。

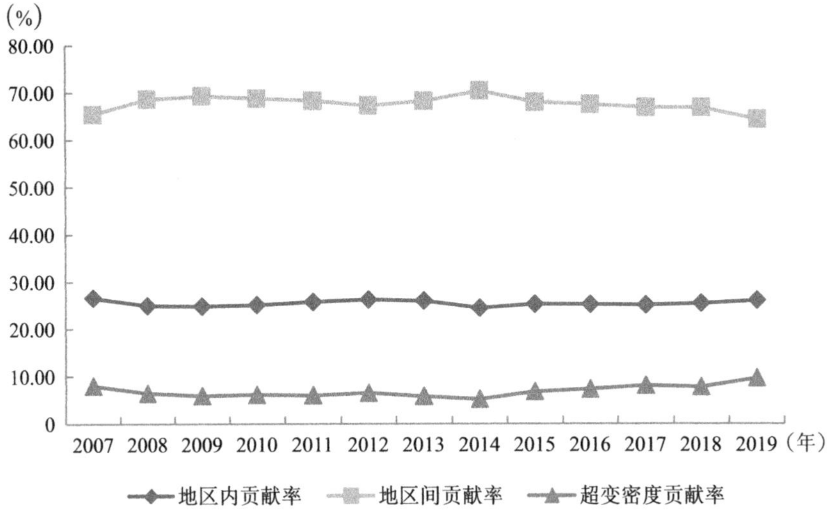

图3-6　2007—2019年贡献率走势

三、核密度估计法的动态区域差异测度

为了获取我国地区间基本医疗卫生服务供给水平绝对差异的动态信息，采用高斯核函数进行核密度估计，对不同时期基本医疗卫生服务供给水平的分布动态进行考察。为确保核密度非参数估计结果的精准性，选取2007年、2010年、2013年、2016年和2019年的供给指数作为观测样本，具体估计结果如图3-7所示。

（一）全国各地区的分布动态

图3-7（a）描绘了我国各地区基本医疗卫生服务供给水平的动态演进趋势。在考察期内，全国医疗卫生服务供给水平的分布动态呈现如下特

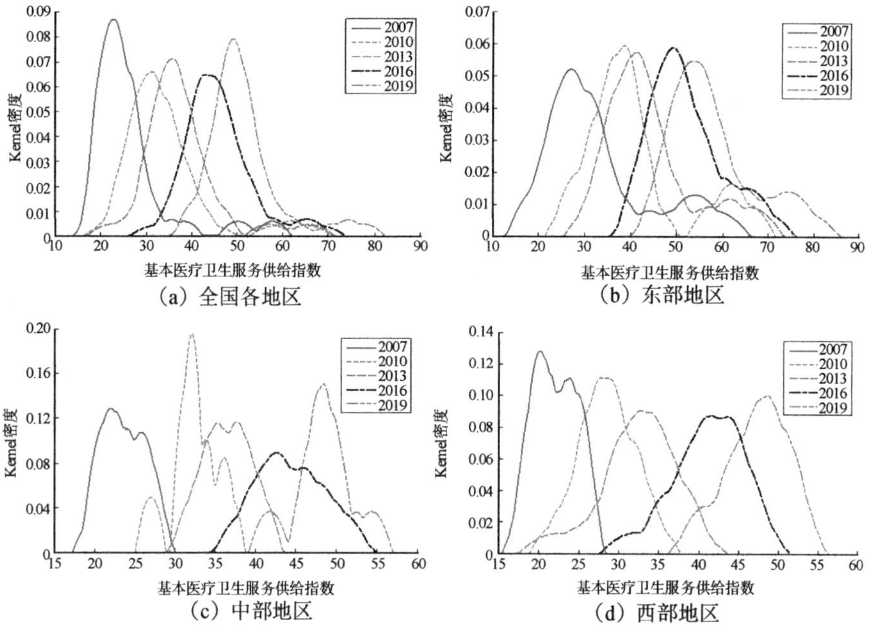

图 3-7　我国基本医疗卫生服务供给的分布动态

征。第一，供给指数的核密度分布曲线中心位置随着年份的增加整体向右侧移动，且在 2010 年和 2016 年右移幅度明显扩大，说明我国基本医疗卫生服务供给水平在观测期内由低水平向高水平演进。第二，从分布曲线的波峰态势来看，供给指数的主峰峰值呈波动下降趋势，且曲线宽度表现为先变宽后略微收窄的变化过程，但总体呈变宽趋势，这意味着我国基本医疗卫生服务供给水平的离散程度有所上升，其绝对差异随着时间的推移呈扩大态势。第三，从分布曲线的延展性得知，供给指数存在明显右拖尾现象，延展性呈现先拓宽后收窄趋势，表明我国基本医疗卫生服务供给水平高的省份（如北京、上海）与供给水平低的省份（如西藏、云南）之间的差距在观测期内有所缩小。第四，从极化趋势来看，供给指数的波峰数量呈"多峰——主一侧双峰—多峰—不明显双峰"的变化过程，这意味着我国各省份基本医疗卫生服务供给水平具有一定的梯度效应，存在两极或多极分化特征，但分化趋势在观测期内逐渐弱化，最终呈现微弱的两极分化现象。总体而言，我国基本医疗卫生服务供给水平有了明显提升，但由于各省份间存在资源禀赋、政府偏好、政策支持、财政能力等异质性因素的影响，基本医疗卫生服务供给水平高的省份与供给水平低的省份之间差距仍然存在，制约了供给均衡性的发展。

（二）东部地区分布动态

图3－7（b）描述了东部地区基本医疗卫生服务供给水平的动态演进特征。考察期内东部地区医疗卫生服务供给水平的分布动态总结如下。首先，东部地区供给指数分布曲线中心位置随着时间的推移呈现逐渐右移趋势，表明在观测期内东部地区基本医疗卫生服务供给水平不断提升。其次，从分布曲线的波峰形态来看，供给指数的主峰高度呈波动上升趋势，但总体变化不明显，且曲线宽度呈微弱收窄态势，这意味着东部地区基本医疗卫生服务供给水平的绝对差异随着时间的推移而逐渐缩小。此外，观察分布曲线的延展性可知，曲线的右拖尾现象明显，延展性逐渐收窄，但趋势并不显著，表明东部地区基本医疗卫生服务供给水平高的省份与供给水平低的省份之间的差异有所缩小，但程度并不明显。最后，分布曲线在考察期内均出现双峰格局，但侧峰峰值较低，2007年侧峰较为明显，随着时间的推移，侧峰曲线逐渐平缓，说明东部区域基本医疗卫生服务供给水平存在两极分化趋势，但分化格局逐渐弱化。

（三）中部地区分布动态

图3－7（c）展示了中部地区基本医疗卫生服务供给水平的动态分布特征。在观测期内，中部地区医疗卫生服务供给水平的动态演进趋势总结如下。首先，中部地区供给指数分布曲线中心位置右移趋势显著，意味着考察期内中部地区基本医疗卫生服务供给水平有所提升。其次，从波峰分布态势来看，主峰高度波动较大，呈现“大幅上升—逐渐下降—大幅回升”态势，总体高度略微上升，曲线宽度呈“大幅收窄—逐渐变宽”的变化过程，总体宽度小幅变窄，表明中部地区基本医疗卫生服务供给水平的绝对差异在观测期内呈缩小趋势。再次，中部地区的分布曲线不存在显著右拖尾现象，延展性表现为小幅右拓宽变化趋势，意味着中部地区基本医疗卫生服务供给水平高的省份发展较快，供给水平低的省份发展较慢，两者之间差距有所扩大。最后，观察中部地区的极化趋势可知，分布曲线在观测期内由多峰格局演变为双峰格局，但最终形成多峰状态，说明中部地

区随着时间的推移存在梯度效应，中部各省份之间基本医疗卫生服务供给水平的差距依然存在。

（四）西部地区分布动态

图3-7（d）呈现了西部地区基本医疗卫生服务供给水平的动态分布趋势。西部地区在考察期内基本医疗卫生服务供给水平的分布动态总结如下。首先，分布曲线中心位置表现为右移趋势，表明西部地区基本医疗卫生服务供给水平得到提升。其次，西部地区分布曲线的波峰高度有所下降，波峰宽度略微增大，意味着西部地区基本医疗卫生服务供给水平的绝对差异在观测期内呈上升趋势。此外，西部地区分布曲线右拖尾现象不显著，延展性呈拓宽态势，说明西部地区基本医疗卫生服务供给水平高的省份继续提升，与供给水平低的省份之间差距有所扩大。最后，从极化现象来看，分布曲线在考察期内由双峰格局演变为单峰格局，表明西部地区在2007年出现两极分化现象，但随着时间的演进极化现象逐渐消失，基本医疗卫生服务供给的均衡化程度有所提高。

第四节　基本医疗卫生服务供给的发展趋势测度

前文对我国基本医疗卫生服务供给指数及供给均等化指数进行测算，并运用基尼系数及其分解法和核密度估计法对我国基本医疗卫生服务供给水平进行多维时空差异评估，那么基本医疗卫生服务供给的区域差异在样本观测期内是趋于收敛还是扩散呢？为了精准地把握我国地区间基本医疗卫生服务供给水平是否存在空间收敛，本章采用σ收敛和β收敛对基本医疗卫生服务供给水平的收敛性进行检验，进一步捕捉了地区间基本医疗卫生服务供给水平差异演变的发展趋势。

一、研究方法与变量说明

（一）研究方法

收敛检验可分为σ收敛和β收敛，前者主要是对产出存量水平的描述，后者则是对产出增量而言（辛冲冲等，2020）①。目前，既有文献中检验我国基本医疗卫生服务供给发展趋势的文献比较鲜见，为了进一步捕捉地区间基本医疗卫生服务供给水平差异演变的收敛机制，本章在参考既有文献（豆建民，2011；刘亦文等，2016；吕承超，2016；辛冲冲和陈志勇，2019）关于收敛性实证检验方法的基础上，从σ收敛和β收敛两个层面对样本考察期内我国基本医疗卫生服务供给水平的发展趋势进行测度。

1. σ收敛性检验

σ收敛认为在样本观测期内我国基本医疗卫生服务供给水平在区域间的离散程度是趋于下降的，能够反映离散程度的指标皆可作为σ收敛检验的指标工具。运用变异系数进行σ收敛检验，其计算公式为：

$$\sigma_j = \frac{\sqrt{\sum_i^{n_j}(PCS_{ij} - \overline{PCS_{ij}})^2 / n_j}}{\overline{PCS_{ij}}} \tag{3-23}$$

其中，j（$j=1$，2，3）表示我国东部、中部和西部三大区域；i（$i=1$，2，3，…，31）表示区域内各省份；n_j表示j区域内省份个数；PCS_{ij}表示j区域内i省份我国基本医疗卫生服务供给指数；$\overline{PCS_{ij}}$表示j区域内i省份我国基本医疗卫生服务供给指数的均值。

2. β收敛性检验

β收敛是根据新古典经济学中经济趋同理论而提出的，一般分为绝对β收敛和条件β收敛。绝对β收敛认为随着时间的推移我国各地区基本医疗卫生服务供给水平逐渐收敛到相同的增长速度，即我国基本医疗卫生服务供给水平低的区域与供给水平高的区域相比具有较高的增长速度；条件

---

① 辛冲冲，李健，杨春飞，《中国医疗卫生服务供给水平的地区差异及空间收敛性研究》，《中国人口科学》，2020年第1期，第65－77页，第127页。

β 收敛认为在其他变量因素的影响下，我国各区域间基本医疗卫生服务供给水平会收敛于各自的稳态值。

参考既有文献（Islam，2003；辛冲冲和陈志勇，2019），本章构建面板模型进行实证检验，将考察期内每一时间段的跨度设为 1 年，则绝对 β 收敛的模型为：

$$\ln\left(PCS_{i,t+1}/PCS_{i,t}\right)=\alpha+\beta\ln PCS_{i,t}+\mu_i+\gamma_t+\varepsilon_{i,t} \tag{3-24}$$

其中，i 表示某省份（$i=1, 2, 3, \cdots, N$）；t 表示时间（$t=1, 2, 3, \cdots, T$）；$PCS_{i,t}$表示 i 省在基期 t 时的基本医疗卫生服务供给指数；$PCS_{i,t+1}$表示 i 省在 $t+1$ 时的基本医疗卫生服务供给指数；$PCS_{i,t+1}/PCS_{i,t}$表示 i 省份的基本医疗卫生服务供给指数从 t 到 $t+1$ 时间内的年增长率；α 为常数项；β 为待估计参数；μ_i 和 γ_t 分别为时间效应和地区效应；ε_{it} 为随机干扰项。如果存在收敛现象，那么 β 值小于 0 且通过显著性水平检验。

根据条件 β 收敛的定义，在绝对 β 收敛计算模型中加入某些对基本医疗卫生服务供给水平有影响且关联度高的控制变量，检验条件 β 收敛的面板模型如下所示：

$$\ln\left(PCS_{i,t+1}/PCS_{i,t}\right)=\alpha+\beta\ln PCS_{i,t}+\varphi\sum_{j=1}^{n}Y_{i,t}+\mu_i+\gamma_t+\varepsilon_{i,t} \tag{3-25}$$

其中，$Y_{i,t}$为控制变量，j 表示第 j 个控制变量，n 表示控制变量个数；φ 为控制变量待估参数。其他变量含义与上式相同。参考既有文献（吕承超，2016；辛冲冲和陈志勇，2019），本章选取了经济发展水平（PGDP）、城镇化率（UR）、产业结构变迁（ISC）和财政自给率（FS）作为控制变量。

（二）变量说明

根据前文构建的面板模型对相关变量进行详细说明。上述公式中被解释变量反映的是基本医疗卫生服务供给指数的年度增长率。核心解释变量表示考察期内每一时期跨度范围内基期年份基本医疗卫生服务供给指数取对数。本章在对基本医疗卫生服务供给水平进行条件 β 收敛检验时选取的主要控制变量如下。(1) 经济发展水平（PGDP）。区域间经济发展水平的差异往往对辖区内基本医疗卫生服务供给水平具有不同程度的影响。由于不同区域的人口规模不同，本章选取人均 GDP 来衡量该指标（单位：元）。（2）财政自给率（FS），它能够反映地方政府拥有的财政资源，财政资源越雄厚，政府对财政转移支付制度的依赖性越低。这里采用政府本级预算内收入与预算内支出之比来反映（单位:%）。（3）城镇化率（UR），城镇化率体现地区经济社会发展水平，城镇化的推进对辖区内基本医疗卫生服务供给水平产生重要影响。这里主要是用各省份城镇人口与常住总人口之比来反映（单位:%）。（4）产业结构变迁（ISC），产业结构变迁反映地区经济转型程度，产业结构升级能够推动辖区内经济高质量的发展，有利于基本医疗卫生服务供给水平的提升。本章采用第三产业与第二产业增加值之比来反映。

收敛性检验中涉及的被解释变量和核心解释变量所需使用的供给指数均来自本章中测算所得的 2007—2019 年我国 31 个省（市、自治区）的基本医疗卫生服务供给指数。控制变量中所涉及的指标数据来自《中国统计年鉴》《中国财政年鉴》等资料。相关变量的描述性统计结果如表 3-9 所示。

表 3-9　相关变量的描述性统计结果

变量名称	均值	最大值	最小值	标准差
$\ln(PCS_{i,t+1}/PCS_{i,t})$	0.0615	0.3344	-0.1499	0.0617
$\ln(PCS_{i,t})$	1.5656	1.8632	1.2641	0.1235
FS	43.6479	89.4417	5.1845	18.5603
UR	54.8038	89.6066	21.9178	13.8468
lnPGDP	10.6375	12.0089	9.1957	0.5269
ISC	1.1237	5.1692	0.4971	0.6318

资料来源：作者根据相关数据资料计算整理所得。

二、σ 收敛检验与结果分析

通过测度 2007—2019 年全国及三大区域基本医疗卫生服务供给水平的

变异系数，对其进行 σ 收敛检验。图 3－8 展示了观测期内全国以及东、中、西三大区域基本医疗卫生服务供给水平 σ 收敛系数的演变趋势。

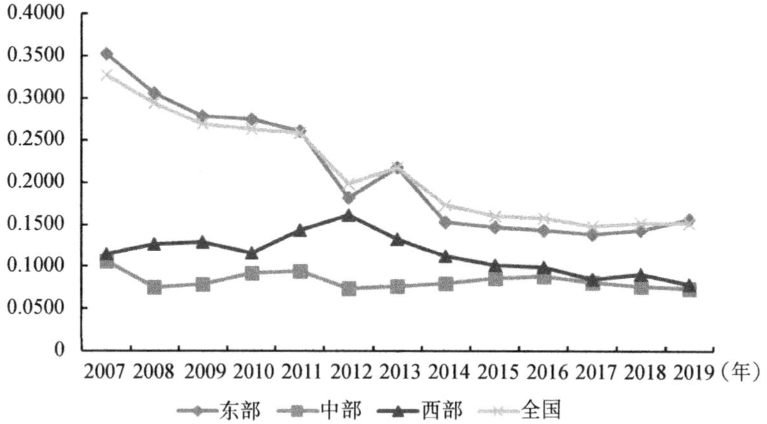

图 3－8　全国及三大区域基本医疗卫生服务供给的 σ 收敛演变趋势

从其演变态势来看，基于存量视角测算的全国层面基本医疗卫生服务供给水平的 σ 收敛系数在样本观测期内总体表现为波动下降的趋势，由 2007 年的 0. 3270 下降至 0. 1522，降幅达到 53. 46%，这表明全国层面基本医疗卫生服务供给水平的地区差异随时间的推移而总体减小，存在 σ 收敛，其收敛的驱动力主要源于东、中、西三大区域的收敛影响。从三大区域来看，东部地区的 σ 收敛系数呈现“趋稳下降—小幅上升—反弹下降—略微回升”的变化过程，但总体变化趋势以下降特征为主，变异系数由 2007 年的 0. 3520 下降至 0. 1567，降幅达到 55. 48%；中部地区的 σ 收敛系数呈“小幅降低—趋稳上升—再次下降—略微上升—反弹下降”的变化态势，总体变化趋势与东部地区一致，以下降特征为主，2019 年的变异系数相比于 2007 年下降了 0. 0321，降幅达到 30. 06%；西部地区的 σ 收敛系数呈现“小幅上升—略微下降—再次回升—持续下降”的变化过程，总体变化趋势仍然以下降特征为主，变异系数由 2007 年的 0. 1151 下降至 0. 0791，降幅达到 31. 28%。上述结果意味着东部、中部和西部地区的基本医疗卫生服务供给水平有缩小趋势，存在 σ 收敛特征。与全国层面和东部区域相比，中西部区域各省份基本医疗卫生服务供给水平差距缩小的速度较慢。

三、β 收敛检验与结果分析

（一）绝对 β 收敛检验及分析

基于 Huasman 检验结果选择双向固定效应模型进行回归估计，结果如表 3-10 所示。从表 3-10 的检验结果可知，全国及三大区域基本医疗卫生服务供给的绝对 β 收敛检验结果一致，β 系数均显著小于 0，这表明全国及三大区域的基本医疗卫生服务供给水平存在绝对 β 收敛现象。由此可见，全国及东部、中部、西部三大区域基本医疗卫生服务供给水平在样本观测期内逐渐收敛到相同的稳态水平，这表明与基本医疗卫生服务供给水平较高的省份相比，供给水平较低的省份具有更快的增长速度，供给水平的区域差异性逐渐缩小。具体观察全国及三大区域的收敛系数可知，中西部地区的收敛系数高于全国层面和东部地区的收敛系数，这意味着相较于全国层面和东部地区，中西部地区基本医疗卫生服务供给水平的收敛速度较快，其趋同收敛趋势逐步显现。究其原因，这可能得益于国家推行的“中部崛起”和“西部大开发”战略，从而使基本医疗卫生服务供给的均衡性得到提升。

表 3-10 全国及三大区域基本医疗卫生服务供给的绝对 β 收敛检验结果

变量名	全国	东部	中部	西部
α	0.0936*** (12.75)	0.0960*** (10.33)	0.1793*** (6.17)	0.1295*** (5.27)
β	-0.0487*** (-9.34)	-0.0495*** (-8.00)	-0.1119*** (-5.27)	-0.0759*** (-4.14)
R^2	0.7505	0.8768	0.8224	0.6319
N	372	132	96	144
F 值	87.24***	64.05***	27.79***	17.17***
Year	YES	YES	YES	YES
Province	YES	YES	YES	YES

注：***、**、* 分别表示 1%、5%、10% 的显著性水平；α 为常数项，β 为所考察的系数，N 为样本数；括号中的数值为 t 值。

然而，绝对β收敛检验是在各影响因素相似的情形下所得出的结果，这在一定程度上降低了估计结果的准确性。实际上，不同地区的经济发展水平、城镇化率、产业结构变迁和地方财政自给率具有异质性，这些因素会对基本医疗卫生服务供给的收敛性产生不同的影响。因此，有必要将上述影响因素作为控制变量加入计算模型，进而对基本医疗卫生服务供给水平的条件β收敛进行检验。

（二）条件β收敛检验及分析

基于Huasman检验结果选择双向固定效应模型进行回归估计，结果如表3-11所示。从表3-11的检验结果可知，全国及三大区域基本医疗卫生服务供给的条件收敛系数β均在1%的水平下显著为负，这意味着在考虑其他异质性影响因素的情况下，全国以及三大区域基本医疗卫生服务供给水平逐渐收敛到各自稳态水平，均存在条件β收敛现象。由此表明，政府有关推动地区间基本医疗卫生服务供给均衡发展的政策措施取得了一定成效。

根据控制变量的回归结果可知[①]，引入的一系列控制变量在全国以及三大区域层面各自产生了不同的影响。其中，财政自给率对全国基本医疗卫生服务供给收敛性存在显著负向效应，但对三大区域的收敛性则不存在显著影响，表明财政自给率的提升对全国范围内供给水平的收敛性具有促进作用，有助于缩小地区间供给水平的差距，但其对东部、中部、西部三大区域基本医疗卫生服务供给水平的收敛是否具有促进或抑制作用难以明确判断；城镇化率在全国及东部地带存在正向驱动效应，但在中部、西部地区驱动效应不显著，这意味着城镇化率在全国及东部地带对基本医疗卫生服务供给水平的收敛性具有促进作用，随着城镇化的推进，全国范围及东部区域内基本医疗卫生服务供给水平的差距逐渐缩小；经济发展水平在全国及东部、中部、西部地区均具有显著正向驱动效应，表明提高经济发展水平有利于全国及东部、中部、西部地区基本医疗卫生服务供给均衡发展，且能有效缩小地区间差距；产业结构变迁回归系数在全国及中部地区

① 由于控制变量不是本章关注的重点内容，故此处只做简单阐述，不做具体分析。

显著为负，但在东部、西部地区的驱动效应则不显著，由此表明产业结构变迁不利于全国及中部地区基本医疗卫生服务供给水平的空间收敛，对缩小地区间差距具有抑制作用，但对东部和西部地区基本医疗卫生服务供给水平的收敛是否具有同样效果则无法确定。

表3-11 全国及三大区域基本医疗卫生服务供给的条件β收敛检验结果

变量名	全国	东部	中部	西部
β	-0.9875***	-0.9133***	-0.9498***	-0.9595**
	(-10.49)	(-5.97)	(-5.20)	(-5.41)
FS	-0.0013*	-0.0001	-0.0015	-0.0012
	(-1.85)	(-0.06)	(-1.02)	(-0.72)
UR	0.0028*	0.0044*	0.0002	-0.0016
	(1.71)	(1.69)	(-0.07)	(-0.30)
lnPGDP	0.1448***	0.1155***	0.0815*	0.1734**
	(5.44)	(2.63)	(1.87)	(2.47)
ISC	-0.0298**	0.0109	-0.0502**	-0.0317
	(-2.12)	(0.44)	(-2.07)	(-1.06)
α	0.0745	-0.0869	0.7421*	-0.2726
	(0.27)	(-0.19)	(1.83)	(-0.49)
R^2	0.6802	0.7078	0.8769	0.6703
N	372	132	96	144
F值	53.14***	54.38***	42.70***	35.82***
Year	YES	YES	YES	YES
Province	YES	YES	YES	YES

注：***、**、*分别表示1%、5%、10%的显著性水平；α为常数项，β为所考察的系数，N为样本数；括号中的数值为t值。

本章小结

本章对我国基本医疗卫生服务供给状况进行测度，为后续进行相关财政保障制度影响基本医疗卫生服务供给的实证研究奠定基础。首先，在借鉴既有文献的基础上，从“投入—产出—结果”视角构建基本医疗卫生服务供给评价指标体系，并对指标体系的设计原则、样本选取范围以及数据来源给予说明，提高了基本医疗卫生服务供给水平测度结果的科学性和准确性。其次，利用熵值法和综合加权法对我国2007—2019年基本医疗卫生服务供给水平进行测度，并从时间维度和空间维度对基本医疗卫生服务省际供给状况进行分析。同时，利用基尼系数法对我国基本医疗卫生服务供给的均衡性进行评价，并深入探究了我国基本医疗卫生服务供给的投入类指标、产出类指标以及结果类指标的均衡性。研究表明：我国基本医疗卫生服务供给水平在样本观测期内呈上升态势，但空间非均衡特征依然凸显；东部地区基本医疗卫生服务供给水平较高，中西部地区与东部地区的供给水平存在显著差距；我国基本医疗卫生服务投入类供给和结果类供给的均衡性在样本观测期内有所提升，但产出类供给的均衡性有所下降。再次，本章一方面采用基尼系数及其分解法对我国基本医疗卫生服务供给水平的区域差异进行测算与分析，研究发现：我国基本医疗卫生服务供给水平的总体地区差异、地区内差异以及地区间差异在观测期内均呈缩小态势，供给均等化程度明显提升；地区间差距是引起我国基本医疗卫生服务供给水平区域差异的关键因素，而地区内差距和超变密度对其影响较小。另一方面，运用核密度估计对我国不同区域基本医疗卫生服务供给的动态演进趋势及规律进行测度，揭示了医疗卫生服务供给的内部空间关联特征。研究发现：全国及三大地区基本医疗卫生服务供给水平整体呈上升态势，其中全国与东中部地区具有两极分化现象，存在梯度效应，但分化格局逐渐弱化，西部地区则不存在极化现象。最后，采用σ收敛和β收敛对我国基本医疗卫生服务供给的发展趋势进行检验，进一步捕捉地区间基本医疗卫生服务供给水平差异演变的收敛机制，研究发现在观测期内全国及三大区域基本医疗卫生服务供给水平存在σ收敛、绝对β收敛以及条件β收敛现象。

第四章　财政分权影响基本医疗卫生服务供给的实证分析

前文主要基于时间和空间的视角考察我国基本医疗卫生服务供给的时空演变特征、区域差异及其来源、动态演进规律以及空间收敛性，为探索相关财政保障制度对基本医疗卫生服务供给的影响奠定基础。本章重点研究财政分权对基本医疗卫生服务供给的影响。一方面，建立固定效应回归模型，考察财政分权对基本医疗服务供给水平影响的线性关系。在财政分权体制下，地方政府的支出策略除了受到自身利益影响外，还受到辖区居民偏好和国家政策的影响。在不同的政治经济目标影响下，财政分权所形成的激励机制对基本医疗卫生服务供给的作用方向和力度不同，主要在于激励机制对支出偏好的影响属于经济增长型还是社会福利型。因此，在经济型和服务型政府职能的转型期，财政分权对基本医疗卫生服务供给的影响既有促进效应，也有扭曲效应，且影响的最终作用方向取决于各自作用力的大小。另一方面，将政府竞争作为门槛变量，建立面板门槛回归模型，检验财政分权与基本医疗卫生服务供给水平之间的非线性关系。地区间政府竞争越激烈，地方政府越会将辖区内有限的财力资源倾向于生产性公共服务，而非民生性公共服务。因此，在地区间政府竞争影响下，财政分权对基本医疗卫生服务供给水平的促进作用具有边际递减的效果，这表明财政分权对其的影响可能具有非线性效应。本章基于前文财政分权对基本医疗卫生服务供给的影响机制进行实证分析，旨在对相关研究假设进行验证。

第一节　变量选取与数据来源

一、变量选取

本章旨在考察财政分权对基本医疗卫生服务供给水平的影响。因此，被解释变量为基本医疗卫生服务供给指数（MHS），核心的解释变量为财政分权度（FD）。为了探讨在地区间政府竞争影响下，财政分权对基本医疗卫生服务供给的扭曲效应，引入财政分权与政府竞争的交互项（FD * GC）来检验地区间政府竞争在财政分权对基本医疗卫生服务供给影响中存在怎样的调节作用。为了保证模型设定的稳健性，减少因遗漏变量引起的误差，本章参考既有文献（高萍，2015；辛冲冲等，2020），考虑社会经济因素对基本医疗卫生服务供给的影响，将地区经济发展水平（PGDP）、人口规模（PS）和城镇化率（UR）引入控制变量。此外，在参考邹文杰和蔡鹏鸿（2015）、孙丽（2019）等相关文献的基础上，考虑到人口结构因素对基本医疗卫生服务供给的影响，特选择老龄人口比重（OP）作为控制变量进行实证检验。各变量的具体含义如表 4－1 所示。

1. 基本医疗卫生服务供给指数（MHS）

基本医疗卫生服务供给水平的衡量应从投入、产出和结果三个维度综合测度基本医疗卫生服务的供给状况（卢洪友等，2012；胡洪曙，2018）。因此，本章采用第三章中测度的我国基本医疗卫生服务供给指数作为基本医疗卫生服务供给水平的衡量指标。

2. 财政分权度（FD）

参考既有文献对财政分权指标的度量方法（匡小平和赵丹，2015；吴延兵，2017；殷强和冯辉，2018），目前常将财政分权度分为财政收入分权（$FD_{\_rev}$）和财政支出分权（$FD_{\_exp}$）两类，具体指标通常采取地区财政收入（支出）占中央财政收入（支出）的比重或地区财政收入（支出）占全国财政收入（支出）的比重来衡量。诸多学者会根据不同的研究目标来选择不同的度量指标。财政分权对基本医疗卫生服务供给水平的影响不仅与政府间收入权力的配置情况有关，也与政府间支出责任的分担情况有关。因此，选取财政收入分权（$FD_{\_rev}$）和财政支出分权（$FD_{\_exp}$）共同作为主要解释变量，考察财政分权对基本医疗卫生服务供给水平的影响。具体参考殷强和冯辉（2018）的度量方法构建财政收入分权和财政支出分权指标，并对指标进行人均化处理以消除人口规模的影响。指标计算公式如下。

$$财政收入分权（FD_{\_rev}）=\frac{\frac{PR_{it}}{N_{it}}}{\frac{PR_{it}}{N_{it}}+\frac{CR_t}{N_t}} \tag{4-1}$$

$$财政支出分权（FD_{\_exp}）=\frac{\frac{PE_{it}}{N_{it}}}{\frac{PE_{it}}{N_{it}}+\frac{CE_t}{N_t}} \tag{4-2}$$

PR_{it} 和 PE_{it} 分别表示 i 省份在 t 年份的收入和支出，CR_t 和 CE_t 表示 t 年份的中央收入和支出，N_{it} 表示 i 省在 t 年份的年末人口，N_t 表示全国在 t 年份的年末人口。

3. 政府竞争（GC）

部分文献采取地区基础设施水平来衡量政府竞争指标（卢洪友等，2012），但大多数文献采取地区外商投资占 GDP 比重或地区人均外商投资额占总人均外商投资额比重来衡量政府竞争指标（张军等，2007；崔志坤和李菁菁，2015；匡小平和赵丹，2015；冯伟和苏娅，2019）。本章采用匡小平和赵丹（2015）的衡量标准，利用地区人均外商投资额占总人均外商投资额比重来衡量政府竞争指标。

4. 其他控制变量

经济发展水平（PGDP）由人均 GDP 来衡量。地区经济发展水平对政府供给民生类公共服务的意愿存在影响。人口规模（PS）用地区年末常住人口数表示。该变量可反映辖区人口集聚情况，人口规模越大，对医疗卫生服务的需求则越大。城镇化率（UR）用各省份城镇人口与年末常住人口的比重来反映。该变量体现地区经济社会发展情况，城镇化的推进有利于强化民生类公共服务建设。老龄人口比重（OP）采用65岁以上人口占总人口比重来衡量。老龄人口比重的增加在一定程度上意味着当地对基本医疗卫生服务供给的利用率会增加。

表4－1　　变量说明

变量名	符号	指标说明
基本医疗卫生服务供给水平	MHS	第三章中测度的我国基本医疗卫生服务供给指数
财政收入分权（%）	$FD_{\_rev}$	省级人均收入/省级人均收入与中央人均收入之和
财政支出分权（%）	$FD_{\_exp}$	省级人均支出/省级人均支出与中央人均支出之和
政府竞争（%）	GC	地区人均外商投资额占总人均外商投资额比重
经济发展水平（亿元）	PGDP	人均 GDP
人口规模（万人）	PS	地区年末常住人口数
城镇化率（%）	UR	各省份城镇人口与年末常住人口的比重
老龄人口比重（%）	OP	65岁以上人口占总人口比重

资料来源：根据相关文献整理所得。

二、数据来源

上述变量中，被解释变量（基本医疗卫生服务供给水平）数据来自第三章测算所得的2007—2019年我国31个省份的基本医疗卫生服务供给指数。其他变量的原始数据来源于《中国卫生健康统计年鉴》《统计年鉴》和《中国财政年鉴》。在面板回归分析中，考虑到面板数据可能存在的非平稳性和非线性等问题对统计结果的影响，对部分变量取自然对数，相关变量的描述性统计结果如表4－2所示。

表4－2　　变量的描述性统计结果

变量名	符号	均值	标准差	最小值	最大值
基本医疗卫生服务供给指数	lnMHS	3.6298	0.2891	2.9107	4.3462
财政收入分权（%）	$FD_{\_rev}$	49.0198	13.2628	24.9261	83.4929

续表

变量名	符号	均值	标准差	最小值	最大值
财政支出分权（%）	$FD_{\_exp}$	84.5001	5.4516	69.7686	96.0731
政府竞争（%）	GC	1.0517	1.2712	0.0106	8.0689
经济发展水平	lnPGDP	10.5768	0.5666	8.8414	12.0089
人口规模	lnPS	3.5223	0.3678	2.4533	4.0615
城镇化率（%）	UR	54.2299	14.0496	21.9178	89.6066
老龄人口比重（%）	OP	9.7994	2.2145	4.8244	16.2629

资料来源：作者根据相关数据资料整理计算所得。

第二节　财政分权对基本医疗卫生服务供给水平的影响

根据财政分权对基本医疗卫生服务供给的影响机制可知，财政分权对基本医疗卫生服务供给的影响是与现实的政治经济目标相结合的结果（Kim，2008）。在政府职能由经济型向服务型的转型期，财政分权对基本医疗卫生服务供给的影响既有促进作用，也有扭曲作用。财政分权对基本医疗卫生服务供给的作用方向取决于在地区间政府竞争影响下地方政府的支出决策是倾向于短期内能促进经济提升的生产性公共服务（如基础设施建设、交通运输服务等）还是收益回报率较长的民生性公共服务（如教育、医疗等服务）（朱雅玲，2019）。鉴于此，构建面板模型对财政分权影响基本医疗卫生服务供给水平进行实证分析，旨在对研究假设 1 和假设 2 进行验证。

一、模型的选取与构建

为了探究财政分权对基本医疗卫生服务供给水平的影响，将我国 31 个省（市、自治区）的基本医疗卫生服务供给指数作为被解释变量，将财政收入分权度和财政支出分权度作为核心解释变量，将经济发展水平、人口规模、城镇化率和老龄人口比重作为控制变量进行回归分析。首先对模型进行 Hausman 检验，判断采用固定效应模型还是随机效应模型。结果显示，检验值通过了显著性检验，因此，本章采用固定效应模型进行回归分析。回归模型设定如公式（4－3）和公式（4－4）所示。为了进一步检验地区间政府竞争在财政分权对基本医疗卫生服务供给影响中存在怎样的调节作用，分别引入财政收入分权与政府竞争的交互项和财政支出分权与政府竞争的交互项，模型设定如公式（4－5）和公式（4－6）所示。

$$lnMHS_{i,t} = \alpha + \beta_1 FD_{revi,t} + \beta_2 lnPGDP_{i,t} + \beta_3 lnPS_{i,t} + \beta_4 UR_{i,t} + \beta_5 OP_{i,t} + \varepsilon_{i,t} + u_i + v_t \quad (4-3)$$

$$lnMHS_{i,t} = \alpha + \beta_1 FD_{expi,t} + \beta_2 lnPGDP_{i,t} + \beta_3 lnPS_{i,t} + \beta_4 UR_{i,t} + \beta_5 OP_{i,t} + \varepsilon_{i,t} + u_i + v_t \quad (4-4)$$

$$lnMHS_{i,t} = \alpha + \beta_1 FD_{revi,t} + \beta_2 FD_{revi,t} \times GC_{i,t} + \beta_3 lnPGDP_{i,t} + \beta_4 lnPS_{i,t} + \beta_5 UR_{i,t} + \beta_6 OP_{i,t} + \varepsilon_{i,t} + u_i + v_t \quad (4-5)$$

$$lnMHS_{i,t} = \alpha + \beta_1 FD_{expi,t} + \beta_2 FD_{expi,t} \times GC_{i,t} + \beta_3 lnPGDP_{i,t} + \beta_4 lnPS_{i,t} + \beta_5 UR_{i,t} + \beta_6 OP_{i,t} + \varepsilon_{i,t} + u_i + v_t \quad (4-6)$$

其中，下标 i 表示 31 个省级行政单位；下标 t 表示样本观测期；MHS 表示基本医疗卫生服务供给指数；FD_{rev} 表示财政收入分权度；FD_{exp} 表示财政支出分权度；$PGDP$ 表示人均 GDP；PS 表示人口规模；UR 表示城镇化率；OP 表示老龄人口比重；$FD_{rev} \times GC$ 表示财政收入分权与政府竞争的交互项；$FD_{exp} \times GC$ 表示财政支出分权与政府竞争的交互项；ε_{it} 表示随机扰动项；u_i 为地区固定效应；v_t 为时间固定效应。β 为解释变量的系数，如果 $\beta > 0$，则表示各变量对基本医疗卫生服务供给水平具有正向影响；如果 $\beta < 0$，则表示各变量对基本医疗卫生服务供给水平具有负向影响。

二、财政分权影响基本医疗卫生服务供给的回归结果

（一）样本初步回归结果

本章运用 Stata15.1 软件估计模型回归结果。由表 4－3 可知，模型

(4－1) 和模型 (4－3) 显示了样本的基准回归结果。财政收入分权和财政支出分权均对基本医疗卫生服务供给水平的影响存在正向效应，且通过了1%的显著性检验，这意味着我国现行的财政分权体制是影响基本医疗卫生服务供给水平的重要因素，其在一定程度上能够促进基本医疗卫生服务供给水平的提升，这证实了影响机制中财政分权对基本医疗卫生服务供给的促进效应。当体现中央与地方政府间收入权力配置情况的财政收入分权度提高时，地方政府的财政实力相对提升。地方政府财政实力越雄厚，其在向服务型政府转型过程中越有动力去提升辖区内居民的健康水平，这在一定程度上能够促进基本医疗卫生服务供给水平的提升。当体现中央与地方政府间支出责任分担情况的财政支出分权度提高时，地方政府可以更好地根据本地实际需求优化医疗卫生资源配置，为基本医疗卫生服务投入更多资金，从而促进基本医疗卫生服务供给水平的提升，推动基本医疗卫生服务充分性的发展。财政分权度对基本医疗卫生服务供给水平影响的正向效应与现阶段的现实状况相吻合。近年来，随着我国服务型政府的转型，当前医疗卫生体制改革以强化政府责任、完善医疗保障体系为重要目标，并据此提出了一系列建设"健康中国"的政策措施。因此，政府在医疗卫生领域的财政投入不断增加，基本医疗卫生服务供给水平在一定程度上得到提升。

表4－3　财政分权对基本医疗卫生服务供给影响的回归结果

变量	财政收入分权		财政支出分权	
	模型 (4－1)	模型 (4－2)	模型 (4－3)	模型 (4－4)
$FD_{\_rev}$	0.011*** (5.02)	0.003* (1.93)		
$FD_{\_exp}$			0.033*** (8.43)	0.011** (2.71)
lnPGDP		0.161** (2.62)		0.171** (2.74)
lnPS		－1.226*** (－3.43)		－0.886** (－2.26)

续表

变量	财政收入分权		财政支出分权	
	模型（4－1）	模型（4－2）	模型（4－3）	模型（4－4）
UR		0.016*** (6.92)		0.014*** (5.36)
OP		－0.014** (－2.32)		－0.015** (－2.56)
Constant	2.752*** (29.11)	5.154*** (3.28)	0.689** (2.30)	3.270* (1.94)
N	403	403	403	403
Adj. R^2	0.929	0.962	0.942	0.963
Year	Yes	Yes	Yes	Yes
Province	Yes	Yes	Yes	Yes

注：***、**、*分别表示1%、5%、10%的显著性水平；N为样本数；括号中的数值为t值。

加入控制变量的回归结果如模型（4－2）和模型（4－4）所示。财政收入（支出）分权的系数仍为正，且通过5%的显著性检验，表明在控制变量的影响下，财政分权度的提升有利于基本医疗卫生服务供给水平的提高。不同的控制变量对基本医疗卫生服务供给水平产生不同的影响。人均GDP变量的回归系数在模型（4－2）和模型（4－4）中均显著为正，这意味着经济发展水平的提升对基本医疗卫生服务供给水平的提高产生显著的促进作用。究其原因，地方政府经济发展水平越高，居民收入水平可能越高，当居民收入水平能够满足基本生活时，公众对健康的需求可能越强烈，政府越有提升基本医疗卫生服务供给的意愿。人口规模变量的回归系数在模型（4－2）和模型（4－4）中均显著为负，这表明人口规模对基本医疗卫生服务供给水平的影响存在显著的负向驱动效应。究其原因，辖区内人口分布越密集，对基本医疗卫生服务供给的需求就越大。当需求量增多但供给量有限时，可能会导致基本医疗卫生服务供需不均衡，这对基本医疗卫生服务产出类指标和结果类指标的供给效果会有负面影响，从而抑制了基本医疗卫生服务供给水平的提升。城镇化率变量的回归系数在模型（4－2）和模型（4－4）中均显著为正，意味着城镇化率的提升对基本医疗卫生服务供给水平的影响存在显著的正向驱动效应，这可能是由于我国在推进城镇化建设过程中，加强了民生类公共服务建设，在一定程度上对基本医疗卫生服务供给水平的提升具有促进作用。老龄人口比重变量的回归系数在模型（4－2）和模型（4－4）中均显著为负，这表明老龄人口比重的提升对基本医疗卫生服务供给水平产生了显著的负向作用。相较于中年和青年群体，老年群体的身体状况较弱，对基本医疗卫生服务的利用率较高。老龄人口比重代表了地区的人口结构，老龄人口比重的增加在一定程度上意味着当地对基本医疗卫生服务的利用率会增加，这可能会导致医生和医疗机构服务质量的下降，对基本医疗卫生服务产出类指标和结果类指标的供给效果会有负面影响，从而对基本医疗卫生服务供给水平的提升有一定的抑制作用。

（二）政府竞争的调节效应分析

为了进一步检验地区间政府竞争在财政分权对基本医疗卫生服务供给影响中存在怎样的调节作用，在模型（4－5）和模型（4－6）中分别加入财政收入（支出）分权与政府竞争的交互项。根据表4－4可知，财政收入（支出）分权与政府竞争交互项的符号显著为负，这意味着政府竞争越强的地方，财政分权对基本医疗卫生服务供给水平提升的抑制作用越明显。观察交互项系数及符号可知，政府竞争对基本医疗卫生服务供给的负向效应超过了财政分权本身的正向效应。地区间政府竞争在财政分权对基本医疗卫生服务供给影响中存在负向调节作用。

表4－4　　考虑政府竞争调节效应的样本回归结果

变量	模型（4－5）	模型（4－6）
$FD_{\_rev}$	0.003* （1.75）	
$FD_{\_rev} \times GC$	－0.001** （－2.69）	
$FD_{\_exp}$		0.009** （2.39）

续表

变量	模型（4-5）	模型（4-6）
$FD_{\_exp} \times GC$		-0.002** (-2.20)
lnPGDP	0.189*** (3.23)	0.192*** (3.22)
lnPS	-0.966** (-2.55)	-0.580 (-1.31)
UR	0.015*** (7.74)	0.013*** (6.16)
OP	-0.011* (-1.75)	-0.013** (-2.16)
Constant	4.036** (2.50)	2.158 (1.19)
N	403	403
Adj. R^2	0.964	0.964
Year	Yes	Yes
Province	Yes	Yes

注：***、**、*分别表示1%、5%、10%的显著性水平；N为样本数；括号中的数值为t值。

上述结果表明财政分权本身并不阻碍基本医疗卫生服务供给水平的提升，相反，地方政府拥有更多的财政收支自主权，在一定程度上能够促进基本医疗卫生服务供给水平的提升。然而，在地区间政府竞争影响下，财政分权对基本医疗卫生服务供给水平具有扭曲效应，且政府竞争对基本医疗卫生服务供给的负向效应超过了财政分权本身的正向效应，假设1得到证实。在经济型政府向服务型政府的转变过程中，财政收支分权使地方政府可以更好地根据地区居民的健康需求来增加医疗卫生等民生性公共服务支出，从而对基本医疗卫生服务供给水平的提升产生促进效应。然而，在地区间政府竞争影响下，我国长期以唯GDP论和唯上任命的考核机制形成的路径依赖依然存在，地方政府倾向于将辖区内有限的财力资源投入短期内能促进经济提升的生产性公共服务（如基础设施建设、交通运输服务等），而忽视教育、医疗等民生领域的投资，使得财政分权对基本医疗卫生生服务供给水平的提升产生扭曲效应，从而阻碍地方政府满足居民基本医疗卫生服务供给的需求。

（三）内生性检验

考虑到财政分权与基本医疗卫生服务供给之间可能存在互为因果的关系，为避免模型可能存在的内生性，引入工具变量进行检验。财政分权包括中央与地方政府间收入权力配置情况和支出责任分担情况，当地方政府拥有财政收支自主权时，会根据辖区内实际需求对本地医疗卫生领域的财政投入情况产生影响，从而影响基本医疗卫生服务供给水平。当基本医疗卫生服务供给水平提升时，意味着政府对医疗卫生领域的扶持力度增强，这也会影响到地方政府的财政收支分权程度。在地区间政府竞争影响下，财政收支分权程度对基本医疗卫生服务供给水平的影响可能存在时滞效应。因此，参考卢洪友等（2012）的做法，选取财政收支分权的滞后一期和政府竞争的滞后一期作为工具变量进行内生性检验。

回归结果如表4-5所示，第一阶段F检验统计值大于10，说明考虑的工具变量不是弱工具变量，Durbin检验值通过了显著性检验，拒绝外生性原假设，说明解释变量具有内生性问题，应采用工具变量进行回归分析。在滞后一期下，财政收支分权的系数符号和财政收支分权与政府竞争交互项的系数符号均与初步回归结果一致，实证结果依然支持假设1，可能的内生性问题未造成“致命性”危害。财政收支分权度对基本医疗卫生服务供给水平的影响仍存在显著正向效应。地区间政府竞争在财政分权对基本医疗卫生服务供给影响中仍存在负向调节作用。其余控制变量的系数符号与基准模型也基本相同①。代表经济发展水平的人均GDP变量对基本医疗卫生服务供给水平产生显著的促进作用。人口规模变量对基本医疗卫生服务供给水平产生显著的负向驱动效应。城镇化率变量对基本医疗卫生服务供给水平产生显著正向效应。老龄人口比重变量对基本医疗卫生服务供给水平依然具有显著负向影响。

---

① 此处对控制变量的分析只做简单阐述，具体原因分析同前文，不再赘述。

表 4 -5　　引入工具变量的样本回归结果

变量	模型（4 -7）	模型（4 -8）
$FD_{\_rev}$	0.003 ** (2.40)	
$FD_{\_rev} \times GC$	-0.001 *** (-3.64)	
$FD_{\_exp}$		0.011 *** (2.94)
$FD_{\_exp} \times GC$		-0.002 *** (-3.80)
lnPGDP	0.210 *** (5.14)	0.217 *** (6.18)
lnPS	-0.931 *** (-3.38)	-0.545 ** (-1.98)
UR	0.013 *** (7.64)	0.012 *** (6.44)
OP	-0.011 *** (-3.13)	-0.013 *** (-3.68)
Constant	3.791 *** (3.38)	1.763 * (1.68)
N	372	372
Year FE	Yes	Yes
Province FE	Yes	Yes
F（Weak Ⅳ）	233.295	239.198
Durbin	52.669 ***	90.189 ***

注：***、**、* 分别表示 1%、5%、10% 的显著性水平；N 为样本数；括号中的数值为 t 值。

（四）地理区位异质性分析

为了考察财政分权对基本医疗卫生服务供给水平的影响在地理区位上是否存在异质性，本章将样本划分为东部、中部和西部三大区域进行分组回归分析①，详情如表 4 -6 所示。

① 第三章详细划分了三大区域，此处不再赘述。

表 4-6　　地理区位的异质性检验

变量	财政收入分权			财政支出分权		
	东部	中部	西部	东部	中部	西部
	模型(4-9)	模型(4-10)	模型(4-11)	模型(4-12)	模型(4-13)	模型(4-14)
$FD_{\_rev}$	0.006** (2.97)	0.007* (1.94)	0.008** (2.29)			
$FD_{\_rev} \times GC$	-0.001* (-2.16)	-0.004* (-1.79)	-0.002* (-2.02)			
$FD_{\_exp}$				0.016** (3.07)	0.021** (2.81)	0.017** (2.57)
$FD_{\_exp} \times GC$				-0.002* (-1.91)	-0.022** (-3.37)	-0.006* (-1.91)
lnPGDP	0.092 (0.75)	0.135 (0.95)	0.223** (2.35)	0.134 (0.98)	0.046 (0.46)	0.338*** (4.58)
lnPS	-1.548*** (-4.47)	-0.158 (-0.09)	-2.293*** (-2.87)	-1.049*** (-3.86)	1.608 (1.33)	-0.859 (-1.32)
UR	0.012** (2.83)	0.017** (2.87)	0.012 (1.60)	0.010** (2.77)	0.004 (0.84)	0.001 (0.07)
OP	-0.015** (-2.44)	-0.012 (-0.91)	-0.005 (-0.52)	-0.016*** (-3.24)	-0.006 (-0.43)	-0.002 (-0.24)
Constant	7.028*** (4.15)	1.506 (0.23)	7.937*** (2.68)	4.039** (2.65)	-4.966 (-1.09)	1.379 (0.61)
N	143	104	156	143	104	156
Adj. R^2	0.961	0.977	0.971	0.964	0.981	0.972
Year	Yes	Yes	Yes	Yes	Yes	Yes
Province	Yes	Yes	Yes	Yes	Yes	Yes

注：***、**、*分别表示1%、5%、10%的显著性水平；N为样本数；括号中的数值为t值。

根据财政分权对基本医疗卫生服务供给水平影响的地理区位异质性检验可知，无论东部、中部还是西部地区，财政收支分权对基本医疗卫生服务供给水平的影响均存在显著正向效应。三大区域内财政收支分权程度的提升对基本医疗卫生服务供给水平的提高具有促进作用。观察系数可知，东部、中部和西部区域财政收入分权对基本医疗卫生服务供给水平影响的回归系数分别为0.006、0.007和0.008；东部、中部和西部区域财政支出分权对基本医疗卫生服务供给水平影响的回归系数分别为0.016、0.021和0.017。通过系数标准化计算①，中部区域财政收入（支出）分权系数比东部区域高52%（38%）左右，西部区域财政收入（支出）分权系数比东部区域高51%（7.7%），表明中西部区域的影响效应大于东部区域，这反映出中西部区域在国家政策扶持下存在追赶趋势。近年来，随着“基本公共服务均等化”“中部崛起”“西部大开发”等政策的实施，中西部区域财政收支自主权得到提升，地方政府可以更好地根据区域实际需求优化医疗卫生资源配置，在财政实力增强的基础上为基本医疗卫生服务投入更多资金，从而促进基本医疗卫生服务供给水平的提升。

观察财政收入（支出）分权与政府竞争交互项的系数符号可知，无论东部、中部还是西部地区，地区间政府竞争在财政收支分权对基本医疗卫生服务供给影响中均存在显著负向调节作用。在地区间政府竞争影响下，三大区域内财政收支分权程度的提升对基本医疗卫生服务供给水平的提高具有抑制作用。通过观察可知，东部、中部和西部区域财政收入分权与政府竞争交互项的回归系数及符号分别为-0.001、-0.004和-0.002；东部、中部和西部区域财政支出分权与政府竞争交互项的回归系数及符号分别为-0.002、-0.022和-0.006。中西部地区政府竞争在财政收支分权对基本医疗卫生服务供给影响中的负向调节作用强于东部地区。由于地区间政府竞争对地方政府供给行为的影响，不同区域地方官员的供给决策都偏好于对自身有益的公共服务项目。东部地区在经济实力强大后开始关注社会发展问题，认为良好的医疗环境有利于人口和资本的流入。经济欠发达的中西部地区对于经济增长的需求更为强烈。为了追赶东部地区，中西部地区官员在经济快速发展和自身政治晋升的激励下，采取的供给决策会更倾向于短期内收益明显和被上级认可的生产性公共服务。因此，与东部地区相比，中西部地区的政府行为在支出偏好上的扭曲度较严重。财政分权对基本医疗卫生服务供给水平的影响存在地区异质性，假设2得到证实。

---

① 系数标准化公式为解释变量标准差与被解释变量标准差之比乘以解释变量系数。

控制变量在不同地区对基本医疗卫生服务供给水平存在不同影响。在模型（4－9）至模型（4－14）中，经济发展水平变量对基本医疗卫生服务供给水平影响的回归系数仅在西部区域显著为正，东中部区域虽为正但均不显著，这意味着不同地区的经济发展程度不同，其对基本医疗卫生服务供给水平的影响不同。相对于东中部地区，西部地区经济发展水平的提升更能促进基本医疗卫生服务供给水平的提高。人口规模变量在东部和西部地区对基本医疗卫生服务供给水平的影响产生显著负向效应，在中部地区对基本医疗卫生服务供给的影响虽然为负但不显著。究其原因，东部地区人口分布较为密集，对基本医疗卫生服务供给的需求较大，更容易导致基本医疗卫生服务的供需不均衡，使得基本医疗卫生服务产出类指标和结果类指标的供给效果降低，从而抑制了基本医疗卫生服务供给水平的提升。西部地区地广人稀且缺乏医疗条件，人口规模的提升在缺乏医疗条件的情况下会对阻碍基本医疗卫生服务供给水平的提升。城镇化率变量在东部和中部地区对基本医疗卫生服务供给水平的影响产生显著正向效应，但在西部地区对基本医疗卫生服务供给的影响不显著。究其原因，相较于西部地区，东部和中部地区城镇化进程较快，强化了民生类公共服务建设，从而对基本医疗卫生服务供给水平的提升具有促进作用。老龄人口比重变量在东部、中部和西部地区对基本医疗卫生服务供给水平的影响均存在负向效应，这是因为无论经济发达地区还是经济欠发达地区，老龄人口对健康的需求较为强烈，在一定程度上会提高当地基本医疗卫生服务供给的利用率，这可能会导致医生和医疗机构服务质量的下降，从而对基本医疗卫生服务供给水平的提升有一定的抑制作用。

三、财政分权影响基本医疗卫生服务供给的稳健性检验

（一）替换变量的稳健性检验

为了验证回归结果的稳健性，通过替换核心解释变量的方法进行检验，分析方法和软件与前文保持一致，结果如表4－7和表4－8所示。本章参考既有文献（匡小平和赵丹，2015），采用地区人均财政收入（支出）

占中央人均财政收入（支出）的比重来衡量财政收支分权变量。

表 4-7 替换变量的稳健性检验结果

变量	财政收入分权			财政支出分权		
	模型 (4-15)	模型 (4-16)	模型 (4-17)	模型 (4-18)	模型 (4-19)	模型 (4-20)
$FD_{\_rev}$	0.0012*** (3.40)	0.0005** (2.16)	0.0007** (2.39)			
$FD_{\_rev} \times GC$		-0.0001*** (-3.84)	-0.0001*** (-2.84)			
$FD_{\_exp}$				0.0006** (2.36)	0.0001** (2.36)	0.0003* (1.81)
$FD_{\_exp} \times GC$					-0.0001*** (-2.89)	-0.0002*** (-3.25)
lnPGDP	0.2072*** (3.86)	0.2100*** (4.09)	0.2163*** (5.48)	0.2087*** (3.95)	0.2319*** (4.53)	0.2597*** (6.49)
lnPS	-1.2405*** (-3.17)	-1.0091** (-2.51)	-1.0364*** (-3.53)	-1.1953*** (-3.31)	-0.9672** (-2.57)	-0.7483** (-2.35)
UR	0.0161*** (6.51)	0.0139*** (7.45)	0.0134*** (7.34)	0.0163*** (6.30)	0.0145*** (7.29)	0.0112*** (5.07)
OP	-0.0158** (-2.23)	-0.0126* (-1.93)	-0.0146*** (-3.55)	-0.0143** (-2.35)	-0.0100 (-1.55)	-0.0069 (-1.56)
Constant	4.8908*** (2.81)	4.1058** (2.37)	4.1958*** (3.44)	4.6917*** (3.07)	3.7224** (2.38)	2.8121** (2.16)
N	403	403	372	403	403	372
Adj. R^2	0.961	0.963		0.962	0.962	
Year	Yes	Yes	Yes	Yes	Yes	Yes
Province	Yes	Yes	Yes	Yes	Yes	Yes
F (Weak Ⅳ)			132.705			47.639
Durbin			41.914***			18.594***

注：***、**、*分别表示1%、5%、10%的显著性水平；N为样本数；括号中的数值为t值。

表4-8　　替换变量地理区位异质性的稳健性检验结果

变量	财政收入分权			财政支出分权		
	东部	中部	西部	东部	中部	西部
	模型(4-21)	模型(4-22)	模型(4-23)	模型(4-24)	模型(4-25)	模型(4-26)
$FD_{\_rev}$	0.0009*** (4.46)	0.0018* (1.81)	0.0011* (1.79)			
$FD_{\_rev}\times GC$	-0.0001** (-2.59)	-0.0006* (-1.88)	-0.0007 (-0.74)			
$FD_{\_exp}$				0.0009*** (5.47)	0.0028*** (3.06)	0.0001* (1.85)
$FD_{\_exp}\times GC$				-0.0001*** (-3.36)	-0.0014* (-1.87)	-0.0011*** (-3.27)
lnPGDP	0.0923 (1.03)	0.0908 (1.19)	0.3272*** (3.70)	0.1001 (1.10)	0.0085 (0.11)	0.3826*** (4.78)
lnPS	-1.7048*** (-4.90)	-0.2822 (-0.32)	-1.9639** (-2.17)	-1.5299*** (-5.43)	-0.5256 (-0.06)	-1.4456* (-1.94)
UR	0.0116** (2.90)	0.0115*** (3.11)	0.0054 (0.75)	0.0107** (2.84)	0.0085** (2.00)	0.0025 (0.35)
OP	-0.0220*** (-3.16)	-0.0023 (-0.23)	-0.0081 (-0.86)	-0.0192*** (-3.16)	-0.0006* (-1.79)	-0.0018 (-0.19)
Constant	7.9142*** (5.99)	2.7798 (0.86)	6.2932* (1.87)	7.2043*** (7.02)	1.3084 (0.21)	4.1443 (1.56)
N	143	104	156	143	104	156
Adj. R^2	0.959	0.973	0.965	0.961	0.978	0.976
Year	Yes	Yes	Yes	Yes	Yes	Yes
Province	Yes	Yes	Yes	Yes	Yes	Yes

注：***、**、*分别表示1%、5%、10%的显著性水平；N为样本数；括号中的数值为t值。

表4-7分别报告了加入控制变量、财政收支分权与政府竞争的交互项和引入工具变量的样本回归结果。表4-8中报告了在替换核心解释变量后地理区位异质性的回归结果。财政收支分权度对基本医疗卫生服务供给水平的影响仍存在显著的正向效应。财政收支分权与政府竞争的交互项也显著为负，这意味着地区间政府竞争在财政分权对基本医疗卫生服务供给影

响中仍存在负向调节作用。财政分权对基本医疗卫生服务供给水平的影响依然存在地区异质性，说明结论是稳健的。控制变量系数虽然在统计显著性方面有细微的差异，但符号方向始终不变。经济发展水平和城镇化率对我国基本医疗卫生服务供给水平的影响存在显著正向驱动效应，而人口规模和老龄人口比重对我国基本医疗卫生服务供给水平具有负向影响，这说明模型的回归结果是稳健的，也再一次对研究假设提供了相应支持。

（二）对变量进行双边缩尾的稳健性检验

为了检验回归结果是否受到可能存在的部分异常样本值所造成的影响，将所有变量进行1%和99%分位数的缩尾处理，进一步检验回归结果的稳健性。表4－9中模型（4－27）至模型（4－32）分别报告了加入控制变量的回归结果、加入财政收支分权与政府竞争的交互项的回归结果和引入工具变量的样本回归结果。表4－10中模型（4－33）至模型（4－38）报告了在对变量进行双边缩尾后的地理区位异质性检验结果。由表4－9、表4－10可知，各列回归结果中变量的系数与缩尾前的回归结果有细微的差异，但符号方向一致。财政收支分权度对基本医疗卫生服务供给水平的影响仍存在显著的正向效应，地区间政府竞争在财政收支分权对基本医疗卫生服务供给影响中仍存在负向调节作用，财政分权对基本医疗卫生服务供给水平的影响依然存在地区异质性，经济发展水平和城镇化率对我国基本医疗卫生服务供给水平的影响存在显著正向驱动效应，而人口规模和老龄人口比重对我国基本医疗卫生服务供给水平的影响具有负向效应，进一步证明回归结果是稳健的，研究假设再次得到验证。

表4－9　　　　对变量进行双边缩尾的稳健性检验结果

变量	财政收入分权			财政支出分权		
	模型（4－27）	模型（4－28）	模型（4－29）	模型（4－30）	模型（4－31）	模型（4－32）
$FD_{\_rev}$	0.003* （1.79）	0.002** （2.43）	0.009*** （4.18）			
$FD_{\_rev} \times GC$		－0.001*** （－2.80）	－0.003*** （－2.80）			

续表

变量	财政收入分权			财政支出分权		
	模型 (4-27)	模型 (4-28)	模型 (4-29)	模型 (4-30)	模型 (4-31)	模型 (4-32)
$FD_{\_exp}$				0.009** (2.23)	0.007* (1.90)	0.009** (2.44)
$FD_{\_exp} \times GC$					-0.003** (-2.24)	-0.003*** (-4.76)
lnPGDP	0.169** (2.73)	0.195*** (3.29)	0.179*** (3.95)	0.182*** (2.97)	0.203*** (3.51)	0.224*** (6.35)
lnPS	-1.283*** (-3.84)	-0.988*** (-2.86)	-1.227*** (-4.11)	-1.034*** (-2.84)	-0.681* (-1.71)	-0.584** (-2.16)
UR	0.017*** (6.34)	0.015*** (7.26)	0.018*** (8.09)	0.015*** (4.87)	0.013*** (5.79)	0.012*** (6.61)
OP	-0.014** (-2.43)	-0.010* (-1.77)	-0.008** (-2.10)	-0.016** (-2.62)	-0.013** (-2.26)	-0.014*** (-3.79)
Constant	5.246*** (3.76)	4.044*** (2.88)	4.667*** (3.96)	3.764** (2.43)	2.537 (1.56)	1.970* (1.90)
N	403	403	372	403	403	372
Adj. R^2	0.962	0.964		0.962	0.964	
Year	Yes	Yes	Yes	Yes	Yes	Yes
Province	Yes	Yes	Yes	Yes	Yes	Yes
F (Weak Ⅳ)			224.244			247.197
Durbin			52.065***			90.011***

注：***、**、*分别表示1%、5%、10%的显著性水平；N为样本数；括号中的数值为t值。

表4-10　对变量进行双边缩尾的地理区位异质性检验结果

变量	财政收入分权			财政支出分权		
	东部	中部	西部	东部	中部	西部
	模型(4-33)	模型(4-34)	模型(4-35)	模型(4-36)	模型(4-37)	模型(4-38)
$FD_{\_rev}$	0.007*** (3.24)	0.002** (2.42)	0.001** (2.21)			

续表

变量	财政收入分权			财政支出分权		
	东部	中部	西部	东部	中部	西部
	模型(4-33)	模型(4-34)	模型(4-35)	模型(4-36)	模型(4-37)	模型(4-38)
$FD_{\_rev} \times GC$	-0.001* (-2.11)	-0.004* (-1.97)	-0.004* (-1.98)			
$FD_{\_exp}$				0.015** (2.95)	0.020** (2.85)	0.011* (1.97)
$FD_{\_exp} \times GC$				-0.003* (-1.90)	-0.019** (-2.59)	-0.006* (-2.01)
lnPGDP	0.092 (0.70)	0.135 (0.95)	0.299*** (3.76)	0.140 (0.96)	0.079 (0.73)	0.362*** (3.92)
lnPS	-1.519*** (-4.73)	-0.158 (-0.09)	-1.966 (-1.76)	-1.011*** (-3.91)	-1.970 (-1.79)	-1.295 (-0.88)
UR	0.012** (2.55)	0.017** (2.27)	0.009 (1.70)	0.010** (2.52)	0.003 (0.61)	0.002 (0.46)
OP	-0.014** (-2.37)	-0.012 (-0.91)	-0.001 (-0.07)	-0.015** (-3.14)	-0.009 (-0.60)	-0.001 (-0.11)
Constant	6.917*** (4.48)	1.506 (0.23)	6.303 (1.66)	3.879** (2.66)	-6.459 (-1.50)	3.053 (0.57)
N	143	104	156	143	104	156
Adj. R^2	0.959	0.977	0.974	0.962	0.978	0.971
Year	Yes	Yes	Yes	Yes	Yes	Yes
Province	Yes	Yes	Yes	Yes	Yes	Yes

注：***、**、*分别表示1%、5%、10%的显著性水平；N为样本数；括号中的数值为t值。

第三节 财政分权对基本医疗卫生服务供给的门槛效应分析

根据财政分权对基本医疗卫生服务供给的影响机制可知，地区间政府竞争越激励，地方政府越会将辖区内有限的财力资源倾向于生产性公共服务，而非民生性公共服务。因此，在地区间政府竞争影响下，财政分权对基本医疗卫生服务供给水平的促进作用具有边际递减的效果，这表明财政分权对基本医疗卫生服务供给水平的影响可能具有非线性效应。为了验证假设3，考察财政分权与基本医疗卫生服务供给水平之间是否存在非线性关系，以政府竞争为门槛变量，运用门槛回归模型对财政收入（支出）分权与基本医疗卫生服务供给水平之间的非线性关系进行检验。

一、门槛面板模型的构建

在进行门槛效应分析之前，本章参考既有文献（储德银等，2015；朱德云等，2020；魏福成和朱东霞，2021），采用 LOWESS 方法形成财政收入（支出）分权与基本医疗卫生服务供给水平的散点图，对两者的非线性关系进行初步判断，如图 4－1 所示。LOWESS 方法可以在两个变量之间的关系未知时进行初步检验。根据图 4－1 可知，财政收入（支出）分权与基本医疗卫生服务供给水平之间存在非线性关系。然而，LOWESS 方法形成的散点图没有考虑其他重要影响因素。因此，本章需要构建门槛面板模型，对财政收入（支出）分权与基本医疗卫生服务供给水平之间的非线性关系进行进一步探讨。

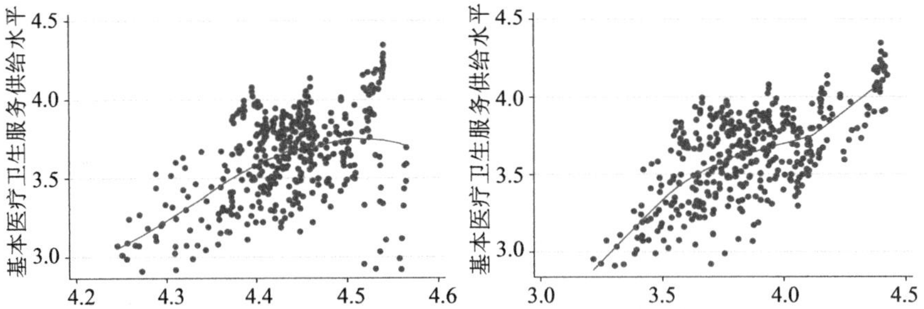

图 4－1　财政分权与基本医疗卫生服务供给水平之间关系的散点

门槛回归模型是通过门槛值将样本分组，当不同组内样本的估计参数显著不同时，才可采用门槛回归模型进行门槛特征分析。传统门槛分析通常采用外生样本分离方法，即分异区间和样本分离点是任意选择的（不由经济内在机制决定）。因此，传统门槛分析得到的估计值缺乏有效性和可靠性，并且无法推导出门槛值的置信区间。鉴于此，采用 Hansen（2000）门槛面板模型①对财政分权影响基本医疗卫生服务供给水平的门槛效应进行分析。

门槛回归模型的基本形式（Hansen，2000）设定如下。

$$Y_i = \beta_1 X_i + \varepsilon_{it}, m_i \leqslant \mu \tag{4-7}$$

$$Y_i = \beta_1 X_i + \varepsilon_{it}, m_i > \mu \tag{4-8}$$

其中，m_i 表示门槛变量；μ 为门槛值；Y_i 为被解释变量；β_1 为系数值；X_i 为解释变量。

在地区间政府竞争影响下，财政分权对基本医疗卫生服务供给水平的促进作用具有边际递减的效果。因此，以政府竞争作为门槛变量，构建门槛面板模型。模型的被解释变量、核心解释变量以及其他外生变量详见本章第一节，相关变量的数据来源及统计性描述详见表 4 - 1 与表 4 - 2，此处不再赘述。模型设定如下所示。

$$lnMHS_{it} = \beta_0 + \beta_1 lnPGDP_{i,t} + \beta_2 lnPS_{i,t} + \beta_3 UR_{i,t} + \beta_4 OP_{i,t} + \alpha_1 FD_{revi,t} \times I(GC_{i,t} \leqslant \mu_1) + \alpha_2 FD_{revi,t} \times I(\mu_1 < GC_{i,t} \leqslant \mu_2) + \cdots + \alpha_n FD_{revi,t} \times I(GC_{i,t} \leqslant \mu_n) + \varepsilon_{it} + u_i + v_t \tag{4-9}$$

$$lnMHS_{it} = \beta_0 + \beta_1 lnPGDP_{i,t} + \beta_2 lnPS_{i,t} + \beta_3 UR_{i,t} + \beta_4 OP_{i,t} + \alpha_1 FD_{expi,t} \times I(GC_{i,t} \leqslant \mu_1) + \alpha_2 FD_{expi,t} \times I(\mu_1 < GC_{i,t} \leqslant \mu_2) + \cdots + \alpha_n FD_{expi,t} \times I(GC_{i,t} \leqslant \mu_n) + \varepsilon_{it} + u_i + v_t \tag{4-10}$$

其中，下标 i 表示省份；下标 t 表示样本观测期；ε_{it}表示随机扰动项；u_i 为地区固定效应；v_t 为时间固定效应；μ_1，$\mu_2 \cdots \mu_n$ 为待估算的门槛值；被解释变量 *MHS* 表示基本医疗卫生服务供给指数；核心解释变量为财政收入分权 $FD_{_rev}$和财政支出分权 $FD_{\_exp}$；门限变量为政府竞争 *GC*；其他外生变量分别为经济发展水平 *PGDP*、人口规模 *PS*、城镇化率 *UR* 和老龄人口比重 *OP*。

---

① Hansen B E. Sample Splitting and Threshold Estimation [J]. Econometrica, 2000, 68 (3): 1419 - 1447.

二、财政分权对基本医疗卫生服务供给的门槛效应检验

为了进一步考察财政收入（支出）分权与基本医疗卫生服务供给水平之间是否存在非线性关系，通过 Bootstrap 方法设置了 500 个网格搜寻点，对观测期内样本数据进行检验，检验结果如表 4－11 所示。观察表 4－11 可以发现，财政收入分权与基本医疗卫生服务供给水平和财政支出分权与基本医疗卫生服务供给水平之间均具有显著的单一门槛效应，门槛阈值为 2.307。进一步检验其是否存在双门槛效应，结果显示财政收入分权与基本医疗卫生服务供给水平之间存在显著的双重门槛效应，门槛阈值为 2.307 和 3.314，财政支出分权与基本医疗卫生服务供给水平之间也存在显著的双重门槛效应，门槛阈值为 2.307 和 2.436。再次检验两者是否具有三重门槛效应，结果显示未通过显著性检验。

表 4－11　门槛效应检验结果

变量	假设检验	F 值	P 值	门槛阈值
$FD_{\_rev}$	单一门槛	58.49	0.000	$\mu_1=2.307$
	双重门槛	57.87	0.000	$\mu_1=2.307$
	三重门槛	59.31	0.115	$\mu_2=3.314$
$FD_{\_exp}$	单一门槛	46.27	0.000	$\mu_1=2.307$
	双重门槛	46.71	0.000	$\mu_1=2.307$
	三重门槛	48.32	0.131	$\mu_2=2.436$

注：表中结果根据公式（4－9）至公式（4－10）并利用 Stata15.1 软件所得。

三、财政分权对基本医疗卫生服务供给的门槛特征分析

根据门槛效应检验，财政收入分权与基本医疗卫生服务供给水平和财政支出分权与基本医疗卫生服务供给水平之间均存在非线性关系。因此，构建双重门槛模型进行回归估计，各变量对基本医疗卫生服务供给的具体估计结果如表 4－12 所示。

表 4-12 各变量对基本医疗卫生服务供给水平的估计结果

变量	模型 (4-39)	模型 (4-40)
$FD_{revi,t} \times I\ (GC_{i,t} \leq 2.307)$	0.371*** (8.01)	
$FD_{revi,t} \times I\ (2.307 < GC_{i,t} \leq 3.314)$	0.361*** (7.89)	
$FD_{revi,t} \times I\ (GC_{i,t} > 3.314)$	0.340*** (7.45)	
$FD_{expi,t} \times I\ (GC_{i,t} \leq 2.307)$		1.198*** (7.64)
$FD_{expi,t} \times I\ (2.307 < GC_{i,t} \leq 2.436)$		1.186*** (7.58)
$FD_{expi,t} \times I\ (GC_{i,t} > 2.436)$		1.165*** (7.46)
lnPGDP	0.006*** (5.00)	0.004*** (3.43)
lnPS	0.355 (1.20)	0.902*** (2.91)
UR	0.326*** (22.03)	0.030*** (18.49)
OP	0.009** (2.21)	0.012*** (2.92)
Constant	-0.985 (-0.93)	-6.634*** (-4.68)
N	403	403
Adj. R^2	0.922	0.922

注：***、**、*分别表示1%、5%、10%的显著性水平；括号中的数值为t值。

从表4-12中回归结果可知，将政府竞争设置为门槛变量后，财政收入分权对基本医疗卫生服务供给的影响并非简单的线性关系，两者之间存在非线性关系。当政府竞争强度小于2.307时，财政收入分权对基本医疗卫生服务供给影响的弹性系数显著为正，系数值为0.371。当政府竞争强度处于2.307—3.314时，财政收入分权对基本医疗卫生服务供给影响的弹性系数变小，系数值为 0.361。当政府竞争强度大于 3.314 时，财政收入分权对基本医疗卫生服务供给影响的弹性系数再次变小，系数值为 0.340。随着政府竞争强度的提升，财政收入分权对基本医疗卫生服务供给产生边际递减的非线性影响。财政支出分权对基本医疗卫生服务供给的影响也存在非线性关系。当政府竞争强度小于 2.307 时，财政支出分权对基本医疗卫生服务供给影响的弹性系数为 1.198。当政府竞争强度处于 2.307—2.436 时，财政支出分权对基本医疗卫生服务供给影响的弹性系数变小，系数值为 1.186。当政府竞争强度大于 2.436 时，财政支出分权对基本医疗卫生服务供给影响的弹性系数再次变小，系数值为 1.165。这也表明，随着政府竞争强度的提升，财政支出分权依然对基本医疗卫生服务供给产生边际递减的非线性影响。

综上所述，随着政府竞争强度的提升，财政收入分权与财政支出分权均对基本医疗卫生服务供给水平的促进作用具有边际递减的效果。财政分权与基本医疗卫生服务供给水平之间存在非线性关系，假设 3 得到证实。究其原因，在经济型政府向服务型政府的转变过程中，地方政府为了提升辖区内居民的健康水平而加大医疗卫生领域的政府扶持力度，从而促进基本医疗卫生服务供给水平的提升。然而，在地区间政府竞争影响下，我国长期以唯 GDP 论和“唯上任命”的考核机制形成的路径依赖依然存在。地区间政府竞争越激励，地方政府在拥有财政收支自由度时越会将辖区内有限的财力资源倾向于生产性公共服务，而非教育、医疗等民生性公共服务，这会阻碍基本医疗卫生服务供给水平的提升。因此，随着政府竞争强度的提升，财政分权对基本医疗卫生服务供给产生边际递减的非线性影响。

本章小结

本章构建固定效应回归模型探索财政分权对基本医疗卫生服务供给水平的影响，研究发现：财政分权对基本医疗卫生服务供给水平的影响存在正向效应，但地区间政府竞争在财政分权对基本医疗卫生服务供给影响中存在负向调节作用，且政府竞争对其的负向效应超过了财政分权本身的正向效应，假设 1 得到证实。在政府向服务型方向转变的过程中，地方政府在拥有财政收支自由度的情况下可以更好地根据地区居民的健康需求来增加医疗卫生等民生性公共服务支出，从而对基本医疗卫生服务供给水平的提升产生促进效应。然而，在地区间政府竞争影响下，我国长期以唯 GDP 论和唯上任命的考核机制形成的路径依赖依然存在，促使地方政府将辖区内有限的财力资源倾向短期内能促进经济提升的生产性公共服务，而忽视教育、医疗等民生领域的投资，使得财政分权对基本医疗卫生服务供给水平的提升产生扭曲效应。此外，根据财政分权对基本医疗卫生服务供给影响的地理区位异质性分析可知，财政分权对基本医疗卫生服务供给水平的影响存在地区异质性，中西部地区政府竞争在财政收支分权对基本医疗卫生服务供给影响中的负向调节作用强于东部地区，假设 2 得到证实。东部地区在经济实力强大后开始关注社会发展问题，认为良好的医疗环境有利于人口和资本的流入。经济欠发达的中西部地区对于经济增长的需求更为强烈。为了追赶东部地区，中西部地区官员在经济快速发展和自身政治晋升的激励下，采取的供给决策会更倾向于短期内收益明显的生产性公共服务。因此，与东部地区相比，中西部地区的政府决策在支出偏好上的扭曲度较严重。

为了考察财政分权与基本医疗卫生服务供给水平之间是否存在非线性关系，本章以政府竞争作为门槛变量，构建门槛面板模型进行回归分析。研究发现：随着政府竞争强度的提升，财政分权对基本医疗卫生服务供给水平的促进作用具有边际递减的效果。财政分权与基本医疗卫生服务供给水平之间存在非线性关系，假设 3 得到证实。地区间政府竞争越激烈，地方政府在拥有财政收支自由度时越会将辖区内有限的财力资源倾向于生产性公共服务，而非教育、医疗等民生性公共服务，这会阻碍基本医疗卫生服务供给水平的提升，使得财政分权对基本医疗卫生服务供给产生边际递减的非线性影响。

第五章　转移支付影响基本医疗卫生服务供给的实证分析

前文分析了财政分权对基本医疗卫生服务供给的影响，本章重点研究财政转移支付对基本医疗卫生服务供给的影响。一方面，建立固定效应回归模型，检验财政转移支付对基本医疗卫生服务供给水平影响的线性关系。在财政分权体制下，国家将财政转移支付作为矫正因政府竞争导致的财政失衡和公共服务供给不足的重要手段。科学规范的财政转移支付制度可以修补财政缺口、财力不均衡等问题，进而通过提升地方政府的财政能力来激励和约束政府的支出决策。随着我国政府职能向服务型方向转变，在“健康中国”战略背景下，地方政府对居民健康水平的关注度不断提高，财政转移支付对政府公共支出决策的约束作用倾向于能够提升居民福利的基本医疗卫生服务，这有利于促进基本医疗卫生服务供给充分性和均衡性的发展。另一方面，将地方政府财政自给率作为门槛变量，建立门槛面板回归模型，检验财政转移支付与基本医疗卫生服务供给水平之间的非线性关系。财政自给能力在转移支付对基本医疗卫生服务供给影响中的“调节效应”主要通过影响政府支出决策来实现。当地方政府的财政自给能力越高时，政府本级财力越能满足自身财政支出需求，这时转移支付作为辅助财力手段对当地基本医疗卫生服务支出具有更强的激励作用，更能促进基本医疗卫生服务供给水平的提高，这表明财政转移支付对基本医疗卫生服务供给水平的影响可能具有非线性效应。本章基于前文理论分析中财政转移支付对基本医疗卫生服务供给的影响机制，构建合适的面板模型对转移支付如何影响基本医疗卫生服务供给进行实证研究，旨在对影响机制中的研究假设进行验证。

第一节　变量选取与数据来源

一、变量选取

近年来我国基本医疗卫生服务供给充分性和均衡性有所提升，但作为其重要推手的财政转移支付功能是否得到有效发挥？一般性转移支付和专项转移支付能否做到各尽其能？为了深入探究财政转移支付总量及其各分项对基本医疗卫生服务供给的影响，选取基本医疗卫生服务供给指数（MHS）作为被解释变量，财政转移支付总量及其各分项为核心的解释变量。为了分析财政自给率在财政转移支付对基本医疗卫生服务供给影响中所起的作用，选取财政转移支付与财政自给率的交互项（TP×FS）作为控制变量来检验财政自给率在财政转移支付对基本医疗卫生服务供给影响中所起的“调节效应”。此外，为了降低因遗漏变量引起的偏差，在参考卫平和薛冰（2017）、郑垚和孙玉栋（2018）、王宇昕等（2019）以及辛冲冲等（2020）等相关文献的基础上，结合我国当前影响基本医疗卫生服务供给的因素，特选择产业结构变迁（ISC）、老龄人口比重（OP）、储蓄率（SR）和交通便利程度（BCT）等指标作为控制变量进行实证检验。各变量的具体含义如表5-1所示。

表5-1　变量说明

变量名	符号	指标说明
基本医疗卫生服务供给水平	MHS	第三章中测度的我国基本医疗卫生服务供给指数
人均转移支付水平（元）	PTP	中央补助与地方上解之差/地区常住人口
人均一般性转移支付量（元）	PGTP	一般性转移支付量/地区常住人口
人均专项转移支付量（元）	PSTP	专项转移支付量/地区常住人口

续表

变量名	符号	指标说明
财政自给率（%）	FS	地方政府一般预算收入/一般预算支出
产业结构升级（%）	ISC	地区第三产业增加值与第二产业增加值比重
老龄人口比重（%）	OP	65岁以上人口占总人口比重
储蓄率（%）	SR	社会固定资产投资占GDP比重
交通便利程度（公里）	BCT	人均拥有公路长度数

资料来源：根据相关文献整理所得。

1. 基本医疗卫生服务供给指数（MHS）

基本医疗卫生服务供给水平的衡量应从投入、产出和结果三个维度综合测度基本医疗卫生服务的供给状况（卢洪友等，2012；胡洪曙，2018）。因此，本章采用第三章中测度的我国基本医疗卫生服务供给指数作为基本医疗卫生服务供给水平的衡量指标。

2. 财政转移支付总量以及各分项

我国的财政转移支付主要包含一般性转移支付、专项转移支付和税收返还三类。既有文献依据其研究的侧重点不同选择不同的口径进行分析。由于部分地区税收返还数据难以收集，考虑到数据的准确性和可获得性，参考既有文献的做法（郑垚和孙玉栋，2018；李红霞和陆悦，2020；刘明慧和章润兰，2021），采用人均转移支付总量（PTP）、人均一般性转移支付量（PGTP）和人均专项转移支付量（PSTP）作为研究对象。人均转移支付总量由中央补助与地方上解之差除以地区常住人口进行衡量。该变量可反映政府间财政转移支付政策的实施情况。

3. 财政自给率（FS）

对于地方政府的财政自给能力，采用通用做法，使用地方政府的一般预算收入比上一般预算支出得到的财政自给率来衡量（郑垚和孙玉栋，2018）。

4. 其他控制变量

产业结构升级（ISC）用该地区第三产业增加值与第二产业增加值的比重来衡量。该变量可反映地区经济的发展状况与前景，在一定程度上能够影响医疗卫生服务供给水平[①]。老龄人口比重（OP）采用65岁以上人口占总人口比重来衡量。老龄人口比重的增加在一定程度上意味着当地对基本医疗卫生服务供给的利用率会增加。储蓄率（SR）借鉴（卢洪友等，2012）的做法，采用社会固定资产投资占GDP比重来衡量。该变量可以反映居民的储蓄情况，当居民储蓄率较高时具有承担医疗负担的能力，这在一定程度上能够影响基本医疗卫生服务供给水平[②]。交通便利程度（BCT）借鉴（张晓，2019）的做法，用人均拥有公路长度数来衡量。交通便利性越高，医疗卫生服务的辐射范围越大。

二、数据来源

上述变量中，被解释变量（基本医疗卫生服务供给水平）数据来自第三章测算所得的2007—2019年我国31个省级行政区的基本医疗卫生服务供给指数。其他变量的原始数据来源于《中国卫生健康统计年鉴》《统计年鉴》《中国财政年鉴》以及官方网站。部分文献（李永友和张子楠，2017）考虑到特殊地区对样本值的影响，剔除了西藏自治区的相关数据。为了确保实证分析结果在全国范围内的普适性，参考既有文献（郑垚和孙玉栋，2018；李红霞和陆悦，2020）的做法，依旧选取31个省级行政区的全部样本进行分析。在面板回归分析中，考虑到面板数据可能存在的非平稳和非线性等问题对统计结果的影响，对部分变量取自然对数，相关变量的描述性统计结果如表5-2所示。

表5-2　　变量的描述性统计结果

变量名	符号	均值	标准差	最小值	最大值
基本医疗卫生服务供给指数	lnMHS	3.6298	0.2891	2.9107	4.3462
人均转移支付水平	lnPTP	8.2297	0.7516	5.7940	10.9391

① 辛冲冲，李健，杨春飞，《中国医疗卫生服务供给水平的地区差异及空间收敛性研究》，《中国人口科学》，2020年第1期，第65-77页，第127页。

② 卢洪友，卢盛峰，陈思霞，《“中国式财政分权”促进了基本公共服务发展吗?》，《财贸研究》，2012年第6期，第1-7页。

续表

变量名	符号	均值	标准差	最小值	最大值
人均一般性转移支付量	lnPGTP	7.3308	1.2333	3.2477	10.7798
人均专项转移支付量	lnPSTP	7.1167	0.8297	4.5104	9.9137
财政自给率（%）	FS	43.4400	18.5339	5.1845	89.4417
产业结构升级（%）	ISC	1.1061	0.6209	0.4971	5.1692
老龄人口比重（%）	OP	9.7994	2.2145	4.8244	16.2629
储蓄率（%）	SR	74.6123	25.4076	21.0001	150.7033
交通便利程度	lnBCT	3.4873	0.6896	1.6387	5.6909

资料来源：作者根据相关数据资料整理计算所得。

第二节　转移支付对基本医疗卫生服务供给水平的影响

根据财政转移支付对基本医疗卫生服务供给的影响机制可知，在财政分权体制下，财政转移支付作为国家财政保障的一种重要手段，可以通过改善地方政府的财政状况来激励和约束政府供给行为，从而矫正因政府竞争导致的财政失衡和公共服务供给不足的情况（赵永辉和付文林，2017）。在“健康中国”战略背景下，政府对居民健康水平的关注度不断提高，财政转移支付对政府公共支出决策的激励和约束作用倾向于能够提升居民福利的医疗卫生等民生性公共服务。由于财政自给能力在转移支付对基本医疗卫生服务供给影响中的“调节效应”主要通过影响政府支出决策来实现（郑垚和孙玉栋，2018），不同地区的政府财力状况存在差异，这使得财政转移支付对基本医疗卫生服务供给的影响存在地区异质性。鉴于此，构建固定效应模型对财政转移支付影响基本医疗卫生服务供给水平进行实证分析，旨在对研究假设 4 和假设 5 进行验证。

一、模型的选取与构建

为了探究财政转移支付对基本医疗卫生服务供给的影响，将我国31个省（市、自治区）的基本医疗卫生服务供给指数作为被解释变量，将人均转移支付总量、人均一般性转移支付量和人均专项转移支付量作为解释变量，将产业结构变迁、老龄人口比重、储蓄率和交通便利程度作为控制变量进行回归分析。为了进一步检验地方财政自给能力在财政转移支付对基本医疗卫生服务供给影响中存在怎样的调节效应，分别引入转移支付总量与财政自给率的交互项、一般性转移支付与财政自给率的交互项和专项转移支付与财政自给率的交互项。首先对模型进行 Hausman 检验，判断采用固定效应模型还是随机效应模型。结果显示，检验值通过了显著性检验，因此，采用固定效应模型进行回归分析。回归模型设定如公式（5－1）至公式（5－6）所示。

$$lnMHS_{i,t} = \alpha + \beta_1 lnPTP_{i,t} + \beta_2 ISC_{i,t} + \beta_3 SR_{i,t} + \beta_4 lnBCT_{i,t} + \beta_5 OP_{i,t} + \varepsilon_{i,t} + u_i + v_t \quad (5-1)$$

$$lnMHS_{i,t} = \alpha + \beta_1 lnPGTP_{i,t} + \beta_2 ISC_{i,t} + \beta_3 SR_{i,t} + \beta_4 lnBCT_{i,t} + \beta_5 OP_{i,t} + \varepsilon_{it} + u_i + v_t \quad (5-2)$$

$$lnMHS_{i,t} = \alpha + \beta_1 lnPSTP_{i,t} + \beta_2 ISC_{i,t} + \beta_3 SR_{i,t} + \beta_4 lnBCT_{i,t} + \beta_5 OP_{i,t} + \varepsilon_{it} + u_i + v_t \quad (5-3)$$

$$lnMHS_{i,t} = \alpha + \beta_1 lnPTP_{i,t} + \beta_2 lnPTP_{i,t} \times FS_{i,t} + \beta_3 ISC_{i,t} + \beta_4 SR_{i,t} + \beta_5 lnBCT_{i,t} + \beta_6 OP_{i,t} + \varepsilon_{i,t} + u_i + v_t \quad (5-4)$$

$$lnMHS_{i,t} = \alpha + \beta_1 lnPGTP_{i,t} + \beta_2 lnPGTP_{i,t} \times FS_{i,t} + \beta_3 ISC_{i,t} + \beta_4 SR_{i,t} + \beta_5 lnBCT_{i,t} + \beta_6 OP_{i,t} + \varepsilon_{i,t} + u_i + v_t \quad (5-5)$$

$$lnMHS_{i,t} = \alpha + \beta_1 lnPSTP_{i,t} + \beta_2 lnPSTP_{i,t} \times FS_{i,t} + \beta_3 ISC_{i,t} + \beta_4 SR_{i,t} + \beta_5 lnBCT_{i,t} + \beta_6 OP_{i,t} + \varepsilon_{i,t} + u_i + v_t \quad (5-6)$$

其中，下标 i 表示31个省级行政单位；下标 t 表示样本观测期；*MHS* 表示基本医疗卫生服务供给指数；*PTP* 表示人均转移支付总量；*PGTP* 表示人均一般性转移支付量；*PSTP* 表示人均专项转移支付量；*FS* 表示财政自给率；*ISC* 表示产业结构升级；*SR* 表示储蓄率；*BCT* 表示交通便利程度；*OP* 表示老龄人口比重；$PTP \times FS$ 表示转移支付总量与财政自给率的交互项；$PGTP \times FS$ 表示一般性转移支付与财政自给率的交互项；$PSTP \times FS$ 表示专项转移支付与财政自给率的交互项；ε_{it}表示随机扰动项；u_i 为地区固定效应；v_t 为时间固定效应。β 为解释变量的系数，如果 $\beta > 0$，则表示各变量对基本医疗卫生服务供给水平具有正向影响；如果 $\beta < 0$，则表示各变量对基本医疗卫生服务供给水平具有负向影响。

二、总转移支付量影响基本医疗卫生服务供给的回归结果

（一）样本初步回归结果

本章运用 Stata15.1 软件估计模型回归结果。由表 5 - 3 可知，模型（5 - 1）显示了样本的基准回归结果。财政转移支付对基本医疗卫生服务供给水平的影响存在正向效应，且通过了 1% 的显著性检验，这意味着财政转移支付是影响基本医疗卫生服务供给水平的重要因素，其在一定程度上能够促进基本医疗卫生服务供给水平的提升，研究假设 4 得到证实。财政转移支付对基本医疗卫生服务供给水平影响的正向效应与现阶段的现实状况相吻合，财政转移支付制度的实施有利于改善地方政府的财政状况，平衡地区间由于财力以及医疗卫生服务供给成本差异所带来的不均等问题，从而促进基本医疗卫生服务供给充分性及均衡性的发展。

在上述回归分析基础上，加入产业结构变迁（ISC）、储蓄率（SR）、交通便利程度（BCT）和老龄人口比重（OP）等控制变量，观察回归结果的变化情况。根据表 5 - 3 中模型（5 - 2）的回归结果可知，财政转移支付的系数仍显著为正，这表明财政转移支付的提升有利于基本医疗卫生服务供给水平的提高。观察控制变量的回归结果可知，产业结构变迁对基本医疗卫生服务供给水平产生显著的负向影响，这表明我国处于产业结构转型的过渡时期，此时的经济结构可能还不足以使政府将支出决策明显倾向于医疗卫生领域，我国政府在向服务型方向转变的任务仍然艰巨。储蓄率对基本医疗卫生服务供给水平的影响存在显著的正向驱动效应，这说明我

国居民储蓄率的提高可能加强了其在应对医疗负担时的底气，当居民患病时可能不会因医疗费用问题而拒绝就诊，这在一定程度上有利于基本医疗卫生服务供给水平的提升。老龄人口比重对基本医疗卫生服务供给水平的影响存在负向驱动效应但并不显著。交通便利程度对基本医疗卫生服务供给水平的提升产生显著的促进作用，这表明地区交通便利程度越高，当地政府越可能将财政支出多用于医疗卫生等社会性公共服务，而不是交通建设等生产性公共服务。此外，当地交通状况越好，意味着医疗卫生服务辐射范围可能越大，居民就医越便利，这在一定程度上也能够促进基本医疗卫生服务供给水平的提升。

表 5-3 总转移支付量对基本医疗卫生服务供给影响的回归结果

变量	模型（5-1）	模型（5-2）	模型（5-3）
lnPTP	0.236*** (3.41)	0.094** (2.47)	0.105*** (2.84)
ISC		-0.101*** (-2.91)	-0.108*** (-4.00)
SR		0.001*** (3.53)	0.001*** (4.25)
lnBCT		0.334*** (3.08)	0.407*** (3.81)
OP		-0.001 (-0.07)	-0.001 (-0.11)
lnPTP × FS			0.002* (1.91)
Constant	1.495*** (2.98)	1.455*** (4.57)	1.135*** (3.61)
N	403	403	403
Adj. R^2	0.926	0.951	0.953
Year	Yes	Yes	Yes
Province	Yes	Yes	Yes

注：***、**、*分别表示1%、5%、10%的显著性水平；N为样本数；括号中的数值为t值。

根据模型（5－3）的回归结果可知，加入财政自给率与转移支付的交互项后，财政转移支付对基本医疗卫生服务供给水平的提升依然具有显著的促进效应，且财政转移支付与财政自给率的交互项符号显著为正，这意味着地方财政自给能力在财政转移支付对基本医疗卫生服务供给影响中存在正向调节作用，进一步验证了财政转移支付对基本医疗卫生服务供给影响机制中的逻辑推断。究其原因，地方政府的支出决策在一定程度上受到财政自给能力的影响。地方政府的财政自给率代表地方财政“自给自足”的能力。地方政府会将本级财力首先用来满足自身财政支出的需求，此时当地获得的转移支付资金具备辅助财力的功能，地方政府更易将转移支付资金用到可以提升居民福利的教育、医疗等民生性公共服务上，以便在服务型政府导向下创造新的“政绩点”（郑垚和孙玉栋，2018）。因此，地方财政自给能力在财政转移支付对基本医疗卫生服务供给影响中存在正向调节作用。

（二）内生性检验

考虑到财政转移支付与基本医疗卫生服务供给之间可能存在互为因果的关系，为避免模型可能存在的内生性，引入工具变量进行检验。财政转移支付制度作为一种收入再分配制度，可以通过改善地方政府的财政状况来激励和约束政府供给行为，从而影响基本医疗卫生服务供给状况。当基本医疗卫生服务供给水平提升时，意味着政府对基本医疗卫生服务的财政支出增多，这会影响地方政府在医疗卫生领域的支出责任，从而影响财政转移支付的分配额度。此外，由于财政转移支付和财政自给能力对基本医疗卫生服务供给水平的影响可能存在时滞效应。因此，参考吉富星和鲍曙光（2019）的做法，选取财政转移支付的滞后一期和地方政府财政自给率的滞后一期作为工具变量进行内生性检验。回归结果如表5－4所示，第一阶段F检验统计值大于10，说明本章考虑的工具变量不是弱工具变量，Durbin检验值通过了显著性检验，拒绝外生性原假设，说明解释变量具有内生性问题，应采用工具变量进行回归分析。

在滞后一期下，财政转移支付的系数符号和财政转移支付与地方政府财政自给率交互项的系数符号均与初步回归结果一致，实证结果依然支持

表 5-4 引入工具变量的样本回归结果

变量	模型（5-4）
lnPTP	0.266*** (3.50)
ISC	-0.098*** (-5.22)
SR	0.001*** (3.54)
lnBCT	0.323*** (4.82)
OP	-0.006 (-1.46)
lnPTP × FS	0.001** (2.16)
Constant	0.307 (0.64)
N	372
Year FE	Yes
Province FE	Yes
F（Weak IV）	19.419
Durbin	139.272***

注：***、**、*分别表示1%、5%、10%的显著性水平；N为样本数；括号中的数值为t值。

假设4，本章可能的内生性问题未造成“致命性”危害。财政转移支付对基本医疗卫生服务供给水平的影响仍存在正向效应，且通过了1%的显著性检验。财政转移支付与地方财政自给率交互项的系数符号依然显著为正。地区财政自给能力在财政转移支付对基本医疗卫生服务供给影响中依然存在正向调节作用。其余控制变量的系数符号与初步回归结果也基本相同①。产业结构升级对基本医疗卫生服务供给水平仍产生显著的负向效应。储蓄率对基本医疗卫生服务供给水平依然存在显著正向效应。与基准回归

① 此处对控制变量的分析只做简单阐述，具体原因分析同前文，不再赘述。

结果相比，系数相同，表明影响力度没有明显变化。老龄人口比重对基本医疗卫生服务供给水平仍产生负向影响，但结果仍不显著。交通便利程度对基本医疗卫生服务供给水平的影响依然具有显著正向效应。

（三）地理区位异质性分析

为了考察财政转移支付对基本医疗卫生服务供给水平的影响在地理区位上是否存在异质性，将样本划分为三大区域进行分组回归分析[①]（如表5-5所示）。

表5-5　地理区位的异质性检验

变量	东部	中部	西部
	模型（5-5）	模型（5-6）	模型（5-7）
lnPTP	0.145*	0.113***	0.012*
	(1.92)	(4.65)	(1.78)
ISC	-0.134***	-0.141***	-0.094*
	(-4.54)	(-3.62)	(-1.88)
SR	0.002**	0.002***	0.001*
	(2.81)	(3.53)	(1.86)
lnBCT	0.377**	0.123*	0.404
	(2.29)	(1.75)	(1.07)
OP	-0.008	-0.009	0.022
	(-1.43)	(-0.70)	(1.60)
lnPTP×FS	0.023*	0.012*	0.004*
	(1.89)	(1.78)	(1.91)
Constant	1.512***	2.015***	1.306
	(4.03)	(3.29)	(0.96)
N	143	104	156
Adj. R^2	0.957	0.975	0.960
Year	Yes	Yes	Yes
Province	Yes	Yes	Yes

注：***、**、*分别表示1%、5%、10%的显著性水平；N为样本数；括号中的数值为t值。

① 本书第三章详细划分了三大区域，此处不再赘述。由于各分项转移支付的地理区位异质性结果与财政转移支付总量的地理区位异质性结果基本一致且转移支付总量的显著性更高，故此处只报告转移支付总量的地理区位异质性分析结果，各分项转移支付的相关结果不再重复报告分析。

根据财政转移支付对基本医疗卫生服务供给水平影响的地理区域异质性检验可知，在东部、中部和西部地区，财政转移支付对基本医疗卫生服务供给水平的影响均存在显著正向效应。进一步观察回归系数可知，东部、中部和西部地区财政转移支付对基本医疗卫生服务供给水平影响的回归系数分别为0.145、0.113和0.012。通过系数标准化计算[①]，东部区域财政转移支付系数比中部区域高27%左右，比西部区域高37%左右，这表明东部区域财政转移支付对基本医疗卫生服务供给水平影响的正向效应强于中西部区域。究其原因，相较于中西部地区，东部地区居民收入水平较高。随着我国政府职能向服务型方向转变，东部地区居民在收入水平较高的情况下对健康水平的关注度可能更高，使得当地政府提升基本医疗卫生服务供给的意愿可能更强烈。在这种情况下，财政转移支付对地方政府公共支出决策的激励作用倾向于能够提升居民福利的医疗卫生服务，使得东部区域财政转移支付更能促进基本医疗卫生服务供给水平的提升。

观察财政转移支付与地方财政自给率交互项的系数符号可知，无论东部地区、中部地区还是西部地区，地方财政自给能力在财政转移支付对基本医疗卫生服务供给影响中均存在正向调节作用。通过观察可知，东部、中部和西部地区财政转移支付与地方财政自给率交互项的回归系数分别为0.023、0.012和0.004。东中部地区地方财政自给能力在财政转移支付对基本医疗卫生服务供给影响中的正向调节作用强于西部地区。东部地区财政自给能力较强，地方政府拥有较为雄厚的财力来满足自身财政支出需求，这使地方政府在“健康中国”战略背景下更易将转移支付资金用到提升居民福利的医疗卫生服务上，以便在服务型政府导向下创造新的“政绩点”。西部地区财政自给能力较弱，地方政府对当地基本医疗卫生服务的重视程度较弱，其会将获得的转移支付资金首先用于满足自身经济的发展，使得转移支付对当地政府医疗卫生领域财政支出决策的激励作用较弱。鉴于此，财政转移支付对基本医疗卫生服务供给水平的影响存在地区异质性，假设5得到证实。

---

① 系数标准化公式详见第四章脚注部分，此处不再赘述。

控制变量在不同地区对基本医疗卫生服务供给水平的提升表现出不同的影响。在模型（5-5）至模型（5-7）中，三大地区产业结构变迁均对基本医疗卫生服务供给水平产生显著的负向影响，但影响程度存在不同，这意味着不同地区的产业结构转型程度不同，其对基本医疗卫生服务供给水平的影响不同。相对于西部地区，东中部地区产业结构变迁的提升对基本医疗卫生服务供给水平的抑制作用更强。究其原因，可能是因为与西部地区相比，东中部地区经济较为发达，地方政府在产业结构升级过程中以经济发展为首要目标，使政府将支出决策倾向于生产性公共服务而非医疗卫生服务，在一定程度上阻碍了基本医疗卫生服务供给水平的提升。储蓄率在东部和中部地区对基本医疗卫生服务供给水平的正向影响略强于西部地区。究其原因，相较于西部地区，东部和中部地区居民储蓄率较高，当居民患病时可能不会因医疗费用问题而拒绝就诊，在一定程度上有利于基本医疗卫生服务供给水平的提升。老龄人口比重变量在东部、中部和西部地区对基本医疗卫生服务供给水平的影响均存在负向效应，但影响均不显著。交通便利程度在东部和中部地区对基本医疗卫生服务供给水平产生显著正向影响，但在西部地区对基本医疗卫生服务供给的影响不显著。究其原因，相较于西部地区，东部和中部地区交通状况较好，医疗卫生服务辐射范围可能较大，居民就医可能较便利，这在一定程度上能够促进基本医疗卫生服务供给水平的提升。而西部地区经济基础较为薄弱、交通状况较差，当地政府容易将财政支出首先用于交通建设等生产性公共服务，而非医疗卫生等社会性公共服务。

（四）总转移支付量影响基本医疗卫生服务供给的稳健性检验

1. 替换变量的稳健性检验

为了验证回归结果的稳健性，通过替换核心解释变量的方法对财政转移支付影响基本医疗卫生服务供给水平进行回归分析，分析方法和软件与前文保持一致，结果如表5-6所示。本章对转移支付变量进行了替换，参考既有文献（杜彤伟等，2019），采用转移支付占地方总财政收入的比重作为衡量财政转移支付的指标来替换计量模型中的人均转移支付额。

表 5-6　　替换变量的稳健性检验结果

变量	全国	东部	中部	西部
	模型（5-8）	模型（5-9）	模型（5-10）	模型（5-11）
lnPTP	0.098** (2.52)	0.048* (1.87)	0.088** (2.53)	0.062* (1.89)
ISC	-0.107*** (-3.69)	-0.125*** (-3.53)	-0.187*** (-5.66)	-0.097 (-0.69)
SR	0.001*** (4.63)	0.002** (2.46)	0.002*** (3.45)	0.001** (2.52)
lnBCT	0.469*** (4.88)	0.544*** (11.27)	0.136 (0.73)	0.415* (1.94)
OP	0.000 (0.04)	-0.006 (-0.93)	-0.012 (-0.71)	-0.012 (-1.20)
lnPTP × FS	0.002** (2.32)	0.001 (0.15)	0.002* (1.81)	0.008*** (4.33)
Constant	1.063*** (3.90)	1.825*** (6.03)	2.414*** (4.76)	1.696* (1.84)
N	403	143	104	156
Adj. R^2	0.953	0.953	0.973	0.964
Year	Yes	Yes	Yes	Yes
Province	Yes	Yes	Yes	Yes

注：***、**、*分别表示1%、5%、10%的显著性水平；N 为样本数；括号中的数值为 t 值。

表 5-6 中分别报告了加入控制变量的回归结果（模型 5-8）和地理区位异质性的回归结果（模型 5-9 至模型 5-11）。在替换核心解释变量后，财政转移支付对基本医疗卫生服务供给水平仍存在显著的正向影响。财政转移支付与财政自给率的交互项也显著为正，这意味着地方财政自给能力在财政转移支付对基本医疗卫生服务供给影响中依然存在正向调节作用。财政转移支付对基本医疗卫生服务供给水平的影响仍存在地区异质性。控制变量系数虽然在统计显著性方面有细微的差异，但符号方向基本不变。储蓄率和交通便利程度对我国基本医疗卫生服务供给水平存在显著正向驱动效应，而产业结构变迁和老龄人口比重则对我国基本医疗卫生服

务供给水平的影响具有负向效应。上述结果说明模型的回归结果是稳健的，也进一步证实了影响机制中的研究假设。

2. 对变量进行双边缩尾的稳健性检验

为了检验回归结果是否受到可能存在的部分异常样本值所造成的影响，将所有变量进行1%和99%分位数的缩尾处理，进一步检验回归结果的稳健性。根据表5－7所示，各列回归结果中变量的系数与缩尾前的系数有细微的差异，显著性水平也有细微差距，但符号方向基本一致。财政转移支付对基本医疗卫生服务供给水平仍存在显著的正向影响。地方财政自给能力在财政转移支付对基本医疗卫生服务供给影响中仍存在正向调节作用。财政转移支付对基本医疗卫生服务供给水平的影响依然存在地区异质性。观察控制变量的回归结果，储蓄率和交通便利程度对我国基本医疗卫生服务供给水平存在显著正向驱动效应，而产业结构变迁和老龄人口比重则对我国基本医疗卫生服务供给水平存在负向影响。上述结果进一步证明实证分析是稳健的，也再一次对研究假设提供了相应支持。

表5－7　对变量进行双边缩尾的稳健性检验结果

变量	全国	东部	中部	西部
	模型（5－12）	模型（5－13）	模型（5－14）	模型（5－15）
lnPTP	0.203***	0.086*	0.389***	0.004*
	(2.68)	(1.93)	(3.23)	(1.79)
ISC	－0.102***	－0.156***	－0.089*	－0.102*
	(－5.13)	(－3.83)	(－1.87)	(－1.94)
SR	0.001***	0.002***	0.002***	0.001*
	(4.00)	(3.35)	(5.01)	(1.86)
lnBCT	0.349***	0.457**	0.120	0.375*
	(5.08)	(2.37)	(0.81)	(1.80)
OP	－0.006	－0.006	－0.007	0.022
	(－1.45)	(－1.03)	(－0.87)	(1.56)
lnPTP×FS	0.001*	0.001	0.007***	0.004*
	(1.86)	(0.37)	(3.06)	(1.98)

续表

变量	全国	东部	中部	西部
	模型（5－12）	模型（5－13）	模型（5－14）	模型（5－15）
Constant	1.244***	1.694***	－0.052	1.548
	(3.32)	(3.65)	(－0.07)	(1.13)
N	403	143	104	156
Adj. R^2	0.949	0.956	0.979	0.960
Year	Yes	Yes	Yes	Yes
Province	Yes	Yes	Yes	Yes

注：***、**、*分别表示1%、5%、10%的显著性水平；N为样本数；括号中的数值为t值。

三、分项转移支付影响基本医疗卫生服务供给的回归结果

通过前文分析可知，财政转移支付在基本医疗卫生服务供给充分性和均衡性的提升过程中具有促进作用，但一般性转移支付和专项转移支付能否做到各尽其能呢？为了考察上述问题，进一步分析分项转移支付对基本医疗卫生服务供给的影响。

（一）分项转移支付的初步回归结果

由表5－8可知，模型（5－16）显示了一般性转移支付的基准回归结果。一般转移支付对基本医疗卫生服务供给水平的影响存在显著的正向效应，这意味着一般转移支付是影响基本医疗卫生服务供给水平的重要因素，其在一定程度上能够促进基本医疗卫生服务供给水平的提升，研究假设4再次得到证实。一般性转移支付属于财力性转移支付，通常按照公式法进行资金分配，其更能缩小地区间财力差距，起到解决地方政府财务困境的功能，有助于基本医疗卫生服务供给充分性和均衡性的发展（吉富星和鲍曙光，2019）。在上述回归分析基础上，加入产业结构变迁（ISC）、储蓄率（SR）、交通便利程度（BCT）和老龄人口比重（OP）等控制变量。根据模型（5－17）的回归结果可知，一般性转移支付的系数仍显著为正，表明在相关控制变量的影响下，一般性转移支付的提升有利于基本医疗卫生服务供给水平的提高。根据模型（5－18）的回归结果可知，财

政转移支付与地方财政自给率交互项的系数符号显著为正。地方财政自给能力的提高，使得地方政府可以更好地保障本地基本发展需要，将一般性转移支付资金更多地用于医疗卫生等福利性支出。因此，财政自给率在一般性转移支付对基本医疗卫生服务供给影响中依然起到正向调节作用。

根据表5-8中模型（5-19）的回归结果可知，专项转移支付对基本医疗卫生服务供给水平存在正向驱动效应，但没有通过显著性检验，这说明专项转移支付对基本医疗卫生服务供给水平的影响不明显。在分别加入控制变量和地方财政自给率与专项转移支付交互项后，专项转移支付对基本医疗卫生服务供给水平的正向驱动效应依旧不显著，再次说明了专项转移支付对基本医疗卫生服务供给水平的影响不明显。究其原因，专项转移支付严格指定资金用途，其本身具有一定的局限性。目前，对于一些基本公共服务项目如医疗卫生、教育等项目的专项拨款较少，多数专项转移支付倾向于对经济发展有推动作用的基础设施建设等项目[①]。此外，相对于一般性转移支付而言，专项转移支付资金分配的自由裁量权较强、规范性较弱，其均等化作用无法充分发挥（吉富星和鲍曙光，2019），使得专项转移支付对基本医疗卫生服务供给水平的影响不明显。

表5-8　分项转移支付对基本医疗卫生服务供给影响的回归结果

变量	一般转移支付			专项转移支付		
	模型（5-16）	模型（5-17）	模型（5-18）	模型（5-19）	模型（5-20）	模型（5-21）
lnPGTP	0.016* (1.78)	0.051*** (4.71)	0.066** (2.56)			
lnPSTP				0.064 (1.27)	0.010 (0.36)	0.005 (0.18)
ISC		-0.110*** (-3.08)	-0.107*** (-3.02)		-0.105*** (-3.01)	-0.110*** (-3.47)
SR		0.001*** (4.05)	0.001*** (3.87)		0.001*** (3.77)	0.001*** (4.31)

① 资料来源于《中国财政年鉴》相关数据。

续表

变量	一般转移支付			专项转移支付		
	模型 (5-16)	模型 (5-17)	模型 (5-18)	模型 (5-19)	模型 (5-20)	模型 (5-21)
lnBCT		0.430*** (4.42)	0.408*** (3.70)		0.396*** (3.82)	0.417*** (4.05)
OP		0.002 (0.25)	0.002 (0.24)		0.001 (0.20)	0.003 (0.36)
lnPGTP × FS			0.001** (2.28)			
lnPSTP × FS						0.001 (1.37)
Constant	3.329*** (42.80)	1.484*** (4.47)	1.462*** (4.41)	2.829*** (8.98)	1.853*** (5.67)	1.808*** (5.60)
N	403	403	403	403	403	403
Adj. R^2	0.910	0.950	0.951	0.912	0.949	0.950
Year	Yes	Yes	Yes	Yes	Yes	Yes
Province	Yes	Yes	Yes	Yes	Yes	Yes

注：***、**、*分别表示1%、5%、10%的显著性水平；N为样本数；括号中的数值为t值。

综上所述，一般性转移支付对基本医疗卫生服务供给水平具有促进作用，而专项转移支付对基本医疗卫生服务供给水平的影响并不明显。鉴于此，国家应加大一般性转移支付规模，适当整合和减少专项转移支付项目，这也与目前国家提倡的优化转移支付体系相符。

（二）分项转移支付的内生性检验

前文探讨了财政转移支付与基本医疗卫生服务供给之间可能存在互为因果的关系，此处不再赘述。考虑到一般性转移支付、专项转移支付和财政自给率对基本医疗卫生服务供给可能会存在一定的滞后效应，本章利用一般性转移支付的滞后一期、专项转移支付的滞后一期和财政自给率的滞后一期作为工具变量进行内生性检验，回归结果如表5-9所示。两者第一阶段F检验统计值均大于10，说明考虑的工具变量不是弱工具变量，Durbin检验值均通过了显著性检验，拒绝外生性原假设，说明两者的解释变量具有内生性问题，应采用工具变量进行回归分析。

表 5-9 引入工具变量的样本回归结果

变量	模型（5-22）	模型（5-23）
lnPGTP	0.145*** (4.14)	
lnPSTP		0.014 (0.44)
ISC	-0.100*** (-5.76)	-0.103*** (-5.86)
SR	0.001*** (4.72)	0.001*** (5.26)
lnBCT	0.392*** (7.23)	0.429*** (8.48)
OP	-0.002 (-0.57)	-0.002 (-0.64)
lnPGTP × FS	0.002*** (3.40)	
lnPSTP × FS		0.000 (0.96)
Constant	1.077*** (4.04)	1.813*** (7.22)
N	372	372
Year FE	Yes	Yes
Province FE	Yes	Yes
F（Weak IV）	75.653	50.538
Durbin	133.305***	155.358***

注：***、**、*分别表示1%、5%、10%的显著性水平；N 为样本数；括号中的数值为 t 值。

在滞后一期下，一般性转移支付和专项转移支付的系数符号与基准回归结果一致，可能的内生性问题未造成“致命性”危害。一般性转移支付对基本医疗卫生服务供给水平的影响仍存在正向效应，且通过了1%的显著性检验。专项转移支付对基本医疗卫生服务供给水平存在正向影响，但仍不显著。观察一般性转移支付与地方财政自给率交互项和专项转移支付与地方财政自给率交互项的系数符号可知，财政自给率在一般性转移支付对基本医疗卫生服务供给影响中依然起到正向调节作用，而财政自给率在专项转移支付对基本医疗卫生服务供给影响中的作用不明显。其余控制变量的系数符号和显著性水平与基准模型也基本相同。储蓄率和交通便利程度对我国基本医疗卫生服务供给水平存在显著正向驱动效应，而产业结构升级则对我国基本医疗卫生服务供给水平具有显著负向影响，老龄人口比重对基本医疗卫生供给服务的影响不显著。

（三）分项转移支付影响基本医疗卫生服务供给的稳健性检验

1. 替换变量的稳健性检验

为了验证回归结果的稳健性，通过替换核心解释变量的方法对一般性转移支付和专项转移支付影响基本医疗卫生服务供给水平进行回归分析，分析方法和软件与前文保持一致，结果如表 5 - 10 所示。本章参考既有文献（杜彤伟等，2019），此处采用一般性转移支付占地方总财政收入的比重和专项转移支付占地方总财政收入的比重来替换计量模型中的人均一般性转移支付和人均专项转移支付。在替换核心解释变量后，一般性转移支付对基本医疗卫生服务供给水平的影响仍存在显著的正向效应。专项转移支付对基本医疗卫生服务供给水平的正向影响依然不显著。控制变量系数虽然在统计显著性方面有细微的差异，但符号方向始终不变，这说明模型的回归结果是稳健的。

表 5 - 10　　　　替换变量的稳健性检验结果

变量	一般性转移支付		专项转移支付	
	模型（5 - 24）	模型（5 - 25）	模型（5 - 26）	模型（5 - 27）
lnPGTP	0.034* (1.97)	0.038*** (3.39)		
lnPSTP			0.039 (0.80)	0.005 (0.22)
ISC		-0.109*** (-3.18)		-0.109*** (3.43)

续表

变量	一般性转移支付		专项转移支付	
	模型（5-24）	模型（5-25）	模型（5-26）	模型（5-27）
SR		0.001*** (4.11)		0.002*** (4.51)
lnBCT		0.438*** (4.23)		0.445*** (4.68)
OP		0.002 (0.33)		-0.002 (-0.24)
lnPGTP × FS		0.000 (0.16)		
lnPSTP × FS				0.001 (1.19)
Constant	3.402*** (4.16)	1.577*** (4.47)	3.030*** (12.05)	1.771*** (5.83)
N	403	403	403	403
Adj. R^2	0.910	0.950	0.910	0.951
Year	Yes	Yes	Yes	Yes
Province	Yes	Yes	Yes	Yes

注：***、**、*分别表示1%、5%、10%的显著性水平；N为样本数；括号中的数值为t值。

2. 对变量进行双边缩尾的稳健性检验

为了检验回归结果是否受到可能存在的部分异常样本值所造成的影响，将所有变量进行1%和99%分位数的缩尾处理，进一步检验回归结果的稳健性。根据表5-11可知，各列回归结果中变量的系数与缩尾前的回归结果有细微的差异，但符号方向一致。一般性转移支付对基本医疗卫生服务供给水平仍存在显著的正向影响。专项转移支付对基本医疗卫生服务供给水平的正向影响依然不显著。控制变量系数虽然在统计显著性方面有细微的差异，但符号方向始终不变，进一步证明回归结果是稳健的。

表 5-11 对变量进行双边缩尾的稳健性检验结果

变量	一般性转移支付		专项转移支付	
	模型（5-28）	模型（5-29）	模型（5-30）	模型（5-31）
lnPGTP	0.049** (2.15)	0.211*** (3.72)		
lnPSTP			0.058 (1.13)	0.007 (0.27)
ISC		-0.118*** (-3.33)		-0.130*** (-3.80)
SR		0.001*** (3.78)		0.002*** (4.49)
lnBCT		0.420*** (3.60)		0.448*** (3.91)
OP		0.000 (0.04)		-0.003 (-0.41)
lnPGTP × FS		0.000 (0.18)		
lnPSTP × FS				0.001* (1.97)
Constant	3.541*** (23.56)	1.781*** (5.34)	2.869*** (9.03)	1.704*** (4.77)
N	403	403	403	403
Adj. R^2	0.907	0.947	0.908	0.949
Year	Yes	Yes	Yes	Yes
Province	Yes	Yes	Yes	Yes

注：***、**、*分别表示1%、5%、10%的显著性水平；N 为样本数；括号中的数值为 t 值。

第三节 转移支付对基本医疗卫生服务供给的门槛效应分析

根据财政转移支付对基本医疗卫生服务供给的影响机制可知，在“健康中国”战略背景下，当地方政府的财政自给能力越高时，政府对居民健康水平的关注度越高，转移支付作为辅助财力手段对当地基本医疗卫生服务支出具有更强的激励作用，更能促进基本医疗卫生服务供给水平的提升。因此，在地方政府财政自给能力的影响下，财政转移支付对基本医疗卫生服务供给水平的影响可能具有非线性效应。为了验证假设6，考察财政转移支付与基本医疗卫生服务供给水平之间是否存在非线性关系，本章以地方财政自给能力为门槛变量，运用门槛回归模型对财政转移支付与基本医疗卫生服务供给水平之间的非线性关系进行检验。

一、门槛面板模型的构建

在进行门槛效应分析之前，本章参考既有文献（储德银等，2015；朱德云等，2020；魏福成和朱东霞，2021），采用LOWESS方法形成财政转移支付与基本医疗卫生服务供给水平的散点图，对两者的非线性关系进行初步判断（如图5-1所示）。根据图5-1可知，财政转移支付与基本医疗卫生服务供给水平之间存在非线性关系。然而，LOWESS方法形成的散点图没有考虑其他重要影响因素。因此，需要构建门槛面板模型，对财政转移支付与基本医疗卫生服务供给水平之间的非线性关系进行进一步探讨。

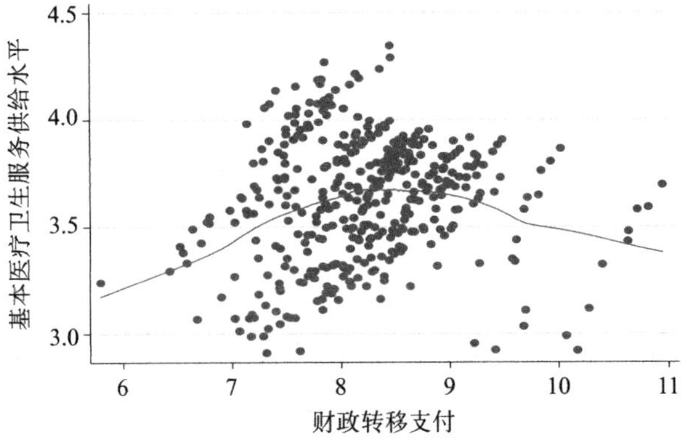

图5-1 财政转移支付与基本医疗卫生服务供给水平之间关系的散点

依旧采用 Hansen（2000）门槛面板模型对财政转移支付影响基本医疗卫生服务供给水平的门槛效应进行分析。在地方政府财政自给能力的影响下，财政转移支付对基本医疗卫生服务供给水平的影响可能具有非线性效应。因此，本章以地方财政自给能力作为门槛变量，构建门槛面板模型①。模型的被解释变量、核心解释变量以及其他外生变量详见本章第一节，相关变量的数据来源及统计性描述详见表 5-1 与表 5-2，此处不再赘述。模型设定如下所示：

$$lnMHS_{it} = \beta_0 + \beta_1 ISC_{i,t} + \beta_2 SR_{i,t} + \beta_3 lnBCT_{i,t} + \beta_4 OP_{i,t} + \alpha_1 lnPTP_{i,t} \times I(FS_{i,t} \leqslant \mu_1) + \alpha_2 lnPTP_{i,t} \times I(\mu_1 < FS_{i,t} \leqslant \mu_2) + \cdots + \alpha_n lnPTP_{i,t} \times I(FS_{i,t} \leqslant \mu_n) + \varepsilon_{it} + u_i + v_t \tag{5-7}$$

其中，下标 i 表示省份；下标 t 表示样本观测期；ε_{it} 表示随机扰动项；u_i 为地区固定效应；v_t 为时间固定效应；μ_1，μ_2，…，μ_n 为待估算的门槛值；被解释变量 *MHS* 表示基本医疗卫生服务供给指数；核心解释变量为财政转移支付 *PTP*；门限变量为地方财政自给能力 *FS*；其他外生变量分别为产业结构升级 *ISC*、储蓄率 *SR*、交通便利程度 *BCT* 和老龄人口比重 *OP*。

二、转移支付对基本医疗卫生服务供给的门槛效应检验

为了进一步考察财政转移支付与基本医疗卫生服务供给水平之间是否存在非线性关系，本章通过 Bootstrap 方法设置了 500 个网格搜寻点，对观测期内样本数据进行检验，检验结果如表 5-12 所示。通过检验可以发现，财政转移支付与基本医疗卫生服务供给水平之间存在显著的单一门槛效应。门槛阈值为 39.508。进一步检验其是否存在双门槛效应，结果显示财政转移支付与基本医疗卫生服务供给水平之间存在显著的双重门槛效应，门槛阈值为 39.508 和 67.407。再次检验两者是否具有三重门槛效应，结果显示财政转移支付与基本医疗卫生服务供给水平之间存在显著的三重门槛效应，门槛阈值为 39.508、67.407 和 76.064。

---

① 门槛回归模型的基本形式见第四章第三节，此处不再赘述。

表 5－12　　门槛效应检验结果

变量	假设检验	F 值	P 值	门槛阈值
PTP	单一门槛	69.29	0.000	$\mu_1=39.508$
	双重门槛	53.36	0.000	$\mu_1=39.508$ $\mu_2=67.407$
	三重门槛	55.49	0.000	$\mu_1=39.508$ $\mu_2=67.407$ $\mu_3=76.064$

三、转移支付对基本医疗卫生服务供给的门槛特征分析

根据门槛效应检验，财政转移支付与基本医疗卫生服务供给水平之间存在非线性关系。因此，构建三重门槛模型进行回归估计，各变量对基本医疗卫生服务供给的具体估计结果如表 5－13 所示。

表 5－13　　各变量对基本医疗卫生服务供给水平的估计结果

变量	模型（5－32）
$lnPTP_{i,t}\times I\ (FS_{i,t}\leq 39.508)$	0.278^{***} (17.30)
$lnPTP_{i,t}\times I\ (39.508<FS_{i,t}\leq 67.407)$	0.284^{***} (17.63)
$lnPTP_{i,t}\times I\ (67.407<FS_{i,t}\leq 76.064)$	0.295^{***} (18.33)
$lnPTP_{i,t}\times I\ (FS_{i,t}>76.064)$	0.305^{***} (18.58)
ISC	0.048^{***} (2.63)
SR	0.002^{***} (7.19)
lnBCT	0.460^{***} (7.27)

续表

变量	模型（5－32）
OP	0.020*** (5.11)
Constant	-0.710*** (-4.52)
N	403
Adj. R^2	0.915

注：***、**、*分别表示1%、5%、10%的显著性水平；括号中的数值为t值。

从表5－13中回归结果可知，将地方财政自给能力设置为门槛变量后，财政转移支付与基本医疗卫生服务供给之间存在非线性关系。当地方财政自给能力强度小于39.508时，财政转移支付对基本医疗卫生服务供给影响的弹性系数显著为正，系数值为0.278。当地方财政自给能力强度处于39.508—67.407时，财政转移支付对基本医疗卫生服务供给影响的弹性系数增大，系数值为0.284。当地方财政自给能力强度处于67.407—76.064时，财政转移支付对基本医疗卫生服务供给影响的弹性系数再次增大，系数值为0.295。当地方财政自给能力强度大于76.064时，财政转移支付对基本医疗卫生服务供给影响的弹性系数依然增大，系数值为0.305。上述结果表明财政转移支付对基本医疗卫生服务供给水平的影响随着地方财政自给能力的提升而显著提高。

综上所述，在地方政府财政自给能力的影响下，财政转移支付与基本医疗卫生服务供给水平之间存在非线性关系，假设6得到证实。究其原因，在“健康中国”战略背景下，国家对居民健康水平的关注度不断提高，政府将提升基本医疗卫生服务供给水平作为重点发展方向，此时财政转移支付对政府公共支出决策的激励和约束作用倾向于能够提升居民福利的医疗卫生等民生性公共服务。由于财政自给能力在转移支付对基本医疗卫生服务供给影响中的“调节效应”主要通过影响政府支出决策来实现，地方政府的财政自给能力越高时，政府本级财力越能满足自身财政支出需求，这时转移支付作为辅助财力手段对当地基本医疗卫生服务支出具有更强的激励作用，更能促进基本医疗卫生服务供给水平的提高。因此，随着地方财政自给能力强度的提升，财政转移支付对基本医疗卫生服务供给产生非线性影响。

本章小结

本章构建固定效应模型探索财政转移支付对基本医疗卫生服务供给水平的影响，研究发现：财政转移支付对基本医疗卫生服务供给水平的提升具有促进作用，地方政府的财政自给能力在转移支付对基本医疗卫生服务供给影响中存在正向调节效应，研究假设4得到证实。在财政分权体制下，财政转移支付作为国家财政保障的一种重要手段，可以通过改善地方政府的财政状况来激励和约束政府供给行为，从而矫正因政府竞争导致的财政失衡和公共服务供给不足的情况。在“健康中国”战略背景下，政府对居民健康水平的关注度不断提高，财政转移支付对政府公共支出决策的激励和约束作用倾向于能够提升居民福利的医疗卫生等民生性公共服务，这有利于基本医疗卫生服务供给充分性和均衡性的发展。由于财政自给能力在转移支付对基本医疗卫生服务供给影响中的“调节效应”主要通过影响政府支出决策来实现，当地区财政自给能力较强时，地方政府更易将转移支付资金用到医疗卫生等民生性公共服务上。因此，地方政府的财政自给能力在转移支付对基本医疗卫生服务供给影响中存在正向调节效应。此外，根据财政转移支付对基本医疗卫生服务供给影响的地理区位异质性分析可知，东中部地区财政转移支付对地方政府医疗卫生支出决策的激励作用强于西部地区，且东中部地区地方财政自给能力在财政转移支付对基本医疗卫生服务供给影响中的正向调节作用强于西部地区。究其原因，东中部地区财政自给能力较强，地方政府拥有较为雄厚的财力来满足自身财政支出需求，这使地方政府在“健康中国”战略背景下更易将转移支付资金用到提升居民福利的医疗卫生服务上，以便在服务型政府导向下创造新的“政绩点”。西部地区财政自给能力较弱，地方政府对当地基本医疗卫生服务的重视程度较弱，其会将获得的转移支付资金首先用于满足自身经济的发展，使得转移支付对地方政府医疗卫生领域财政支出决策的激励作用较弱。鉴于此，财政转移支付对基本医疗卫生服务供给的影响存在地区异质性，假设 5 得到证实。

为了考察财政转移支付与基本医疗卫生服务供给水平之间是否存在非线性关系，本章以地方财政自给能力作为门槛变量，构建门槛面板模型进行回归分析。研究发现：随着地方财政自给能力强度的提升，财政转移支付对基本医疗卫生服务供给产生非线性影响，假设 6 得到证实。当地方政府的财政自给能力越高时，政府本级财力越能满足自身财政支出需求，这时转移支付作为辅助财力手段对当地基本医疗卫生服务支出具有更强的激励作用，更能促进基本医疗卫生服务供给水平的提高。因此，在地方政府财政自给能力的影响下，财政转移支付对基本医疗卫生服务供给水平的影响具有非线性效应。

第六章　基本医疗保险影响基本医疗卫生服务供给的实证分析

前文考察了财政分权和财政转移支付对基本医疗卫生服务供给的影响，本章重点探索基本医疗保险对基本医疗卫生服务供给的影响。首先，利用微观数据建立两部分模型检验基本医疗保险对居民享有基本医疗卫生服务的影响，从而探索基本医疗保险在多大程度上能够减轻居民的医疗负担，使得本没有能力就医的群体能够得到及时的基本医疗卫生服务，以实现“人人享有基本医疗卫生服务”的目标。其次，利用宏观数据建立固定效应模型，研究基本医疗保险对基本医疗卫生服务供给水平影响的线性关系。在“健康中国”战略背景下，基本医疗保险制度作为国家统筹共济的重要保障制度，不仅能够分散公众患病时的经济风险，而且能使经济能力较低群体得到及时的医疗服务，提升基本医疗卫生服务利用程度，促进基本医疗卫生服务供给水平的提升。最后，将财政转移支付作为门槛变量，建立面板门槛回归模型，检验基本医疗保险与基本医疗卫生服务供给水平之间的非线性关系。财政转移支付对地方政府的决策行为具有激励和约束作用。在“健康中国”战略背景下，地方政府更易将获得的转移支付资金用到医疗保障中，从而增强基本医疗保险基金支出动力。当地方政府获得的财政转移支付补助越高，基本医疗保险越对基本医疗卫生服务供给水平的提高具有更强的激励作用，这表明基本医疗保险对基本医疗卫生服务供给水平的影响可能具有非线性效应。本章基于前文理论分析中基本医疗保险对基本医疗卫生服务供给的影响机制，构建合适的模型对基本医疗保险如何影响基本医疗卫生服务供给进行实证研究，旨在对影响机制中的研究假设进行验证，为后续国家制定宏观决策提供参考依据。

第一节　基本医疗保险对居民享有基本医疗卫生服务的影响

截至 2019 年，我国居民参保覆盖率稳定在 95%①，以城镇职工、城乡居民为主体的全民医保体系基本形成。既有文献对基本医疗保险制度影响基本医疗卫生服务的研究多是从微观层面考察基本医疗保险对居民享有基本医疗卫生服务的影响，诸多学者重点关注在基本医保制度下居民医疗负担和及时就医率的情况（Duan 等，1984；刘国恩等，2011；杨清红和刘俊霞，2013；马霞和蒲红霞，2016）。本章参考上述文献，利用 2018 年中国健康与养老追踪调查数据（CHARLS），重点研究基本医疗保险对居民医疗负担和居民及时就医的影响状况，旨在对研究假设 7 进行验证，以为后续优化基本医疗保险制度提供依据。

一、计量方法选择与模型构建

研究基本医疗保险对居民医疗负担和及时就医率的影响，一方面要考察居民在患病后可能会出于对医疗卫生服务价格或服务可及性的考虑而放弃治疗，这会使数据中存在医疗支出为零的现象，使得数据表现为零截断。另一方面，当居民患病后选择治疗时，也会面临自我治疗、门诊治疗或住院治疗的选择，这种多项选择的决策行为在作为被解释变量时表现为离散数据而不是连续数据。鉴于此，OLS 估计模型并不适用。

（一）关于居民及时就医的计量模型构建

对于基本医疗保险对居民及时就医的影响，既有文献多采用 logit 模型进行估计（刘国恩等，2011；马霞和蒲红霞，2016）。当居民患病后可能

① 数据来源于《中国卫生健康统计年鉴》。

选择及时就医，也可能选择放弃治疗。因此，被解释变量是 0 - 1 分布的，当被解释变量为 0 时表示居民放弃治疗，当被解释变量为 1 时表示居民选择及时就医。此时，计量模型应选择累积分布函数进行回归估计。本章参考上述文献采用 logit 模型进行估计，具体模型如下所示。

$$Y_i = \beta X_i + \varepsilon_i, \varepsilon_i \sim N(0,1) \tag{6-1}$$

$$Y_i = \begin{cases} 1,\text{居民患病后选择及时就医} \\ 0,\text{居民患病后选择放弃治疗} \end{cases} \tag{6-2}$$

其中，Y_i 代表第 i 个居民及时就医的概率，X_i 为影响居民就诊行为的特征变量，如基本医疗保险和相关社会经济因素。

（二）关于居民医疗负担的计量模型构建

对于基本医疗保险对居民医疗负担的影响，应将居民发生的医疗支出决策分为两个阶段，第一阶段是居民患病后是否产生医疗支出，第二阶段是就医后的实际支出。部分文献在实证研究中采用 Heckman 样本选择模型（Heckman，1974）进行估计，此模型包括选择方程（是否发生医疗支出）和结果方程（就医后产生的实际医疗支出）两个阶段（刘国恩等，2011）。然而，Heckman 样本选择模型在运用过程中存在部分限制条件，比如选择方程中随机误差项以及选择方程和结果方程的残差项必须服从正态分布（马霞和蒲红霞，2016），否则会产生估计偏差。因此，本章选择两部分模型进行回归估计。Duan 等（1984）将两部分模型运用到医疗需求的研究中，使其成为卫生经济学的经典建模方法。两部分模型与 Heckman 样本选择模型相似，它认为选择方程和结果方程是相对独立的，不要求误差项必须服从正态分布，这与实际情况更相符且能在一定程度上避免估计偏差（马霞和蒲红霞，2016）。

参考上述文献的做法，采用两部分模型进行回归估计，第一部分为选择模型，即居民患病后是否发生医疗支出：

$$H_{1i} = \beta_1 X_{1i} + \varepsilon_{1i}, \varepsilon_{1i} \sim N(0,1) \tag{6-3}$$

$$H_{1i} = \begin{cases} 1,\text{发生医疗支出} \\ 0,\text{未发生医疗支出} \end{cases} \tag{6-4}$$

其中，H_{1i}代表是否发生医疗支出，X_{1i}为影响医疗支出发生的相关变量，如基本医疗保险和其他相关社会经济等因素。此处采用 probit 模型进行估计。

第二部分为结果模型，即居民就医后产生的实际自付医疗支出：

$$LogH_{2i} = \beta_2 X_{2i} + \gamma_i, \gamma_i \sim N(0, \sigma_u^2) \text{ 且 } cov(\varepsilon_{2i}, \gamma_i) = 0 \quad (6-5)$$

其中，$LogH_{2i}$代表居民自付医疗支出的对数，X_{2i}表示影响自付医疗支出的基本医疗保险和其他相关社会经济等因素。

二、数据来源与变量说明

（一）数据来源

本章数据来自 2018 年中国健康与养老追踪调查（CHARLS），该调查将 45 岁以上居民作为受访者，内容包括家庭经济状况、健康状况、医疗服务利用、医疗保险、工作以及退休等基本信息。经过筛选，剔除部分缺失样本，最终选择样本量共计 1027 个。

（二）变量说明

为了验证研究假设 7，本章重点探索基本医疗保险对居民医疗负担和居民及时就医的影响状况，进而考察基本医疗保险对居民享有基本医疗卫生服务的影响。根据既有文献（刘国恩等，2011；杨清红和刘俊霞，2013；马霞和蒲红霞，2016），影响居民享有基本医疗卫生服务的因素很多，本章参考经典的 Anderson 模型（Anderson 等，1983），将影响居民享有基本医疗卫生服务的因素分为先决因素（如年龄、性别、居住状况、婚姻状况等）、使能因素（如医疗保险类型、受教育水平等）和需要因素（如健康自评、患病情况等）。

鉴于此，本章的被解释变量包括居民是否及时就医（是用 1 表示，否用 0 表示）和居民医疗负担（用居民自付医疗支出金额取对数表示）。解释变量包括：（1）基本医疗保险。将参加基本医疗保险设置为 1，未参加设置为 0。（2）年龄。样本中居民的年龄在 45—90 岁，在实证研究中将其分为 3 组：45—54 岁设为 0，55—64 岁设为 1，65 岁以上设为 2，并将 45—54 岁设置为参照组。（3）性别。实证研究中将女性设置为 1，男性为 0。（4）婚姻状况。实证研究中将已婚设置为 1；反之为 0，包括“未婚、离异和丧偶”。(5) 受教育水平。实证研究中分为两类：高中以下设为1，高中及以上设为2。(6) 健康自评情况。居民的健康状况是影响基本医疗卫生服务需求的重要因素，居民的健康自评情况不同，其对基本医疗卫生服务需求的差异较大。实证研究中居民健康自评情况分为：0为“说不准”，1为“健康自评情况好”，2为“健康自评情况一般”，3为“健康自评情况差”，并将“健康自评情况好”作为参照组。(7) 是否患有慢性病。实证研究中将患有慢性病设置为1，未患设置为0（见表6-1）。

表6-1　变量统计性描述

变量	均值	标准差	最小值	最大值
被解释变量				
是否及时就医	0.34	0.48	0	1
是否有家庭医疗支出	0.98	0.14	0	1
家庭医疗支出	14125.54	39200.23	0	100000
解释变量				
基本医疗保险	0.91	0.28	0	1
年龄	1.47	0.73	0	2
女性	0.53	0.50	0	1
已婚	0.78	0.41	0	1
受教育水平	0.61	0.65	0	2
健康自评情况	2.25	1.03	0	3
是否患有慢性病	0.15	0.35	0	1

资料来源：2018年中国健康与养老追踪调查。

三、实证结果及分析

（一）基本医疗保险对居民及时就医的影响

本章采用logit模型进行回归分析。从表6-2中实证结果可知，在控制人口特征、居民健康及其他社会经济等异质性因素的基础上，基本医疗保险对居民及时就医行为存在显著的正向影响。究其原因，这可能是因为居民在参加基本医疗保险后，其在就医时需支付的医疗服务价格相对减少，释放了既往被抑制的潜在基本医疗卫生服务需求，使得居民患病后的及时就医率得到提升。上述结论与影响机制中基本医疗保险能够促进居民及时就医这一预期相一致，验证了研究假设 7。

表 6-2　　居民及时就医模型的回归结果

变量		是否及时就医
医疗保险类型	基本医疗保险	0.952* （0.559）
年龄	55—64 岁	0.229 （0.215）
（以 45—54 岁为对照组）	65 岁以上	0.516*** （0.192）
女性（是 =1，否 =0）		0.014 （0.142）
已婚（已婚 =1，否 =0）		0.323* （0.193）
受教育程度	高中及以上	0.047 （0.248）
	高中以下	0.100 （0.148）
健康自评情况	健康自评情况一般	0.183 （0.211）
（以健康自评情况好为对照组）	健康自评情况差	0.389** （0.185）
患有慢性病（是 =1，否 =0）		0.299* （0.179）
Constant		-1.851*** （0.602）
N		1027
Log likelihood		-647.864

注：*、**、*** 分别表示在 10%、5%、1% 的水平上显著；括号内为标准差。

观察其他异质性因素的回归结果可知，性别和受教育程度对居民及时就医行为未产生显著影响，而个体年龄、婚姻状况、健康自评情况和患慢性病情况对是否发生及时就医行为的影响均显著。具体而言，随着年龄的增加，居民及时就医的可能性增大，这可能是因为居民年龄越大，自身的健康状况可能下降，使其对健康状况的重视程度越强，导致居民在患病后及时就医的可能性增加。已婚人群对是否及时就医的影响呈显著正相关，这可能是因为一般情况下已婚人群相较于未婚人群的经济基础更好，对身体健康的关注度较高，患病时及时就医的可能性较大。健康自评情况差对居民及时就医行为存在显著的正向驱动效应。究其原因，当居民健康自评情况越差时，表明其对自身健康状况越重视，使得居民对提高个人健康水平的意愿越强，那么当其患病后及时就诊的可能性就越大。居民患有慢性病对其及时就医行为存在显著的正向影响，这可能是因为患有慢性病的居民习惯了按时就诊，当其患其他疾病后及时就诊的可能性就越大。

（二）基本医疗保险对居民医疗负担的影响

为了考察基本医疗保险对居民医疗负担的影响，采用两部分模型进行回归分析，第一步探讨是否发生居民自付医疗支出，第二部研究发生自付医疗支出行为后对居民自付医疗支出金额的影响，回归结果如表 6－3 所示。

表 6－3　居民医疗负担模型的回归结果

变量		决策模型 是否发生居民自付医疗支出	结果模型 居民自付医疗支出金额
医疗保险类型	基本医疗保险	0.767* (0.420)	－0.373* (0.225)
年龄 （以 45—54 岁为对照组）	55—64 岁	0.177 (0.396)	0.071 (0.109)
	65 岁以上	0.039 (0.312)	0.188** (0.097)
女性 （是 =1，否 =0）		－0.535* (0.236)	－0.033 (0.070)
已婚 （已婚 =1，否 =0）		0.194* (0.271)	－0.105 (0.090)
受教育程度	高中及以上	0.313 (0.423)	0.016 (0.122)
	高中以下	0.252 (0.236)	0.075 (0.072)
健康自评情况 （以健康自评情况好为对照组）	健康自评情况一般	0.261 (0.329)	0.120 (0.087)
	健康自评情况差	0.038 (0.311)	0.166* (0.099)
是否患慢性病 （是 =1，否 =0）		0.120 (0.320)	－0.037 (0.090)

续表

变量		决策模型 是否发生居民自付医疗支出	结果模型 居民自付医疗支出金额
Constant		1.560*** (0.579)	9.458*** (0.250)
N		1027	1012
Adj. R^2			0.003
Log likelihood		−72.196	

注：*、**、***分别表示在10%、5%、1%的水平上显著；括号内为标准差。

从表6-3中实证结果可知，在控制人口特征、居民健康及其他社会经济等异质性因素的基础上，基本医疗保险对是否发生居民自付医疗支出行为存在显著正向影响，但对居民自付医疗支出存在显著的负向作用。究其原因，近年来基本医疗保险的报销范围越来越广、报销比例不断提高，使得居民患病后的就诊率提高，居民的就诊行为会促使居民发生医疗支出行为。此外，基本医疗保险报销比例的提升使得看病的费用降低，这有利于减轻居民的医疗负担、释放基本医疗卫生服务需求。上述结论与影响机制中基本医疗保险能够减轻居民医疗负担这一预期相一致，进一步验证了研究假设7。

观察其他异质性因素的回归结果可知，居民受教育程度和患慢性病情况对居民医疗负担未产生显著影响，而个体年龄、性别、婚姻状况和健康自评情况对居民医疗负担的影响均显著。不同年龄段人群对是否发生居民医疗支出行为和居民医疗支出的影响不同。在65岁以上年龄段，居民对自付医疗支出存在显著正向影响，这可能是因为居民对基本医疗卫生服务的需求随着年龄的增长而增加。相较于中年群体，年龄较大人群的健康状况较差，对基本医疗卫生服务的需求较高，使得此类人群产生自付医疗支出的可能性增大，从而增加了年龄较大人群的医疗负担。女性对是否发生居民医疗支出行为存在负向驱动效应，这可能是因为相较于男性而言，女性生活习惯较为健康，发生医疗支出行为的可能性较低。已婚人群对是否发生居民医疗支出行为呈显著正相关，这可能是因为一般情况下已婚人群相较于未婚人群的经济基础更好，对身体健康的关注度较高，从而更易发生医疗支出行为。居民健康状况是影响居民医疗负担的重要因素，回归结果显示健康自评情况差的群体对自付医疗支出存在显著的正向驱动效应。当居民健康状况较差时，需要更多的医疗支出来提高个人健康水平，从而增加了居民医疗负担。上述结果说明居民医疗负担随着居民健康状况的好转而降低，这也与实际情况相符。

第二节　基本医疗保险对基本医疗卫生服务供给水平的影响

在人人享有基本医疗卫生服务的目标下，我国基本医疗保险报销比例和覆盖率逐年增加，目前已基本形成以城镇职工、城乡居民为主体的全民医保体系。根据基本医疗保险对基本医疗卫生服务供给的影响机制可知，基本医疗保险制度作为重要的财政保障制度，能够减轻居民医疗负担，提升基本医疗卫生服务利用程度，从而促进基本医疗卫生服务供给水平的提升（杨清红和刘俊霞，2013；朱铭来和胡祁，2020）。鉴于此，本章利用宏观数据建立固定效应模型，研究基本医疗保险对基本医疗卫生服务供给水平的影响，旨在对研究假设 8 进行验证。

一、变量说明与模型构建

（一）变量说明

本章选取基本医疗卫生服务供给指数（MHS）为被解释变量。在解释变量的选取上，考虑到目前我国基本形成以城镇职工、城乡居民为主体的全民医保体系，且公费医疗样本量较小，本章主要选取基本医疗保险、城镇职工医疗保险和城乡居民医疗保险作为模型的解释变量。在“健康中国”战略背景下，地方政府更易将获得的转移支付资金用到医疗保障上，从而增强基本医疗保险支出动力，提高基本医疗卫生服务供给水平。因此，本章加入了基本医疗保险与财政转移支付的交互项，以考察财政转移支付在基本医疗保险对基本医疗卫生服务供给影响中所起的“调节作用”。此外，为了保证模型设定的稳健性，减少因遗漏变量引起的误差，在参考马智利等（2010）、景抗震和顾海（2019）以及朱铭来和王恩楠（2021）等相关文献的基础上，特选择政府本级财力（PFR）、居民医疗卫生消费水平（MHC）和老龄人口比重（OP）三个指标作为控制变量进行实证检验。各变量的具体含义如表 6 – 4 所示。

表 6 – 4　　　　变量说明

变量名	符号	指标说明
基本医疗卫生服务供给水平	MHS	第三章中测度的我国基本医疗卫生服务供给指数
基本医疗保险（亿元）	MIF	基本医疗保险的基金支出金额
城镇职工医疗保险（亿元）	SST	城镇职工医疗保险的基金支出金额
城乡居民医疗保险（亿元）	SRT	城乡居民医疗保险基金支出金额
财政转移支付（亿元）	PTP	中央补助与地方上解之差
政府本级财力（元）	PFR	地方政府本级财政收入/地区年末常住人口
居民医疗卫生消费水平（%）	MHC	居民医疗卫生价格消费指数
老龄人口比重（%）	OP	65 岁以上人口占总人口比重

资料来源：根据相关文献整理所得。

1. 基本医疗卫生服务供给水平（MHS）

本章采用第三章中测度的我国基本医疗卫生服务供给指数作为衡量指标。

2. 基本医疗保险、城镇职工医疗保险和城乡居民医疗保险

目前基本医疗保险指标较难衡量，本章参考景抗震和顾海（2019）的做法，选取基本医疗保险基金支出规模（MIF）来衡量基本医疗保险指标。由于我国目前基本形成以城镇职工、城乡居民为主体的全民医保体系，此处选择城镇职工医疗保险的基金支出规模（SST）和城乡居民医疗保险基金支出规模（SRI）来衡量城镇职工医疗保险和城乡居民医疗保险。

3. 财政转移支付（PTP）

此处采用财政转移支付量（中央补助与地方上解之差）来衡量财政转移支付指标（郑垚和孙玉栋，2018）。

4. 其他控制变量

政府本级财力（PFR），此处采用人均地方政府本级财政收入来衡量。地方政府本级财力（PFR）是影响基本医疗卫生服务供给水平的重要因素。随着地方政府本级财力（PFR）的提高，政府对医疗卫生领域的财政投入也在不断地越大，从而对基本医疗卫生服务供给水平产生影响。居民医疗卫生消费水平（MHC），此处采用居民医疗卫生价格消费指数来衡量。居民医疗卫生消费水平越高，表明居民发生医疗消费行为的可能性越大，从而增加患者的基本医疗卫生服务利用情况。老龄人口比重（OP）采用65岁以上人口占总人口比重来衡量。老年人属于较易患病的人群，随着年龄的增加，老龄人群会产生特殊护理需求。

由于2008年底国务院发布《关于建立城镇职工基本医疗保险制度的决定》，城镇职工医疗保险相关数据起始于2009年，故本章选取的样本考察期为2009—2019年。鉴于此，被解释变量（基本医疗卫生服务供给水平）数据来自第三章测算所得的2009—2019年我国31个省份的基本医疗卫生服务供给指数。其他变量的原始数据来源于《中国卫生健康统计年鉴》《统计年鉴》和《中国财政年鉴》。在面板回归分析中，考虑到面板数据可能存在的非平稳和非线性等问题对统计结果的影响，对部分变量取自然对数，相关变量的描述性统计结果见表6-5。

表6-5　变量的描述性统计结果

变量名	符号	均值	标准差	最小值	最大值
基本医疗卫生服务供给水平	lnMHS	3.6954	0.2432	2.9211	4.3462
基本医疗保险	lnMIF	5.2047	1.1064	1.5825	7.4755
城镇职工医疗保险	lnSST	4.9508	1.0304	1.5225	7.1556
城乡居民医疗保险	lnSRT	3.2885	1.5943	1.2609	6.5261
财政转移支付	lnPTP	15.2743	3.5978	2.6714	17.6901

续表

变量名	符号	均值	标准差	最小值	最大值
政府本级财力	lnPFR	8.4365	0.6454	6.9242	10.2933
居民医疗卫生消费水平（%）	MHC	101.8025	2.9469	98.4163	110.1164
老龄人口比重（%）	OP	9.8972	2.2759	4.8244	16.2630

资料来源：作者根据相关数据资料整理计算所得。

（二）模型构建

为了探究基本医疗保险对基本医疗卫生服务供给水平的影响，本章将我国31个省（市、自治区）的基本医疗卫生服务供给指数作为被解释变量，将基本医疗保险、城镇职工医疗保险和城乡居民医疗保险作为解释变量，将政府财力、居民医疗卫生消费水平和老龄人口比重作为控制变量进行回归分析。为了进一步检验财政转移支付在基本医疗保险对基本医疗卫生服务供给影响中所起的调节作用，引入基本医疗保险与财政转移支付的交互项、城镇职工医疗保险与财政转移支付的交互项和城乡居民医疗保险与财政转移支付的交互项。首先对模型进行 Hausman 检验，判断采用固定效应模型还是随机效应模型。结果显示，检验值通过了显著性检验，因此，采用固定效应模型进行回归分析。模型设定如公式（6－6）至公式（6－11）所示。

$$lnMHS_{i,t} = \alpha + \beta_1 lnMIF_{i,t} + \beta_2 lnPFR_{i,t} + \beta_3 MHC_{i,t} + \beta_4 OP_{i,t} + \varepsilon_{i,t} + u_i + v_t \quad (6-6)$$

$$lnMHS_{i,t} = \alpha + \beta_1 lnSST_{i,t} + \beta_2 lnPFR_{i,t} + \beta_3 MHC_{i,t} + \beta_4 OP_{i,t} + \varepsilon_{i,t} + u_i + v_t \quad (6-7)$$

$$lnMHS_{i,t} = \alpha + \beta_1 lnSRT_{i,t} + \beta_2 lnPFR_{i,t} + \beta_3 MHC_{i,t} + \beta_4 OP_{i,t} + \varepsilon_{i,t} + u_i + v_t \quad (6-8)$$

$$lnMHS_{i,t} = \alpha + \beta_1 lnMIF_{i,t} + \beta_2 lnMIF_{i,t} \times lnPTP_{i,t} + \beta_3 lnPFR_{i,t} + \beta_4 MHC_{i,t} + \beta_5 OP_{i,t} + \varepsilon_{i,t} + u_i + v_t \quad (6-9)$$

$$lnMHS_{i,t} = \alpha + \beta_1 lnSST_{i,t} + \beta_2 lnSST_{i,t} \times lnPTP_{i,t} + \beta_3 lnPFR_{i,t} + \beta_4 MHC_{i,t} + \beta_5 OP_{i,t} + \varepsilon_{i,t} + u_i + v_t \quad (6-10)$$

$$lnMHS_{i,t} = \alpha + \beta_1 lnSRT_{i,t} + \beta_2 lnSRT_{i,t} \times lnPTP_{i,t} + \beta_3 lnPFR_{i,t} + \beta_4 MHC_{i,t} + \beta_5 OP_{i,t} + \varepsilon_{i,t} + u_i + v_t \quad (6-11)$$

其中，下标 i 表示 31 个省级行政单位；下标 t 表示样本观测期；MHS_{it}表示基本医疗卫生服务供给水平；*MIF* 表示基本医疗保险基金支出；*SST* 表示城镇职工医疗保险基金支出；*SRT* 表示城乡居民医疗保险基金支出；*PTP* 表示财政转移支付量；*MIF* * *PTP* 表示基本医疗保险与财政转移支付的交互项；*SST* × *PTP* 表示城镇职工医疗保险与财政转移支付的交互项；*SRT* × *PT*P 表示城乡居民医疗保险与财政转移支付的交互项；*PFR* 表示政府本级财力；*MHC* 表示居民医疗卫生消费水平；*OP* 表示老龄人口比重；ε_{it}表示随机扰动项；u_i 为地区固定效应；v_t 为时间固定效应。β 为解释变量的系数，如果 $\beta>0$，则表示各变量对基本医疗卫生服务供给水平具有正向影响；如果 $\beta<0$，则表示各变量对基本医疗卫生服务供给水平具有正向影响。

二、基本医疗保险影响基本医疗卫生服务供给的回归结果

（一）样本初步回归结果

1. 基本医疗保险影响基本医疗服务供给的回归结果

本章运用 Stata15.1 软件估计模型回归结果。由表 6－6 可知，模型（6－1）显示了样本的基准回归结果。基本医疗保险对基本医疗卫生服务供给水平的影响存在正向效应，这意味着基本医疗保险在一定程度上能够促进基本医疗卫生服务供给水平的提升。上述结论与基本医疗保险对基本医疗卫生服务供给影响机制中的逻辑推断相一致，验证了研究假设 8。在“健康中国”战略背景下，国家对基本医疗保险基金补贴力度不断加大，患者经过基本医保报销后自身所花费的医疗费用会直接减少，这使经济能力较低群体能够得到及时的医疗服务，进而提升基本医疗卫生服务利用程度，促进基本医疗卫生服务供给水平的提升。

表 6－6 基本医疗保险对基本医疗卫生服务供给影响的回归结果

变量	模型（6－1）	模型（6－2）	模型（6－3）
lnMIF	0.128*** (3.19)	0.089** (2.42)	0.088** (2.51)
MHC		－0.003* (－1.74)	－0.002 (－1.51)
lnPFR		0.164*** (5.03)	0.169*** (5.28)
OP		－0.016*** (－3.22)	－0.017*** (－3.65)
lnMIF × lnPTP			0.003* (2.02)
Constant	2.927*** (18.07)	2.269*** (7.45)	2.183*** (7.51)
N	341	341	341
Adj. R^2	0.904	0.922	0.924
Year	Yes	Yes	Yes
Province	Yes	Yes	Yes

注：***、**、*分别表示1%、5%、10%的显著性水平；N为样本数；括号中的数值为t值。

在上述回归分析基础上，加入政府本级财力（PFR）、居民医疗卫生消费水平（MHC）和老龄人口比重（OP）等控制变量，观察回归结果的变化情况。根据模型（6－2）的回归结果可知，加入控制变量后，基本医疗保险的回归系数仍为正，这意味着在相关控制变量的影响下，基本医疗保险的提升有利于基本医疗卫生服务供给水平的提高。观察控制变量的回归结果可知，政府本级财力变量对基本医疗卫生服务供给水平产生显著的促进作用，这表明地方政府财力水平越高，越能为基本医疗卫生服务供给提供更多的财力支撑，在一定程度上能够促进基本医疗卫生服务供给水平的提升。居民医疗卫生消费水平对基本医疗卫生服务供给水平存在显著的负向驱动效应，这说明当居民医疗卫生消费水平提高时，居民发生医疗消费行为的可能性增加，这在一定程度上会改善基本医疗卫生服务利用情况，在供给量有限的情况下可能会对基本医疗卫生服务产出类指标和结果类指标的供给效果产生负面影响，不利于基本医疗卫生服务供给水平的提升。老龄人口比重变量对基本医疗卫生服务供给水平产生显著的负向影响。究其原因，老年人属于较易患病的人群，随着年龄的增加，老年群体可能会产生特殊护理需求，这在一定程度上会对基本医疗保险基金支出产生压力，从而对基本医疗卫生服务供给水平的提升有一定的抑制作用。

根据模型（6－3）的回归结果可知，加入基本医疗保险与财政转移支付的交互项后，基本医疗保险对基本医疗卫生服务供给水平的提升依然具有显著的促进效应，且基本医疗保险与财政转移支付的交互项符号显著为正，这意味着财政转移支付在基本医疗保险对基本医疗卫生服务供给影响中存在正向调节作用。究其原因，我国的财政转移支付对基本医疗保险提供了重要的财力支撑。在“健康中国”战略背景下，财政转移支付制度能够激励和约束政府支出决策倾向于民生性公共服务。因此，地方政府更易将获得的转移支付资金用到基本医疗保险上，从而增强基本医疗保险支出动力（钱文强，2019），这为患者提供了更强的医疗保障，有利于减轻居民医疗负担，促进居民“有病可医”，在一定程度上提高基本医疗卫生服务供给水平。

2. 分类基本医疗保险影响基本医疗服务供给的回归结果

由表6－7可知，城镇职工医保和城乡居民医保均对基本医疗卫生服务供给水平的影响存在正向效应，这表明无论是城镇职工医保还是城乡居民医保均能促进基本医疗卫生服务供给水平的提升，再一次证明基本医疗保险能够分散公众患病时的经济风险，促进居民“有病可医”，从而对基本医疗卫生服务供给水平的提升具有促进作用，进一步验证了研究假设8。

表6－7 分类基本医疗保险对基本医疗卫生服务供给影响的回归结果

变量	城镇职工医疗保险			城乡居民医疗保险		
	模型(6－4)	模型(6－5)	模型(6－6)	模型(6－7)	模型(6－8)	模型(6－9)
lnSST	0.240** (2.51)	0.166* (1.73)	0.182* (1.96)			
lnSRT				0.028* (1.89)	0.020 (1.64)	0.019 (1.55)

续表

变量	城镇职工医疗保险			城乡居民医疗保险		
	模型(6-4)	模型(6-5)	模型(6-6)	模型(6-7)	模型(6-8)	模型(6-9)
MHC		-0.003* (-1.75)	-0.003 (-1.54)		-0.003 (-1.69)	-0.002 (-1.49)
lnPFR		0.165*** (4.15)	0.168*** (4.22)		0.190*** (5.90)	0.195*** (6.11)
OP		-0.018*** (-3.34)	-0.018*** (-3.73)		-0.016*** (-3.26)	-0.017*** (-3.82)
lnSST × lnPTP			0.004** (2.46)			
lnSRT × lnPTP						0.002* (1.81)
Constant	2.476*** (6.35)	1.989*** (4.89)	1.846*** (4.73)	3.423*** (9.72)	2.414*** (8.61)	2.334*** (8.72)
N	341	341	341	341	341	341
Adj. R^2	0.902	0.921	0.924	0.897	0.919	0.921
Year	Yes	Yes	Yes	Yes	Yes	Yes
Province	Yes	Yes	Yes	Yes	Yes	Yes

注：***、**、*分别表示1%、5%、10%的显著性水平；N为样本数；括号中的数值为t值。

在上述回归分析基础上，加入政府本级财力（PFR）、居民医疗卫生消费水平（MHC）和老龄人口比重（OP）等控制变量，观察城镇职工医保和城乡居民医保回归结果的变化情况。根据模型（6-5）和模型（6-8）的回归结果可知，加入政府本级财力、居民医疗卫生消费水平和老龄人口比重等控制变量后，城镇职工医保和城乡居民医保的回归系数仍为正，但城乡居民医保并未通过显著性检验，这意味着在相关控制变量的影响下，城镇职工医保基金支出规模的提升有利于基本医疗卫生服务供给水平的提高。观察控制变量，政府本级财力对基本医疗卫生服务供给水平产生显著的正向作用，老龄人口比重变量和居民医疗卫生消费水平对基本医疗卫生服务供给水平产生显著的负向作用。根据模型（6-6）和模型（6-9）的回归结果可知，城镇职工医保与财政转移支付交互项的系数符号和城乡居民医保与财政转移支付交互项的系数符号均为正。财政转移支付水平的提高，使得地方政府增强了基本医疗保险支出动力，为患者提供了更强的医疗保障，有利于防止居民因病致贫，促进居民“有病可医”，从而提高基本医疗卫生服务供给水平。因此，财政转移支付在基本医疗保险对基本医疗卫生服务供给影响中依然起到正向调节作用。

（二）内生性检验

考虑到基本医疗保险与基本医疗卫生服务供给之间可能存在互为因果的关系，为避免模型可能存在的内生性，引入工具变量进行检验。基本医疗保险作为国家统筹共济的重要医疗保障制度，在一定程度上有利于减轻居民的医疗负担，促进居民及时就医，从而增加居民对基本医疗卫生服务的可及性，影响基本医疗卫生服务供给水平。当基本医疗卫生服务供给水平提升时，居民就诊率在一定程度上有所提高，意味着居民享有的基本医疗卫生服务实际价格有所降低，这会影响国家对基本医疗保险基金的补贴力度，从而影响基本医疗保险的报销范围和报销比例。此外，基本医疗保险、城镇职工医疗保险以及城乡居民医疗保险基金支出规模和财政转移支付水平对基本医疗卫生服务供给的影响可能会存在时滞效应，本章选取基本医疗保险的滞后一期、城镇职工医疗保险的滞后一期、城乡居民医疗保险的滞后一期和财政转移支付的滞后一期作为工具变量分别进行回归分析。根据表 6-8 中可知，第一阶段 F 检验统计值均大于 10，说明考虑的工具变量不是弱工具变量，Durbin 检验的统计值均通过了显著性检验，均拒绝外生性原假设，说明上述模型中解释变量均具有内生性问题，应采用工具变量进行回归分析。

表 6-8　　引入工具变量的样本回归结果

变量	模型（6-10）	模型（6-11）	模型（6-12）
lnMIF	0.087*** (2.92)		
lnSST		0.238*** (3.52)	

续表

变量	模型（6－10）	模型（6－11）	模型（6－12）
lnSRT			0.015 (1.21)
MHC	－0.002 (－1.36)	－0.002 (－1.55)	－0.002 (－1.41)
lnPFR	0.125*** (4.28)	0.115*** (3.87)	0.150*** (5.31)
OP	－0.024*** (－5.64)	－0.025*** (－6.04)	－0.025*** (－5.89)
lnMIF × lnPTP	0.003*** (2.81)		
lnSST × lnPTP		0.005*** (3.64)	
lnSRT × lnPTP			0.002** (2.40)
Constant	2.533*** (9.21)	2.015*** (6.10)	2.722*** (9.93)
N	310	310	310
Year	Yes	Yes	Yes
Province	Yes	Yes	Yes
F（Weak Ⅳ）	90.944	114.031	53.460
Durbin	5.077*	21.851***	2.575*

注：***、**、*分别表示1%、5%、10%的显著性水平；N为样本数；括号中的数值为t值。

在滞后一期下，基本医疗保险、城镇职工医保和城乡居民医保的系数符号与初步回归结果一致，实证结果依然支持假设8，可能的内生性问题未造成“致命性”危害。基本医保、城镇职工医保和城乡居民医保对基本医疗卫生服务供给水平的影响仍存在正向效应。此外，基本医保（城镇职工医保、城乡居民医保）与财政转移支付交互项的系数符号依然显著为正，这说明财政转移支付在基本医疗保险对基本医疗卫生服务供给影响中仍存在正向调节作用。其余控制变量的显著性水平与初步回归结果相比存在细微差距，但系数符号保持一致。政府财力对基本医疗卫生服务供给水平的提升仍然产生显著的促进作用，老龄人口比重变量和居民医疗卫生消费水平对基本医疗卫生服务供给水平的影响产生显著的负向作用。

三、基本医疗保险影响基本医疗卫生服务供给的稳健性检验

（一）替换变量的稳健性检验

为了验证回归结果的稳健性，通过替换核心解释变量的方法进行检验，分析方法和软件与前文保持一致，结果如表6-9所示。本章参考既有文献（钱文强，2019）对基本医疗保险的衡量方法，对核心解释变量进行了替换，分别用人均基本医疗保险基金支出、人均城镇职工医保基金支出和人均城乡居民医保基金支出来替换计量模型中的基本医疗保险基金支出规模、城镇职工医保基金支出规模和城乡居民医保基金支出规模等指标。

表6-9　　替换变量的稳健性检验结果

变量	模型(6-13)	模型(6-14)	模型(6-15)	模型(6-16)	模型(6-17)	模型(6-18)
lnMIF	0.095** (2.58)	0.075** (2.29)				
lnSST			0.209** (2.61)	0.215*** (3.01)		
lnSRT					0.021 (1.70)	0.017 (1.52)
MHC	-0.003* (-1.71)	-0.003* (-1.79)	-0.003 (-1.66)	-0.003 (-1.61)	-0.003 (-1.68)	-0.003* (-1.87)
lnPFR	0.164*** (5.09)	0.138*** (4.01)	0.162*** (4.55)	0.123*** (3.67)	0.190*** (5.93)	0.164*** (4.68)
OP	-0.017*** (-3.50)	-0.014** (-2.38)	-0.020*** (-3.94)	-0.016*** (-2.91)	-0.017*** (-3.32)	-0.013** (-2.43)
lnMIF × lnPTP		0.024** (2.32)				

续表

变量	模型(6-13)	模型(6-14)	模型(6-15)	模型(6-16)	模型(6-17)	模型(6-18)
lnSST × lnPTP				0.036*** (2.80)		
lnSRT × lnPTP						0.011** (2.26)
Constant	2.135*** (6.48)	2.410*** (7.43)	1.613*** (3.50)	1.821*** (4.29)	2.388*** (8.52)	2.584*** (8.77)
N	341	341	341	341	341	341
Adj. R^2	0.924	0.930	0.924	0.934	0.919	0.924
Year	Yes	Yes	Yes	Yes	Yes	Yes
Province	Yes	Yes	Yes	Yes	Yes	Yes

注：***、**、*分别表示1%、5%、10%的显著性水平；N为样本数；括号中的数值为t值。

表6-9中分别报告了加入控制变量的回归结果模型（6-13）、模型（6-15）和模型（6-17）以及加入基本医疗保险与财政转移支付交互项的回归结果模型（6-14）、模型（6-16）和模型（6-18）。在替换部分变量后，基本医疗保险、城镇职工医保和城乡居民医保对基本医疗卫生服务供给水平的影响仍存在正向效应。基本医疗保险（城镇职工医保、城乡居民医保）与财政转移支付交互项的系数符号依然显著为正，这说明财政转移支付在基本医疗保险对基本医疗卫生服务供给影响中仍存在正向调节作用。控制变量系数虽然在统计显著性方面有细微的差异，但符号方向始终不变。政府财力对基本医疗卫生服务供给水平的提升仍然产生显著的促进作用，老龄人口比重变量和居民医疗卫生消费水平对基本医疗卫生服务供给水平产生显著的负向影响，这说明模型的回归结果是稳健的，也进一步证实了影响机制中的研究假设。

（二）对变量进行双边缩尾的稳健性检验

为了检验回归结果是否受到可能存在的部分异常样本值所造成的影响，将所有变量进行1%和99%分位数的缩尾处理，进一步检验回归结果的稳健性。根据表6-10所示，各列回归结果中变量的系数与缩尾前的回归结果有细微的差异，但符号方向一致。基本医疗保险、城镇职工医疗保险和城乡居民医疗保险对基本医疗卫生服务供给水平的影响仍存在正向效应。财政转移支付在基本医疗保险对基本医疗卫生服务供给影响中仍存在正向调节作用。观察控制变量的回归结果，政府财力对基本医疗卫生服务供给水平的提升仍然产生显著的促进作用，老龄人口比重变量和居民医疗卫生消费水平对基本医疗卫生服务供给水平产生显著的负向影响，进一步证明回归结果是稳健的，也再一次对研究假设提供了相应支持。

表 6-10　对变量进行双边缩尾的稳健性检验结果

变量	模型（6-19）	模型（6-20）	模型（6-21）	模型（6-22）	模型（6-23）	模型（6-24）
lnMIF	0.096*** （2.78）	0.094*** （2.81）				
lnSST			0.186** （2.60）	0.199*** （2.91）		
lnSRT					0.022* （1.81）	0.020* （1.71）
MHC	-0.004* （-1.79）	-0.003 （1.60）	-0.004 （-1.69）	-0.003 （-1.51）	-0.004* （-1.74）	-0.003 （-1.60）
lnPFR	0.156*** （4.73）	0.161*** （4.91）	0.165*** （4.40）	0.169*** （4.47）	0.180*** （5.32）	0.185*** （5.44）
OP	-0.015*** （-3.01）	-0.015*** （-3.37）	-0.017*** （-3.20）	-0.017*** （-3.52）	-0.014*** （-2.84）	-0.015*** （-3.22）
lnMIF × lnPTP		0.004** （2.41）				
lnSST × lnPTP				0.005*** （2.88）		
lnSRT × lnPTP						0.002 （1.41）
Constant	2.372*** （7.60）	2.294*** （7.69）	1.964*** （4.54）	1.820*** （4.39）	2.560*** （8.52）	2.486*** （8.44）
N	341	341	341	341	341	341

续表

变量	模型 (6-19)	模型 (6-20)	模型 (6-21)	模型 (6-22)	模型 (6-23)	模型 (6-24)
Adj. R^2	0.923	0.925	0.922	0.925	0.918	0.920
Year	Yes	Yes	Yes	Yes	Yes	Yes
Province	Yes	Yes	Yes	Yes	Yes	Yes

注：***、**、*分别表示1%、5%、10%的显著性水平；N为样本数；括号中的数值为t值。

第三节 基本医疗保险对基本医疗卫生服务供给的门槛效应分析

根据基本医疗保险对基本医疗卫生服务供给的影响机制可知，财政转移支付在基本医疗保险对基本医疗卫生服务供给的影响中存在正向调节作用。当地方政府获得的财政转移支付补助越高，地方政府对基本医疗保险基金支出的动力越强，此时基本医疗保险对基本医疗卫生服务供给水平的提升具有更强的激励作用。因此，在财政转移支付的影响下，基本医疗保险对基本医疗卫生服务供给水平的影响可能具有非线性效应。为了验证研究假设9，考察基本医疗保险与基本医疗卫生服务供给水平之间是否存在非线性关系，本章以财政转移支付为门槛变量，运用门槛回归模型对基本医疗保险与基本医疗卫生服务供给水平之间的非线性关系进行检验。

一、门槛面板模型的构建与门槛变量说明

在进行门槛效应分析之前，依旧参考既有文献（储德银等，2015；朱德云等，2020；魏福成和朱东霞，2021），采用LOWESS方法形成基本医疗保险与基本医疗卫生服务供给水平的散点图，对两者的非线性关系进行初步判断，如图6-1所示。根据图6-1可知，基本医疗保险与基本医疗

卫生服务供给水平之间存在非线性关系。然而，LOWESS 方法形成的散点图没有考虑其他重要影响因素。因此，需要构建门槛面板模型，对基本医疗保险与基本医疗卫生服务供给水平之间的非线性关系进行进一步探讨。

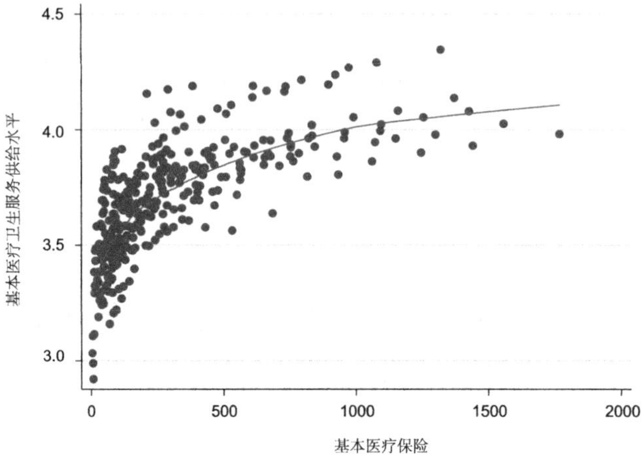

图 6－1　基本医疗保险与基本医疗卫生服务供给水平之间关系的散点

本章依旧采用 Hansen（2000）门槛面板模型对基本医疗保险影响基本医疗卫生服务供给水平的门槛效应进行分析。在财政转移支付的影响下，基本医疗保险对基本医疗卫生服务供给水平的影响可能具有非线性效应。因此，以财政转移支付作为门槛变量，构建门槛面板模型①，模型的被解释变量、核心解释变量以及其他外生变量与本章第二节固定效应模型中的变量保持一致，相关变量的数据来源及统计性描述详见表 6－4 与表 6－5，此处不再赘述。模型设定如下所示：

$$lnMHS_{it} = \beta_0 + \beta_1 lnPFR_{i,t} + \beta_2 MHC_{i,t} + \beta_3 OP_{i,t} + \alpha_1 lnMIF_{i,t} \times I(lnPTP_{i,t} \leqslant \mu_1) + \alpha_2 lnMIF_{i,t} \times I(\mu_1 < lnPTP_{i,t} \leqslant \mu_2) + \cdots + \alpha_n lnMIF_{i,t} \times I(lnPTP_{i,t} \leqslant \mu_n) + \varepsilon_{it} + u_i + v_t \quad (6-12)$$

其中，下标 i 表示省份；下标 t 表示样本观测期；ε_{it} 表示随机扰动项；u_i 为地区固定效应；v_t 为时间固定效应；μ_1，μ_2，…，μ_n 为待估算的门槛值；

① 门槛回归模型的基本形式见第四章第三节，此处不再赘述。

被解释变量 *MHS* 表示基本医疗卫生服务供给指数；核心解释变量 *MIF* 为基本医疗保险基金支出规模；门限变量为财政转移支付水平 *PTP*；其他外生变量分别为政府财力 *PFR*、居民医疗卫生消费水平 *MHC* 和老龄人口比重 *OP*。

二、基本医疗保险对基本医疗卫生服务供给的门槛效应检验

为了进一步考察基本医疗保险与基本医疗卫生服务供给水平之间是否存在非线性关系，通过 Bootstrap 方法设置了 500 个网格搜寻点，对观测期内样本数据进行检验，结果如表 6 - 11 所示。通过检验可知，基本医疗保险与基本医疗卫生服务供给水平之间存在显著的单一门槛效应，门槛阈值为 5.753。进一步检验其是否存在双重门槛效应，结果显示基本医疗保险与基本医疗卫生服务供给水平之间存在显著的双重门槛效应，门槛阈值为 5.753 和 6.110。再次检验其是否存在三重门槛效应，结果显示基本医疗保险与基本医疗卫生服务供给水平之间存在显著的三重门槛效应，门槛阈值为 5.753、6.110 和 8.969。

表 6 - 11　　门槛效应检验结果

变量	假设检验	F 值	P 值	门槛阈值
MIF	单一门槛	22.05	0.000	$\mu_1=5.753$
	双重门槛	22.64	0.000	$\mu_1=5.753$ $\mu_2=6.110$
	三重门槛	22.71	0.000	$\mu_1=5.753$ $\mu_2=6.110$ $\mu_3=8.969$

三、基本医疗保险对基本医疗卫生服务供给的门槛特征分析

根据门槛效应检验，基本医疗保险与基本医疗卫生服务供给水平之间存在显著的三重门槛效应。鉴于此，构建三重门槛模型检验基本医疗保险

与基本医疗卫生服务供给水平的非线性关系，各变量对基本医疗卫生服务供给的具体估计结果如表6－12所示。

表6－12　各变量对基本医疗卫生服务供给水平的估计结果

变量	模型（6－25）
$\ln MIF_{i,t} \times I(\ln PTP_{i,t} \leq 5.753)$	0.165*** (10.43)
$\ln MIF_{i,t} \times I(5.753 < \ln PTP_{i,t} \leq 6.110)$	0.173*** (11.42)
$\ln MIF_{i,t} \times I(6.110 < \ln PTP_{i,t} \leq 8.969)$	0.254*** (7.99)
$\ln MIF_{i,t} \times I(8.969 < \ln PTP_{i,t})$	0.268*** (9.24)
lnPFR	0.107*** (4.66)
MHC	0.001 (0.31)
OP	0.008* (1.85)
Constant	1.739*** (8.11)
N	341
Adj. R^2	0.871

注：***、**、*分别表示1%、5%、10%的显著性水平；括号中的数值为t值。

从表6－12中回归结果可知，将财政转移支付设置为门槛变量后，基本医疗保险对基本医疗卫生服务供给的影响并非简单的线性关系，两者之间存在非线性关系。当财政转移支付水平小于5.753时，基本医疗保险对基本医疗卫生服务供给影响的弹性系数显著为正，系数值为0.165。当财政转移支付水平处于5.753—6.110时，基本医疗保险对基本医疗卫生服务供给影响的弹性系数增大，系数值为0.173。当财政转移支付水平处于6.110—8.969时，基本医疗保险对基本医疗卫生服务供给影响的弹性系数再次增大，系数值为0.254。当财政转移支付水平大于8.969时，基本医疗保险对基本医疗卫生服务供给影响的系数值为0.268。由上述结果可知，基本医疗保险对基本医疗卫生服务供给水平的影响随着财政转移支付水平的提升而显著提高。

综上所述，在财政转移支付的影响下，基本医疗保险与基本医疗卫生服务供给水平之间存在非线性关系，研究假设9得到证实。究其原因，财政转移支付对地方政府的决策行为具有激励作用。在“健康中国”战略背景下，地方政府更易将获得的转移支付资金用到医疗保障中。当地方政府获得的财政转移支付补助较多时，地方政府对基本医疗保险基金支出的动力越强，而基本医疗保险基金的增加为患者提供了更强的医疗保障，此时基本医疗保险对基本医疗卫生服务供给水平的提升具有更强的激励作用。因此，随着财政转移支付水平的提升，基本医疗保险对基本医疗卫生服务供给产生非线性影响。

本章小结

在“健康中国”战略背景下，国家将提升人民健康水平作为保障和改善民生的重要目标。基本医疗保险制度具有安全保障网的作用，能够为参保家庭减缓医疗实际支出、减轻家庭经济负担并改善家庭成员的健康状况。为了分析基本医疗保险对基本医疗卫生服务供给的影响，本章首先利用微观数据建立两部分模型来研究基本医疗保险对居民医疗负担和居民及时就医的影响。研究发现：基本医疗保险对居民是否及时就医和是否发生居民医疗支出行为存在显著的正向影响，这可能是因为居民在参加基本医疗保险后，其在就医时需支付的医疗服务价格相对减少，释放了既往被抑制的潜在基本医疗卫生服务需求，使得居民患病后的及时就医率得到提升。基本医疗保险对居民医疗支出存在显著的负向作用。究其原因，近年来基本医疗保险的报销范围越来越广、报销比例不断提高，使得居民看病的费用降低，这有利于减轻居民的医疗负担、释放基本医疗卫生服务需求。上述结论与影响机制中基本医疗保险能够减轻居民医疗负担、促进居民及时就医，从而保障居民享有基本医疗卫生服务这一预期相符，研究假设 7 得到验证。

其次，利用宏观数据建立固定效应模型，检验基本医疗保险对基本医疗卫生服务供给水平的提升是否具有促进作用，为后续国家制定宏观决策提供参考依据。研究发现：基本医疗保险对基本医疗卫生服务供给水平的影响存在正向效应，研究假设 8 得到验证。究其原因，在“健康中国”战略背景下，国家对基本医疗保险基金补贴力度不断加大，患者经过基本医保报销后自身所花费的医疗费用会直接减少，这使经济能力较低群体能够得到及时的医疗服务，促进居民“有病可医”，有利于基本医疗卫生服务供给水平的提升。

最后，为了考察基本医疗保险与基本医疗卫生服务供给水平之间是否存在非线性关系，以财政转移支付作为门槛变量，构建门槛面板模型进行回归分析。研究发现：随着财政转移支付水平的提升，基本医疗保险对基本医疗卫生服务供给水平产生非线性影响，假设 9 得到证实。究其原因，财政转移支付对地方政府的决策行为具有激励作用。在“健康中国”战略背景下，地方政府更易将财政资金用到医疗保障中。当地方政府获得的财政转移支付补助越多时，地方政府对基本医疗保险基金支出的动力越强，这为患者提供了更强的医疗保障，在一定程度上有利于基本医疗卫生服务供给水平的提升。鉴于此，国家应不断优化基本医疗保险制度，从公平和效率上改进我国的基本医疗卫生服务体系。

第七章　完善基本医疗卫生服务供给财政保障制度的政策建议

完善我国基本医疗卫生服务供给财政保障制度是一项系统性的改革工程，涉及政府间权责划分、财政转移支付制度的改革以及基本医疗保障制度的完善等方面。鉴于此，本章将基于前文相关财政保障制度存在的主要问题、实证分析所得的结论并结合我国的现实情况，为完善基本医疗卫生服务供给财政保障制度提出相关政策建议。具体而言，一是推进医疗卫生领域政府间事权与支出责任划分改革；二是完善医疗卫生领域财政转移支付制度；三是健全基本医疗保险制度和管理体系；四是从法制化建设、医疗卫生领域人才队伍建设和医疗卫生领域供给侧结构性改革方面加强相关配套措施建设。通过上述相关政策建议，以期从根本上改善我国基本医疗卫生服务供给水平，缩小区域间供给差异，更好地营造基本医疗卫生服务供给充分性和均衡性发展的政策制度环境。

第一节　推进医疗卫生领域政府间事权与支出责任划分改革

正确划分各级政府在医疗卫生领域的事权与支出责任范围，是提升基本医疗卫生服务供给水平及均等化程度的前提条件。根据前文分析的医疗卫生领域政府权责划分现状，我国医疗卫生领域政府间事权划分不够清晰，地方政府承担的支出责任过重，使得落后地区以及乡镇居民应有的基本医疗卫生服务得不到保障，导致基本医疗卫生服务供给的空间非均衡特征依然凸显。此外，传统政府间权责分配的惯性依然存在，再加上府际利益博弈的影响，我国医疗卫生领域政府间事权与财权、支出责任与财力不匹配状况尚未完全解决。对此，我国应推进医疗卫生领域中央与地方政府间事权与支出责任划分改革，细化中央与地方政府有关基本医疗卫生服务共同事权与支出责任的分担比例，完善省以下政府间医疗卫生领域事权与支出责任划分清单，构建权责清晰的划分模式，优化我国财政集权与分权体系。

一、构建政府间事权与支出责任划分的原则与思路

为了构建清晰的医疗卫生领域政府间事权与支出责任划分模式，应根据奥茨的分权理论（Oates，1972）和巴斯特布尔的财政支出三原则（Bastable，1922）明确事权与支出责任划分标准的原则与依据，这为制定医疗卫生领域各级政府间财政事权和支出责任划分清单奠定基础。

（一）事权与支出责任划分的原则

1. 规范性原则

在事权与支出责任划分标准的制定过程中，制定标准所涉及的对象、内容、逻辑关系等均应力求规范。提高划分标准的规范性有利于稳定指导、规范和约束相关事务的实践效果。将规范化的划分标准运用在政府间权责划分上不仅可以明确、细化各级政府应当履行的事权与支出责任，而且能够在操作层面上进一步提高事权与支出责任划分改革执行效率，确保持续、高效推进我国事权与支出责任划分实践。基于此，在构建事权与支出责任划分标准时，应当时刻遵守规范性原则，结合相关法律和标准化工作指南来构建政府间医疗卫生服务事权与支出责任划分标准。

2. 科学性原则

在划分标准制定过程中应当遵循科学性原则，时刻掌握并遵循科学规律，确保在现有科学技术水平之下所制定的标准能够在既定的范围内得到相关领域标准化对象的广泛认可。基于此，制定政府间医疗卫生服务权责

划分标准应当充分利用并结合既有的科学技术水平，依据现有实践经验及理论基础制定满足现实需要、合理且恰当的政府间权责划分标准。

3. 可行性原则

可行性原则要求划分标准的制定应当以该项标准是否可行为前提。具体而言，在标准制定过程中，应当确保该项标准具有理论上的可行性、实践上的可操作性，确保制定标准的内外部条件成熟并能够切实满足相关各方的客观需要。基于此，制定政府间医疗卫生服务事权与支出责任划分标准应以该事项所处的发展阶段为基础，充分考虑国家发展战略、公众现实需求、政府财政以及行政能力，制定可操作、便于实施的政府间事权与支出责任划分标准。

4. 动态调整性原则

划分标准的制定应当遵循动态调整性原则。政府间医疗卫生领域事权与支出责任划分标准的制定离不开医疗卫生服务所处的现实环境。具体而言，医疗卫生服务所处的现实环境会直接影响划分标准的适用范围、作用对象以及实施效果。基于此，在制定事权与支出责任划分标准时，应当充分考虑经济社会发展情况、科学技术水平等外在因素的动态变化。在此基础上，保证事权与支出责任划分标准应当具有足够的灵活性，可以根据外界环境变化做出适当的调整，以持续稳定地推动事权与支出责任划分实践。

（二）事权与支出责任划分的依据

1. 公共服务的受益范围

不同种类的公共服务具有不同程度的外溢性特征，公共服务的受益范围取决于其外溢程度的高低。具体而言，将外溢程度限于辖区内部的公共服务称为地方性公共服务；将外溢程度遍及全国的公共服务称为全国性公共服务。当政府间权责划分边界与基本公共服务的受益边界一致时，政府对基本公共服务的供给是有效的。

2. 信息处理的复杂性

信息处理的复杂性决定了中央与地方政府接受信息的不对称性。与中央政府相比，地方政府更了解辖区情况，能够获取更为真实的信息。鉴于此，当某项公共服务包含的信息较复杂时，此类公共服务应由地方政府承担更多的权责，以提高公共服务的供给水平与效率。

3. 公共服务的重要程度

就重要程度而言，即使一项公共服务受益范围限于辖区内，但若其对实现国家战略目标及其重要，那么这项公共服务就不能仅考虑受益范围而将其划分为地方政府事权，应同时考虑重要程度将其确定为中央与地方共同事权，以利于国家战略目标的最终实现。为此，在事权划分过程中，应当考虑公共服务的重要程度这一判定条件。重要程度一般可分为高、低两个等级，重要程度越高则越关乎国家战略、决策层面的全局利益，重要程度越低则越倾向于涉及公共服务的辖区利益的实现。公共服务重要程度高则需要在事权划分中向中央政府倾斜，低则划分向地方政府倾斜。与此同时，在评判一项公共服务的重要程度时，一般可以将涉及全国范围内基本公共服务均等化、全国范围内基本民生供给、全国范围内公平正义的实现、保障国家安全、关乎国家战略意图、跨区域环境保护与治理、维护全国市场统一、公共服务供给区域外溢等内容作为评判公共服务重要程度的关键依据。

4. 地区间需求差异

某一公共服务的地区间需求差异越大，中央政府则越倾向于下放此类事权。具体而言，若所属各地方居民享有的某项公共服务需求具有明显差异，中央政府统一供给这项公共服务可能会降低该项公共服务给地方辖区居民所带来的效用，无法满足地方辖区居民的多样化需求。与此同时，中央政府更加适合供给地区间需求差异较小的公共服务，而需求差异较大的公共服务则更适合由中央与地方政府共同供给，这样才能兼顾受益范围覆盖全国和地区需求差异较大这两项划分依据，确保基本公共服务供给水平、供给效果的整体最优化。

二、制定医疗卫生领域政府间事权与支出责任划分清单

在“健康中国2030”战略实施的背景下，深化医药卫生体制改革，逐

步形成权责清晰、运转高效的医疗卫生领域中央与地方财政事权与支出责任划分模式，以增强财政分权对基本医疗卫生服务供给影响的正向作用，提高基本医疗卫生服务供给的充分性和均衡性。

（一）完善医疗卫生领域央地共同事权与支出责任分担方式

根据《医疗卫生领域中央与地方财政事权和支出责任划分改革方案的通知》（国办发〔2018〕67 号），中央与省级政府间医疗卫生领域事权与支出责任划分从公共卫生、医疗保障、计划生育、能力建设方面进行细分。适度加强医疗卫生领域中央权责，明确将全国性或跨区域的重大公共卫生服务归为中央财政事权，由中央财政承担支出责任，以改善地方政府医疗卫生领域支出过重的现状，具体划分情况详见第二章第二节，此处不再赘述。部分属于中央与地方共同财政事权的事项（如基本公共卫生服务、医疗保险补助、计划生育等事项），由中央统一制定国家基础标准，根据地方财政状况的差异合理确定中央与地方支出责任分档分担办法，以提高财政资金的使用效益。具体分担方式按照由西部到东部逐渐缩减的趋势：第一档包括内蒙古、广西、重庆、四川、贵州、云南、西藏、陕西、甘肃、青海、宁夏、新疆 12 个省（自治区、直辖市），中央分担 80%；第二档包括河北、山西、吉林、黑龙江、安徽、江西、河南、湖北、湖南、海南 10 个省，中央分担 60%；第三档包括辽宁、福建、山东 3 个省，中央分担 50%；第四档包括天津、江苏、浙江、广东 4 个省（直辖市）和大连、宁波、厦门、青岛、深圳 5 个计划单列市，中央分担 30%；第五档包括北京、上海 2 个直辖市，中央分担 10%①。虽然医疗卫生领域部分事项的共同事权与支出责任分担比例已明确，但仍有少数共同事权（如医疗救助、卫生健康人才队伍建设、中医药事业）所对应的支出责任分担比例没有界定，再加上传统政府间权责分配的惯性依然存在，共同事权与支出责任分担方式的实施仍存在阻力（李思思，2020）。

现阶段对共同事权与支出责任具体实施过程中的规制应着重强调规范性。一方面，健全相关部门间的协调配合机制，确保改革顺利推进。在府

---

① 《医疗卫生领域中央与地方财政事权和支出责任划分改革方案的通知》（国办发〔2018〕67 号）。

际利益博弈的影响下必然需要将央地政府共同事权与支出责任的分担方式进一步规范化，加强部门间的协调配合，结合实际细化政策措施并完善相关规章制度，确保共同事权与支出责任分担方式的顺利推进。另一方面，完善部分共同事权未界定对应支出责任分担比例的事项。按照“以事定支”原则对共同事权进行再次分割（李思思，2020），并根据地方财政状况、工作任务量等因素分配支出责任，进一步明确医疗救助、卫生健康人才队伍建设、中医药事业等未界定对应支出责任分担比例的共同事项。

（二）制定医疗卫生领域省以下政府间事权与支出责任划分清单

目前国家制定的改革方案对我国中央与省级政府间医疗卫生服务事项的事权与支出责任进行了明确的划分，但对省以下政府间事权与支出责任的具体划分没有清晰的规定。本章在依据改革方案的基础上，结合省以下财政体制，尝试制定了省以下政府间医疗卫生服务事项事权与支出责任划分清单[①]，避免过多增加基层政府支出压力，为监督、问责各级政府在医疗卫生领域事权与支出责任的履行情况提供标准。省以下政府间事权与支出责任清单如表7－1所示。

表7－1　省以下政府间医疗卫生领域事权与支出责任清单

事项	项目	权责划分
公共卫生	健康教育、妇幼卫生、孕前检查、老年健康服务、预防接种、预防出生缺陷项目、医养结合、卫生应急等	共同承担
医疗保障	城乡居民基本医疗保险补助等	共同承担
	贫困人口基本医保缴费补助、补充医疗保障服务等、城乡医疗救助、疾病应急救助等	市县承担
计划生育	计划生育扶助保障项目、农村计划生育家庭参加医疗保险财政补贴、母亲健康工程等	共同承担
	免费再生育技术服务、计划生育家庭保险等	省级承担
	失独家庭一次性补助等	按照隶属关系确定

① 王晓洁，《我国公共卫生理论与实证分析》，《中国社会科学出版社》，2011。

续表

事项	项目	权责划分
能力建设	公共卫生、紧急救治、公立医院改革、中医药临床优势培育、中医药传承与创新、中医药传统知识保护与挖掘、中医药“治未病”技术规范与推广、落后地区服务能力建设等	共同承担
	省级医学中心建设、重点学科发展建设等	省级承担
	战略规划、综合监管、宣传引导、经办服务能力提升、信息化建设、人才队伍建设等	按照隶属关系确定

资料来源：作者根据相关资料整理所得。

省级和市县级政府在医疗卫生服务方面共同承担的事项包括：健康教育、妇幼卫生、孕前检查、老年健康服务、预防接种、预防出生缺陷项目、医养结合、卫生应急等公共卫生事项；城乡居民基本医疗保险补助等医疗保障事项；计划生育扶助保障项目、母亲健康工程等计划生育事项；紧急救治、公立医院改革、中医药临床优势培育、中医药传承与创新、中医药传统知识保护与挖掘、中医药“治未病”技术规范与推广、提升落后地区服务能力建设等。

市县级政府在医疗卫生服务方面共同承担的事项包括：建档立卡农村贫困人口参加基本医疗保险缴费补助、补充医疗保障服务等、城乡医疗救助、疾病应急救助等医疗保障事项。由省级政府独自承担的医疗卫生服务方面事权与支出责任事项包括：免费再生育技术服务、计划生育家庭保险等计划生育事项；省级医学中心建设、重点学科发展建设等能力建设事项。按照隶属关系确定的事权与支出责任事项包括：失独家庭一次性补助等计划生育事项；战略规划、综合监管、宣传引导、信息化建设、人才队伍建设等能力建设事项。

第二节　完善医疗卫生领域财政转移支付制度

分税制改革以来，医疗卫生领域受财力所限导致医疗卫生服务投入不足，使医疗卫生领域出现帕累托改进不足而造成的累退效应，即陷入“医疗卫生服务供给不足—居民健康状况恶化—医疗卫生服务供给不足加剧”的恶性循环。现阶段我国医疗卫生领域财政转移支付制度均等化作用有限，严重影响了基本医疗卫生服务稳定、充分、有效的供给。因此，国家应完善医疗卫生领域的财政转移支付制度，缩小区域间基本医疗卫生服务的供给差距，提高基本医疗卫生服务供给的充分性和均衡性。

一、优化财政转移支付结构

不同的财政转移支付形式在平衡区域间政府财力差距方面具有不同效果。既有文献发现我国现行的专项转移支付制度在区域均衡方面的影响较弱（李松森和盛锐，2014；黄玉银和何世文，2018），实证分析结果也证实了专项转移支付的作用不明显。鉴于此，我国应优化转移支付结构，建立以均衡性转移支付为主的医疗卫生领域转移支付体系，对医疗卫生领域转移支付项目进行整合，并加大对落后地区医疗卫生领域的转移支付资金额度，加强财政转移支付对基本医疗卫生服务供给均衡发展的促进作用。

（一）建立以均衡性转移支付为主的转移支付体系

均衡性转移支付为促进基本医疗卫生服务供给均衡发展提供了有力的财力支撑。国家应建立以均衡性转移支付为主的财政转移支付体系（储德银等，2020）。在均衡性转移支付类型中，应提高一般性转移支付比重，使各地区拥有充足的财政资金以提供水平大体相当的基本医疗卫生服务。

在上述目标引领下，首先，我国应建立科学规范的均衡性转移支付资金测算方式。政府应将地区基本医疗卫生服务供给需求量与当地政府医疗卫生支出之间的差额作为转移支付额确定依据，这既能反映地方政府财力缺口，又能避免地方政府瞒报财政收入等消极行为。在测算地方政府财政支出时可采用因素法——在考虑基本公共服务范围、均等化标准、人口规模和地理环境等因素的基础上测算出较为科学的转移支付金额，以更好地缓解地区间财力差距较大的现状（肖育才和谢芬，2021）。其次，我国在基本医疗卫生服务领域应坚持政府主导，加大对落后地区和基层医疗卫生机构的财政转移支付力度，调节转移支付资金在各级政府间的分配以及各地区之间的分配。一方面，加大政府对基层医疗卫生机构的扶持力度，完善基层医疗卫生科室的设置和医疗设备的建设，加强基层医疗机构的急救能力和转诊能力，培养患者“就近就医”的习惯，提升基层医疗卫生资源的利用效率。另一方面，加大对落后地区转移支付资金的力度，帮扶落后地区加强医疗卫生机构和医疗设备建设，提高落后地区医护人员的薪资待遇，努力促进基本医疗卫生服务区域均衡发展。最后，我国应建立一般性转移支付资金的稳定增长机制，对资金来源、资金分配和使用情况做出规范化的制度性安排，逐步提高一般性转移支付规模，为促进基本医疗卫生服务供给的均衡发展提供财力保障。

（二）规范医疗卫生领域专项转移支付

与一般性转移支付相比，专项转移支付的作用主要是为了实现特定的政策目标，从而更直接有效地贯彻上级政府的政策意图。在分税制国家里，专项转移支付是上级政府委托下级政府代理某些事项而补助的专项支出，故专项转移支付项目基本限定于外溢性强的公共服务事项。由于基本医疗卫生服务的外溢性较强，医疗卫生领域的专项转移支付较为重要。近年来，我国公共卫生服务专项补助资金呈增长态势，各级财政投向疾病预防、医疗保障等方面的资金规模不断加大，在一定程度上促进了基本医疗卫生服务的建设发展。然而，专项转移支付资金项目设置过于繁杂，拨付方式基本遵循“地方申报—央地谈判—上级拨付”的形式，使得专项转移支付的资金分配与实际需求间存在较大差距，降低了专项转移支付资金的使用效率。此外，我国医疗卫生领域专项补助资金在不同区域之间的分配缺乏规范的标准和相应的法规依据，使得专项资金的分配更倾向于要价能力较高的发达省份，影响了转移支付制度平衡功能的充分发挥，不利于基本医疗卫生服务供给均衡性发展。

鉴于此，我国应进一步规范医疗卫生领域专项转移支付项目。一方面，推进医疗卫生领域专项转移支付项目整合。针对医疗卫生领域专项转移支付项目过多、管理分散、资金不能统筹使用等问题，国家应对具体项目进行清理、整合和归并，对于由地方政府负责的纯地方性医疗卫生服务项目，中央不应当进行专项拨款。另一方面，规范专项转移支付的分配方式。专项补助资金的分配应按照补助任务、补助标准、绩效考评结果等因素进行合理安排，并结合当地实际情况充分考虑地区财政能力和基本医疗卫生服务供给成本差异，减少医疗卫生领域专项资金分配的随意性，提高医疗卫生领域专项转移支付资金的使用效率，从而提升财政转移支付的整体均衡功能。

二、建立医疗卫生领域转移支付激励与直达机制

（一）建立医疗卫生领域转移支付激励机制

在分权式财政体制与政府竞争的双重影响下，为了追求经济的短期增长效应，地方政府的支出偏好侧重于生产性公共服务，而非教育、医疗等民生性公共服务，使得地方政府对医疗卫生资源的投入安排受到影响，存在挤占和挪用医疗卫生领域财政资金的现象，导致基本医疗卫生服务供给均衡发展的政策意图难以达到预期。鉴于此，通过建立财政转移支付激励机制，可以约束地方政府的供给行为，增强财政转移支付对基本医疗卫生服务供给影响的正向效应，改善地区间基本医疗卫生服务供给非均衡的现象。建立财政转移支付激励机制，一方面应构建转移支付绩效评价体系，运用较为科学的绩效评价方法，对转移支付的政策目标、分配方法、工作程序和结果利用等内容进行综合测评，客观评价财政转移支付机制的效果。财政转移支付制度的好坏在于最终的实施效果，而非实施方式（Richard，1992）[①]。因此，在建立转移支付激励约束机制时，需要构建转移支付绩效评价体系，具体的转移支付资金绩效评价体系如图 7-1 所示。

科学合理的转移支付资金绩效评价体系的设立依赖于如何设置综合评价指标体系。综合评价指标体系的设置可以在“3E”绩效评价标准基础上

---

① Richard M B. Threading the Fiscal Labyrinth: Some Issues in Fiscal Decentralization [J]. National Tax Journal, 1992, 46: 217.

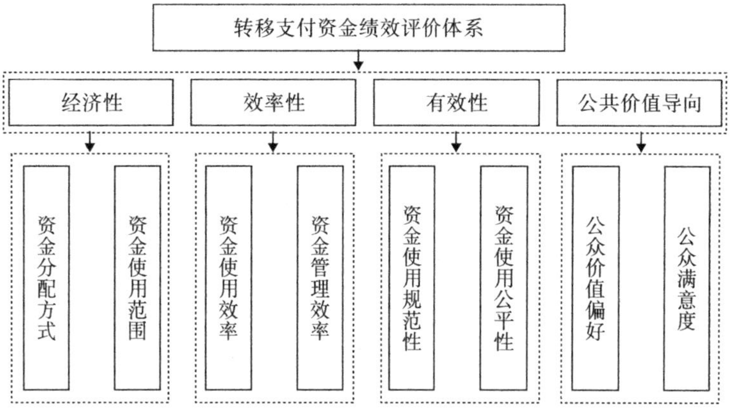

图 7－1　转移支付资金绩效评价体系

拓展为“4E”绩效评价标准[①]，体现公共价值理念导向（何艳玲，2009）。在“4E”绩效评价标准指导下，绩效评价体系中的综合评价指标应包括：（1）经济性指标，用来衡量政府能否在支出最合理、最小化的情况下达到医疗卫生领域转移支付的目标，包括转移支付资金分配方式和使用范围；（2）效率性指标，用来衡量医疗卫生领域财政转移支付的使用与管理是否合理、转移支付项目的实施进度是否与原计划相符，包括转移支付资金的使用效率和管理效率；（3）有效性指标，用来衡量医疗卫生领域转移支付资金使用是否达到规范性和公平性，包括转移支付资金使用的规范性和公平性；（4）公共价值导向，包括公众价值偏好和公众满意度。随着社会的发展，公共价值指向服务、结果和更深入的范围，更加关注公民的集体偏好。另一方面，应建立绩效管理整改机制和奖惩机制。根据财政转移支付绩效评价结果，及时找出资金使用违规之处，对转移支付资金违规情况进行整改。针对财政转移支付资金使用情况建立奖惩机制，医疗卫生领域转移支付绩效评价结果应与次年地方政府获得的转移支付额挂钩。对于转移支付资金使用规范合理、绩效评价较好的项目，可在允许的范围内适当增加下一年的转移支付预算资金，而对于转移支付资金使用不合规、绩效评

① 西方国家在对政府支出绩效评价的长期实践中提出了绩效评价 3E 原则，即经济性（economy）、效率性（efficiency）和有效性（effectiveness）。

价较差的项目，适当减少下一年的转移支付预算资金安排。医疗卫生领域转移支付资金绩效评价体系、绩效管理整改机制和转移支付资金奖惩机制的建立，规范和完善了财政转移支付管理制度，有助于约束地方政府的供给行为，保证转移支付激励机制的长效性，提升基本医疗卫生服务供给的充分性和均衡性。

（二）建立医疗卫生领域财政资金直达机制

随着我国居民对自身健康水平关注度的提升，医疗卫生资源无法满足日益增长的公众需求，政府对医疗卫生领域的财政扶持力度有待加强。在这种情形下，当突发性公共卫生事件发生时，政府财政资金的保障能力不足，无法承担公众所需的医疗卫生服务，使国家在面临重大危机时措手不及。比如重大公共卫生突发事件——新冠肺炎疫情的暴发，不仅给全国经济发展带来严重的挑战，还加剧了中央及地方政府的财政压力。

为应对新冠肺炎疫情对经济的冲击，2020 年“两会”政府工作报告提出建立特殊转移支付机制，将财政资金直达市县基层，简化转移支付拨付流程，以缓解地方财政压力、提高财政资金效能。财政资金直达机制的关键在于“直达”，即资金接受方直达基层市县、资金使用方直达企业和民众、资金使用效果直达民生改善（佘欣艺等，2020）。为了建立常态化的财政资金直达机制，首先要使直达通道保持畅通，确保资金直达民生。当面临突发性公共卫生事件时，政府应急财政资金的实施效率尤为重要。畅通直达通道可以简化转移支付拨付流程，缩短资金在途时间，及时补充基层财政缺口，保障医疗卫生资源的及时有效供给。其次，政府应完善直达资金监管体系，强化对直达资金的全程监控。相关部门应建立联动机制，运用区块链等技术实现信息共享，构建起全方位、高时效的直达资金动态监控体系，以便及时发现资金使用不精准等问题，确保每一笔资金落实到位（佘欣艺等，2020）。以新冠肺炎疫情为例，相关部门应根据疫情的发展及时进行形势预测与预算调整，并制定合理的应急战略规划，以有效控制财政资金流向。最后，相关部门应及时公布直达资金使用明细，避免资金出现被挪用等现象，让资金使用在阳光下进行，使财政资金直达过程接受公众监督，保障公民的知情权。

第三节 健全基本医疗保险制度和管理体系

目前，我国的基本医保制度在实践中逐步将易“漏保”群体纳入医保体系，基本医疗保险参保覆盖率已达96%[①]。然而，城镇职工医疗保险和城乡居民医疗保险在参保对象、筹资标准、起付线和保障水平等方面仍具有明显差异，这在一定程度上有悖于制度的公平性。对此，我国应推进基本医疗保险一体化制度改革，加快基本医疗保险管理体系建设，以实现“人人享有基本医疗卫生服务”的目标。

一、推进基本医疗保险一体化制度改革

实现基本医疗保险一体化是我国医保制度发展的必然趋势，“三保合一”不仅可以保障全体居民公平享有基本医疗保险权益，而且能够提高医疗保险机构的管理效率（侯积菲等，2019）。因此，我国应加快推进基本医疗保险一体化制度改革，进一步整合城镇职工医保和城乡居民医保，以保障基本医疗保险制度的公平性。

第一，调整基本医保的筹资机制，凸显制度设计的公平性。基本医疗保险制度建立的初衷是为了缓解居民医疗负担，抵御疾病所带来的经济冲击和健康冲击。因此，基本医疗保险一体化需要建立动态筹资机制，确保参保人员能够依据自身的经济能力缴纳，使收入水平不同的群体能够享有同等的医保待遇（顾昕，2017）。基本医疗保险制度一体化能够在制度设计上确保城镇职工与城乡居民一起共担风险。城镇职工医保应与职工收入直接挂钩，城乡居民医保可以依据全市职工平均工资的一定比例缴纳，同时政府应对困难群体的缴费标准和保障水平进行照顾，以确保不同经济能

① 数据来源于国家卫建委相关报告。

力群体的医疗卫生需求正常释放，从而缩小不同群体在医疗卫生服务利用上的差距，逐步实现“三保合一”①。

第二，统一医保报销待遇，提升基本医保的保障水平。目前，部分地区仍实行“一制多档”政策，基本医保的保障水平是根据参保人员所选的缴费档次而定，这有悖于基本医疗保险的公平性原则，不利于基本医保基金的稳定运行（彭浩然和岳经纶，2020）。对此，政府应取消“一制多档”政策，统一基本医保报销待遇。此外，在推进基本医疗保险一体化过程中，应加大对困难群体的财政补贴，提高困难群体的保障水平，从而确保参保人群的整体福利水平得到提升。

第三，逐步提高基本医保的统筹层次，促进管理效率的提升。现阶段，我国基本医疗保险的统筹层次多数为“市（县）级统筹”。考虑到不同地区的筹资标准、待遇水平和政府补贴标准存在差异，且各地区对基本医疗保险的需求程度不同，国家应逐步提高基本医保的统筹层次，将其与全民基本医疗保险制度相匹配（李扶摇和王红漫，2016）。提高基本医保的统筹层次不仅可以有效解决目前基本医保面临的异地报销等问题，还能避免因筹资和待遇差距过大导致的投机“套利”行为，促进基本医保基金抗风险能力的提升（张仲芳等，2020）。

第四，合理配置城乡间的医疗卫生资源，保障居民公平享有基本医疗卫生服务。长期以来，城镇化率是影响基本医疗保险统筹进程的重要因素（张仲芳等，2020）。城乡之间经济发展水平和居民收入水平的差距使得优质的医疗卫生资源主要集中在城市。基本医疗保险的初衷是确保参保人员患病时能够及时就医，而医疗卫生资源城乡间的不均衡使得居民无法公平享有基本医疗卫生服务。因此，在推进基本医疗保险一体化进程中，首先要尽量实现城乡间医疗卫生资源的合理配置，缓解不同群体之间的矛盾，为实现“三保合一”创造有利条件（彭浩然和岳经纶，2020）。

---

① 张仲芳，刘星，《参加基本医疗保险与民众的“获得感”——基于中国综合社会调查数据的实证分析》，《山东社会科学》，2020 年第 12 期，第 147 - 152 页。

二、促进基本医疗保险管理体系建设

（一）优化基本医疗保险管理模式

优化基本医疗保险管理模式，有利于提升医疗保险经办机构的管理效率、完善基本医疗保险治理体系，促进基本医疗保险制度的健康发展。首先，提高基本医疗保险信息化管理水平。通过网络平台建立便捷的医保服务模式，利用微信公众号、“互联网+”等服务平台满足参保人群咨询医保政策、办理报销业务、反馈民情民意等服务需求。建立信息化服务平台增强数据保存的安全性，避免参保者个人信息泄露的风险。运用人工智能、机器语言等技术对参保人员就医及缴费情况进行判断，有效甄别参保人员的逆向选择行为，提高经办机构的管理效率与精确化管理水平（林森，2016）。其次，优化基本医疗保险基金管理模式。弱化职工个人账户的功能并逐步取消职工个人账户，避免医疗卫生服务利用的不公平。建立基本医疗保险基金决策分析和预警系统，实时管理基本医保基金的运行过程，提高基本医保基金的使用效率（陶菁菁，2019）。建立基本医疗保险储备金，以应对基本医保基金贬值的不利影响，保障基本医疗保险基金的有效发挥。最后，搭建全国异地就医结算平台，实现跨省异地就医报销结算。目前，全国应尽快通过跨省异地数据系统的对接，统筹跨省异地就医报销问题，进一步缓解参保人员的医疗负担。

（二）建立监督管理与处罚机制

由于医患双方存在信息不对称，部分医生会因为利益开具高额检查项目，导致参保者的检查费和药费虚高。此外，为了确保参保人员的住院费用不超过医保结算指标，部分医疗卫生机构存在推诿、拒收患者的行为。鉴于此，为了保障基本医疗保险制度运行的效果，政府应建立监督管理与处罚机制，加强对医疗卫生机构、医疗保险经办机构和基本医疗保险基金的监管，保障参保人员享有优质的基本医疗卫生服务。首先，建立智能监管平台，对医疗卫生机构的诊疗行为、医疗费用明细、医保报销记录等信息进行智能审核和监管，实时核查过度检查、违规报销、不合理用药等行为，合理制订针对违规操作行为的处罚方案并落实定期通报制度，有效遏制恶意套取医保基金等行为，提高基本医保制度的监管效率（林森，2016）。其次，建立完善的信息披露与监督机制，设置专门的风险控制机构对医保经办机构和基本医保基金的使用情况进行监管，合理运用群众监督与舆论监督，防止医保经办机构的权力腐败，确保基本医疗保险基金的安全运行（陶菁菁，2019）。最后，建立医保定点单位的诚信服务管理制度，对医疗卫生机构和参保人员进行诚信等级管理，对违规骗取医保基金的机构和个人依法依规做出严肃处理。

第四节　加强相关配套措施建设

一、加强相关领域的法制化建设

在“健康中国”战略背景下，保障基本医疗卫生服务供给是维护民众基本健康权利的前提与基础，而基本医疗卫生服务供给水平的提升和均衡性发展需要立法来保障。在《中华人民共和国基本医疗卫生与健康促进法》（以下简称《基本医疗卫生与健康促进法》）制定之前，关于基本医疗卫生服务的法律与条例相对比较零散，比如《中华人民共和国精神卫生法》《中华人民共和国传染病防治法》《中华人民共和国宪法》中关于保障基本医疗卫生服务的规定以及《“健康中国2030”规划纲要》等，这些对基本医疗卫生服务的保障范围有限、保障力度不够（张博源，2019）。对此，国家需要制定一部综合性、权威性的法律来规范医疗卫生机构行为，保障公民在基本医疗卫生服务中的基本权利，增强公众在医疗卫生领域的获得感、幸福感和安全感（刘长秋，2018）。

2020年《基本医疗卫生与健康促进法》的正式施行，从法律的角度保障居民享有平等高效的基本医疗卫生服务，有利于加强医疗卫生领域法治建设。该法律涉及三大理念：一是“保障基本健康权”，该法以人民健康为首要目标，以保障基本医疗卫生服务公正可及为重要任务；二是“以基层建设为重点”，该法要求加强基层医疗卫生机构和人才队伍建设，以提高基层医疗卫生服务能力；三是“坚持公益性原则”，该法规定基本医疗卫生服务中的基本公共卫生服务由国家免费提供，并提出完善医疗救助制度，以确保困难人群获得基本医疗服务。在应对新冠肺炎疫情过程中，《基本医疗卫生与健康促进法》的重要性与必要性开始凸显，为新时期提高居民健康水平提供法律保障。然而，医疗卫生领域事权与支出责任划分、财政转移支付以及基本医疗保险制度法制化建设仍需加强。

（一）完善事权与支出责任划分的法制化建设

我国是行政集权制国家，中央政府常常运用行政权力将事权与支出责任交给地方政府去执行，导致地方政府支出责任过重（李春根和舒成，2015）。为了防止政府间职权划分出现反复、扯皮等情形，国家应逐步完善政府间事权与支出责任划分的法制化建设。根据划分原则建立健全不同层级政府的权责清单，制定事权与支出责任匹配关系的分工图，并将目前无法划分的事项交由当事主体协商解决（贾康，2014；刘承礼，2016；楼继伟，2018）。目前，虽然相关政策明确了教育、医疗卫生、社会保障等领域的中央与地方权责划分标准，但政府间事权和支出责任划分仍缺乏规范、全面的法律约束。因此，完善政府间事权与支出责任划分的法制化建设具有重要意义，不仅能够以立法的形式明确各级政府的基本医疗卫生服务权责，在一定程度上缓解地方政府财政压力，还能为监督管理政府在医疗卫生领域的职能履行情况提供相关法律保障。

为了完善政府间事权与支出责任划分的法制化建设，一方面，应修改包括宪法在内的法律法规，并制定政府间关系法。具体而言，将涉及事权的《中华人民共和国宪法》《中华人民共和国国务院组织法》等基本法律列入修改计划，在基本法中规定政府间事权划分的原则与种类；在政府间关系法中界定政府间事权划分的权限，并在相关单行法律法规中细分事权[①]。另一方面，根据政府间事权划分情况，相应地修订与财政支出相关的法律法规，以便确保政府间支出责任划分的规范化与制度化。

（二）加快财政转移支付的法制化建设

基本医疗卫生服务供给充分性和均衡性发展与财政资金的保障有密切关系。为了确保医疗卫生领域财力与支出责任相匹配，使预算安排能够满足基本医疗卫生服务的需求，我国应加快财政转移支付的法制化建设。2007年《国务院关于规范财政转移支付情况的报告》中明确提出要建立财政转移支付的法律法规体系。虽然目前转移支付法未出台，但近几年财政部立法工作安排中均指出要积极开展财政转移支付领域的立法研究工作。

转移支付法可作为一部独立的部门法存在，对财政转移支付使用过程中所涉及的所有行为进行明确规定，并与国家的财政体制、经济社会政策等相适应（刘志峰和熊文钊，2013）。在具体制度设计中，转移支付法在对财政支出规制方面可借鉴《中华人民共和国预算法》。首先，明确各级政府在转移支付项目中的预算分配、执行和决策程序，使财政资金分配更加透明和细化，确保财政转移支付资金的配置过程规范、公开、公正（张凯强和范秋萍，2020）。其次，强化相关部分的监督职能，实行财政转移支付制度的法治化管理。各级政府对财政转移支付资金的审查和批准应接受法律的监督，避免财政转移支付资金的挪用和浪费（赖海榕和戴双兴，2020）。最后，在每年财政转移支付资金决算过程中应针对资金使用产生的问题进行调整和改进，确保政府间财权与支出责任的匹配受到法律约束。综上所述，我国应加快财政转移支付的法制化建设，保障财政资金在各级政府间的高效配置，有效发挥财政转移支付制度的财力均衡作用。

（三）推进基本医疗保险制度的法制化建设

基本医疗保险制度作为国家统筹共济的重要医疗保障制度，能够为参保人群减轻医疗实际支出，保障居民基本的生命健康安全。采用立法的形式明确基本医疗保险参保人员的权利和义务、各项基本医疗保险制度的筹资及保障水平，有利于建立公平公正的基本医疗保险制度，保障我国基本

---

① 马万里，《政府间事权与支出责任划分：逻辑进路、体制保障与法治匹配》，《当代财经》，2018年第2期，第26-35页。

医疗保险的顺利运行。

目前，我国未出台专门的基本医疗保险法，只在《中华人民共和国社会保险法》（以下简称《社会保险法》）中规定了基本医疗保险的部分管理办法。随着基本医疗保险制度的完善，《社会保险法》的保障力度有限，难以充分发挥法律的规范作用。因此，国家需要出台专门的综合性、规范性法律文件来保障基本医疗保险制度的有效实施。在具体制度设计中，基本医疗保险法可以在《社会保险法》的基础上对基本医疗保险制度的相关管理办法进行补充与完善。首先，基本医疗保险法应对基本医疗保险制度的保障范围、保障水平、筹资标准等进行明确规定，确保基本医疗保险制度的公平性。其次，加强对基本医疗保险基金的监督与管理。基本医疗保险基金的使用应在透明、公正的监管环境下进行，确保基本医疗保险基金的运行受到法律约束。最后，应对违法违规行为进行明确规定并制定相应的处罚措施，为保障基本医疗保险参保人员的权利和义务提供法律支持。

二、促进医疗卫生领域人才队伍建设

医疗卫生领域专业人才既是医疗机构的生存之本，也是医患关系和谐共处的基础。积极推进医疗卫生领域人才队伍建设能够加大基本医疗卫生服务人才投入力度，促进医疗卫生服务供给水平的提升。

（一）完善医疗卫生领域人才培养模式

1. 拓展医疗卫生领域人才引进渠道

目前，我国医疗卫生人力资源总量不足、分配结构呈两极化趋势发展，越来越多的人力资源流向发达地区和大医院，导致基层医疗卫生机构的人才资源严重缺失。基层医疗卫生机构由于待遇、职业发展等发面的原因存在人才引进困难的现象。因此，相关部门应拓展医疗卫生领域人才引进渠道、壮大基层医疗机构人才队伍。

拓展医疗卫生领域人才引进渠道可从以下两个方面进行。一方面，完善医疗卫生领域人才招聘形式，建立规范的劳动关系管理制度。规范的劳动关系管理制度可以从源头上避免人才流失的危机。在人才招聘过程中，医疗机构应根据招聘人员的经验与素质设置相关的工作岗位，并建立规范的劳动关系管理制度保障人才的合法权益，使招聘人员能在工作中得到锻炼与提升。另一方面，简化医疗卫生领域人才招聘程序，扩大人才招聘规模。(1) 建立高层次人才引进的“绿色通道”。通过制定相关优惠政策，吸引高层次人才到基层医疗机构服务，如每月补发津贴补助、提供到大医院带薪进修的机会、给予优先评定职称的待遇等。(2) 增加人才招聘的专科学历岗位开考比例。(3) 对于部分紧缺专科的专业人员可直接入编入岗。(4) 采取短期聘用、技术合作、兼职讲学等方式灵活引进医疗卫生领域技术人才。通过上述人才引进方式，加大医疗卫生服务人力投入规模，提高基层医疗卫生机构服务能力，满足群众对基本医疗卫生服务的实际需求，保障基层医生卫生领域人才队伍建设健康有序发展。

2. 提高医疗卫生人员素质与服务能力

根据我国基层医疗卫生机构人力资源现状可知，当前我国基层医疗卫生机构人员队伍存在专业素质较低、技术能力不强、人才结构不合理、梯队比例失衡的现象（方鹏骞，2020）。针对上述问题，医疗卫生机构要做好人才培养工作，努力造好“人才孵化器”，提高基层医疗卫生人员的专业素质与服务能力。

一是加强医疗卫生人员的继续教育培训。大多数基层医疗卫生人员学历层次较低，个人成长空间有限，但医护人员的临床经验丰富。对此，应当对此类人员实施有计划的继续教育培训，提高基层医疗卫生人才队伍的学历层次。一方面，高等医学院校应当承担起医疗卫生人员的继续教育培训工作，鼓励低学历的在职基层医护人员通过继续教育提升学历和专业技术能力，并建立医疗卫生人员培训质量评估机制来加强基层医疗卫生人才的管理与培训；另一方面，各级医院应加强医护人员岗位培训工作，按照科室特点进行分层次、有计划的技能培训（季新华，2016），以改善医护人员知识结构，提高医疗卫生人员队伍的专业水平和服务能力。

二是医疗卫生人员队伍建设应以培养全科医生为重点。一方面，建设全科医学培训基地并搭建全科医学培训平台，创新“免费医学生”培养模式（参照国家“免费师范生”培养模式），招录“免费医学生”进行全科医学培养，在学生毕业后按照协议前往基层医疗卫生机构履行服务义务，为基层医疗卫生机构输送更多的全科医生，满足当前基层医疗卫生机构的需求。另一方面，各级医院应完善院内临床轮转培训，定期对医院的青年医师进行全科轮转培养，提升医疗卫生人员队伍的诊疗能力。

三是构建医疗卫生领域人才交流机制。第一，建立医疗卫生人才的“双向交流”机制。上级医院与基层医疗卫生机构之间应加强交流，带动基层医疗卫生人员整体诊疗能力的提升（方鹏骞，2020）。第二，创新医疗卫生服务领域的精准帮扶机制，充分利用现代信息技术手段搭建互动平台，创立“互联网+”医院模式，实现区域间在医疗设备、医疗技术、医疗人员、医疗成果等方面的合作交流，发挥基本医疗卫生服务供给能力较强地区的辐射带动作用，增强地区间基本医疗卫生服务供给上的良性互动。第三，了解国际医学信息及动态，有针对性地选派我国有发展潜力的医疗领域技术骨干到国外留学，积极开展国内外大型学术交流活动，提高我国医疗卫生人员的临床诊疗能力和科研创新能力。

（二）健全医疗卫生领域人才管理机制

在深化医疗卫生体制改革进程中，我国医疗卫生领域人才队伍建设是一项系统工程，必须围绕“健康中国”等战略目标制定科学的人才发展战略和规划。目前，我国医疗卫生领域缺乏科学有效的人力资源管理机制，导致基层和落后地区医疗卫生机构的医护人员流动较快，难以留住专业技术人才。对此，应从以下方面健全医疗卫生领域人才管理机制。

一方面，强化医疗卫生人员的价值观教育。首先，建立现代医院管理理念，加强文化建设，在“以人为本”原则的指导下建立和谐的医患关系，重视医护人员的生理、心理等各个方面的需求，增强医疗卫生领域人才队伍的凝聚力。其次，加强医学毕业生的就业价值观教育，通过宣传基层医护人才典型事迹等方式鼓励医学毕业生投身基层，为基层医疗卫生事业献出一份力。最后，医疗机构在进行人才引进时，要加强对应聘人员的职业动机考察，为创造和谐的医疗环境奠定基础（季新华，2016）。

另一方面，推进医疗卫生领域人事管理制度改革。首先，医疗卫生机构全面实行聘任制和绩效工资制度，使医护人员业绩与薪资紧密挂钩。建立完善的绩效考核机制，根据绩效考核结果实行“多劳多得、优劳优得”的薪资分配制度。在具体实施过程中，医疗机构应根据不同的岗位特点制定科学合理的晋升、奖励、解聘制度，对专业技术强或科研工作突出的人才给予相应的奖励，并将医护人员的考核结果与公众的满意度调查相结合，以实绩激励医疗卫生人员努力提升自身专业技能，稳定基层医护人才队伍。其次，政府应加大对医疗卫生领域的财政投入力度，提高医护人员（特别是基层医护人员）的收入水平，并通过相应的福利政策（如解决子女入学问题等）对基层医护人才的生活提供更多保障，吸引更多骨干医护人才投身基层（方鹏骞，2020）。最后，建立医疗卫生专家人才多点执业制度。在保障医疗服务质量和安全的基础上，允许医疗卫生专家人才多点执业，满足公众对基本医疗卫生服务资源的需求，进一步推进医疗卫生领域人才队伍建设。

三、推进医疗卫生领域供给侧结构性改革

目前，伴随着我国居民健康水平的提高，公众对基本医疗卫生服务的需求也在持续不断地增加。然而，面对日益增长的刚性需求，我国基本医疗卫生服务供给端压力增大，导致基本医疗卫生服务需求与供给之间出现矛盾。再加上区域间政府公共支出偏好差异性等方面的原因，基本医疗卫生服务供给空间非均衡性特征依然凸显。因此，推进医疗卫生领域供给侧结构性改革，形成高效、协调、可持续的基本医疗卫生服务供给体系迫在眉睫。

第一，完善财政投入机制，优化医疗卫生资源配置。目前，政府对医疗卫生领域的财政投入缺乏科学、合理的预测与评估机制，导致不同地区医疗卫生领域财政投入存在差异。因此，政府一方面应加大医疗卫生领域的财政扶持力度，重点加强基层医疗卫生服务体系建设，为基层医疗卫生机构配置仪器设备、专业人才等医疗卫生资源，提升基本医疗卫生服务的经济可及性和地理可及性。另一方面，重视区域间“空间联动”作用，在“共享”理念导向下充分利用现代信息技术手段搭建互动平台，实现区域

间在医疗设备、医疗技术、医务人员、医疗成果等方面的合作交流，创新医疗卫生服务领域的交流互助和精准帮扶机制，发挥基本医疗卫生服务供给水平较强地区的辐射带动作用，增强地区间基本医疗卫生服务供给上的良性互动，促进区域间基本医疗卫生服务的均衡发展。

第二，完善医疗卫生领域分级管理体制，提高基本医疗卫生服务供给质量。实行医疗卫生领域分级管理体制有利于提升医疗卫生服务体系运行效率，提高医疗卫生服务的便利性，从而保障基本医疗卫生服务供给质量。然而，目前我国各级医疗卫生机构的服务定位尚不明确，各级医疗卫生机构（甚至三级医院）均提供基础的门诊服务，导致三级医院拥挤不堪而基层医疗机构门可罗雀的现状。鉴于此，政府在构建三级医疗卫生服务体系时，应首先明确各级医疗卫生机构的定位，即基础性的门诊服务主要由基层医疗卫生服务机构提供，急诊、专科门诊以及住院服务主要由二、三级医疗卫生服务机构提供。然而，在我国，二、三级医疗机构不涉及基础门诊的情况无法实现，大量患者对基层医疗卫生机构的服务水平不太信任，公众依然倾向于在二、三级医院就诊。对此，只能采取相应措施逐渐加以转变，如加强基层医疗服务机构的建设、严格限制大医院的挂号数，以建立有序就诊的医疗环境，促进我国基本医疗卫生服务供给质量的提升。

第三，加强医疗卫生领域技术创新，降低基本医疗卫生服务供给成本。现阶段，政府在医疗卫生领域完成保基本“兜底”责任的基础上，应将医疗卫生领域的发展方向聚焦于技术创新。医疗技术创新有利于降低医疗服务供给的边际成本，从而改善“看病贵”的现象。因此，政府应以居民的医疗卫生服务需求为导向，推动特定疾病（慢性病和亚健康疾病）的医疗技术变革，提高医疗卫生服务供给水平和供给质量。此外，政府应优化基本医疗卫生服务供给模式，建立基本医疗和公共卫生信息服务平台，通过网络云服务等模式开展线上疾病诊疗、保健咨询等服务，推动医疗卫生服务“医、防、养、护、健”等功能的模式创新，从而降低基本医疗卫生服务供给成本（蒋文峰和王文娟，2017）。

第四，构建医疗卫生服务动态供需协调机制，更好地满足居民的医疗卫生服务需求。由于地区间因经济、社会、历史等原因造成公众对医疗卫生服务需求的区域性差异，政府应建立医疗卫生服务供给与需求的动态协调机构，了解和把握各地区的实际需求并进行政策协调，提高医疗卫生服务供给的有效性，增强供给的区域适应性与科学性，促进基本医疗卫生服务的均衡发展。具体而言，我国在提升基本医疗卫生服务供给水平过程中应以公众的需求作为重要价值取向，并根据经济社会发展进程中不断变化和升级的公众需求作为基本医疗卫生服务供给决策选择的依据，从而建立基本医疗卫生服务供方与需方的良性互动，提高基本医疗卫生服务的供给效率。

本章小结

本章主要立足于前文相关财政保障制度存在的主要问题、实证分析所得的结论并结合我国的现实情况，重点从政府间事权与支出责任划分、财政转移支付制度的改革以及基本医疗保险制度的完善等方面，为切实促进基本医疗卫生服务供给充分性和均衡性发展提出相关政策建议。主要政策建议如下：第一，推进医疗卫生领域政府间事权与支出责任划分改革，具体包括构建政府间事权与支出责任划分的原则与思路、制定医疗卫生领域各级政府间财政事权与支出责任划分清单；第二，完善医疗卫生领域财政转移支付制度，具体包括优化财政转移支付结构、建立医疗卫生领域转移支付激励和直达机制；第三，健全基本医疗保险制度和管理体系，具体包括推进基本医疗保险一体化制度改革、促进基本医疗保险管理体系建设；第四，从法制化建设、医疗卫生领域人才队伍建设和医疗卫生领域供给侧结构性改革方面加强相关配套措施建设。通过上述相关政策建议，更好地提升我国基本医疗卫生服务供给水平，缩小区域间供给差异，从而改善我国基本医疗卫生服务供给的财政保障制度环境。

第八章　研究结论与研究展望

前文在明确选题背景与研究框架的基础上，第一，对财政保障基本医疗卫生服务供给的概念进行界定并阐述了相关理论依据，在此基础上探索财政分权、财政转移支付和基本医疗保险对我国基本医疗卫生服务供给的影响机制；第二，对我国基本医疗卫生服务供给的规模与结构进行度量，并考察我国基本医疗卫生服务供给财政保障制度存在的主要问题；第三，基于基本医疗卫生服务供给评价指标体系，分别对样本观测期内（2007—2019 年）我国基本医疗卫生服务供给水平的时空演变趋势、区域差异情况、动态演进特征以及空间收敛性进行系统研究；第四，运用实证分析方法衡量财政分权、财政转移支付和基本医疗保险对基本医疗卫生服务供给的影响，明晰影响基本医疗卫生服务供给充分性和均衡性的主要原因所在；第五，本书基于前文相关财政保障制度存在的主要问题、实证分析所得的结论并结合我国的现实情况，从不同层面提出完善我国基本医疗卫生服务供给财政保障制度的政策建议。本部分是本书的终结，主要涉及两方面内容：一是归纳和提炼本书的中心观点；二是基于自身研究经历，指出本书存在的不足之处，展望下一步的研究方向。

第一节　研究结论

本书基于公共财政的视角，重点研究我国基本医疗卫生服务供给的财政保障制度，主要围绕财政保障基本医疗卫生服务供给的理论基础、我国基本医疗卫生服务供给与相关财政保障制度的现状、基本医疗卫生服务供给状况的综合测度以及相关财政保障制度影响基本医疗卫生服务供给的实证分析等方面进行研究，得出如下重要结论。

第一，科学的财政保障制度安排是实现基本医疗卫生服务供给充分性和均衡性的重要手段。本书主要从宏观层面重点探讨财政分权、财政转移支付和基本医疗保险对基本医疗卫生服务供给的影响。(1) 在财政分权体制下，地方政府拥有一定的财权和事权，其对基本医疗卫生服务供给的影响主要通过影响地方政府财政支出偏好的方式来实现。在经济型政府向服务型政府的转变过程中，适度的财政分权使地方政府可以更好地根据地区居民健康需求增加医疗卫生等民生性公共服务支出，从而对基本医疗卫生服务供给水平的提升产生促进效应。然而，在地区间政府竞争影响下，我国长期以唯 GDP 论和唯上任命的考核机制形成的路径依赖依然存在，促使地方政府将辖区内有限的财力资源倾向生产性公共服务（如基础设施建设、交通运输服务等），使得财政分权对基本医疗卫生服务供给水平的提升产生扭曲效应，阻碍我国基本医疗卫生服务供给充分性和可及性的发展。(2) 政府间转移支付制度是现代财政保障制度的一个重要方面。在财政分权体制下，国家将财政转移支付作为矫正因政府竞争导致的财政失衡和公共服务供给不足的重要手段。科学规范的财政转移支付制度可以弥补财政缺口、解决财力不均衡等问题，进而通过提升地方政府的财政能力来影响政府的支出偏好，促进基本医疗卫生服务供给的均衡发展。(3) 基本医疗保险作为国家统筹共济的重要医疗保障制度，不仅能够分散公众患病时的经济风险，还能使经济能力较低群体获得及时的医疗服务，提高居民对基本医疗卫生服务的利用程度，促进基本医疗卫生服务供给水平的提升。

第二，我国基本医疗卫生服务供给财政保障制度还存在一些突出问题。一是医疗卫生领域政府权责界定不够清晰。我国医疗卫生领域各级政府间以及政府与市场间的事权边界不清，不仅造成了政府间医疗卫生服务支出责任难以落实，也导致了政府和市场在医疗卫生领域的权责错配。二是财政转移支付制度均等化作用有限。我国转移支付制度在纵向均衡方面发挥了明显作用，在横向均衡方面虽发挥了一定作用但仍有很大的优化空间，财政转移支付制度仍需进一步完善。三是基本医疗保险制度的多元分割有失社会公平。在医疗卫生资源城乡、地区间分布不均衡的情况下，基本医疗保险制度的多元分割阻碍了其统筹互济功能的发挥，使得不同医保制度在参保对象、筹资标准和保障水平等方面存在明显差异，这在一定程度上有悖于制度的公平性，不利于我国居民获得公平可及的健康服务。

第三，在科学构建基本医疗卫生服务供给评价指标体系的基础上，采用熵值法与综合加权法、Dagum 基尼系数及其分解法、核密度估计法和空间收敛性分析分别对基本医疗卫生服务供给状况进行综合测度。结果表明：(1) 样本观测期内，基本医疗卫生服务供给水平呈上升态势，但空间非均衡特征依然凸显，东部地区供给水平较高，中西部地区与东部地区差距仍然显著。(2) 从地区差异及其来源来看，我国基本医疗卫生服务供给水平的总体地区差异、地区内差异以及地区间差异在观测期内均呈缩小态势；地区间差距是引起我国基本医疗卫生服务供给水平地区差异的关键因素，而地区内差距和超变密度对其影响较小。(3) 从核密度估计动态特征分析来看，全国及三大区域基本医疗卫生服务供给水平整体呈上升态势，除东部地区外，全国及中部、西部地区内部省际的绝对差距却有不同程度的扩大；此外，全国与东部地区具有两极分化现象，存在梯度效应，而中西部地区的供给水平均衡化程度有所提高，不存在极化现象。(4) 从空间收敛性特征分析来看，在观测期内全国及三大区域基本医疗卫生服务供给水平存在 σ 收敛、绝对 β 收敛以及条件 β 收敛现象。

第四，财政分权、财政转移支付和基本医疗保险对基本医疗卫生服务供给水平产生影响。通过实证分析可知：一是财政分权对基本医疗卫生服务供给水平影响存在正向效应，但政府竞争在财政分权对基本医疗卫生服务供给影响中存在负向调节作用，且政府竞争的负向效应超过了财政分权本身的正向效应，财政分权与基本医疗卫生服务供给水平之间存在非线性关系，随着政府竞争强度的提升，财政分权对基本医疗卫生服务供给水平的促进作用具有边际递减的效果；二是财政转移支付对基本医疗卫生服务供给水平的提高具有促进作用，地方财政自给能力在转移支付对基本医疗卫生服务供给影响中存在正向调节效应。一般性转移支付更能缩小地区间财力差距，起到提升基本医疗卫生服务供给充分性和均衡性的作用，而专项转移支付则不再适应当前形势，财政转移支付对基本医疗卫生服务供给产生非线性影响，随着地方财政自给能力强度的提升，财政转移支付对基本医疗卫生服务支出具有更强的激励作用；三是基本医疗保险能够减轻居民医疗负担、促进居民及时就医，城镇职工医保和城乡居民医保对基本医疗卫生服务供给水平的影响存在正向效应，且财政转移支付在基本医疗保险对基本医疗卫生服务供给影响中存在正向调节作用，基本医疗保险对基本医疗卫生服务供给产生非线性影响，随着财政转移支付水平的提高，基本医疗保险对基本医疗卫生服务供给水平的提升具有更强的激励作用。

第二节　研究展望

本书主要围绕我国基本医疗卫生服务供给财政保障制度展开相关研究。尽管已试图在衡量我国地区间基本医疗卫生服务供给充分性及均衡性的基础上，对财政分权、财政转移支付和基本医疗保险影响其供给水平的程度进行了较为深入的研究。然而，受个人能力、研究方法和相关数据资料等主客观因素的限制，在对我国基本医疗卫生服务供给财政保障制度进行研究分析过程中，本书仍存在一些尚未解决的问题，有待在后续研究中加以完善。

第一，在后续研究中应适时扩充并丰富基本医疗卫生服务供给评价指标体系。虽然本书在既有研究的基础上优化和拓展了基本医疗卫生服务供给评价指标体系，在一定程度上提高了基本医疗卫生服务供给水平测度结果的科学性和准确性，然而，基于数据的可获得性，本书所选取的指标也并不能保证完全准确和全面，需要在后续的研究中寻找可获得的数据来替代无法度量的指标。此外，随着医疗卫生体制改革的推进，基本医疗卫生服务的内容会不断进行扩展，这就要求本书构建的基本医疗卫生服务供给评价指标体系相应地进行调整。

第二，延长基本医疗卫生服务供给状况的考察期。本书选取的样本观测期相对较短，仅能反映近 13 年来基本医疗卫生服务供给状况的时序演变情况，这在一定程度上会影响回归结果的显著性。在后续研究中可以选取更长时间跨度的考察期来分析基本医疗卫生服务供给充分性和均衡性的动态变化趋势，以揭示我国基本医疗卫生服务供给的动态特征和长期演变规律。此外，2020 年新冠肺炎疫情的全面暴发对我国基本医疗卫生服务供给带来不同于以往的新挑战，并对财政保障基本医疗卫生服务的制度建设提出了新要求，但由于数据的可获得性，实际研究内容和相关数据均基于 2020 年之前。鉴于此，在新冠肺炎疫情相关数据可获得后，可以扩充相关数据，对新冠肺炎疫情影响基本医疗卫生服务供给及财政保障制度对此的应变之道展开具有针对性的分析。

第三，改进基本医疗卫生服务供给评价指数的测度方法。本书在测算基本医疗卫生服务供给评价指数时，采用熵值法对指标体系中的基础指标赋予权重，然后结合综合加权法求得评价指数。因而，对指标的客观赋权无法体现某些学者、专家或公众在指标选取上的主观偏好情况，可能会导致指标的解释强度下降。鉴于此，在后续的研究中可以采用主观赋权法对基本医疗卫生服务供给指数进行测度，并结合客观赋权法的测度结果综合衡量我国基本医疗卫生服务供给状况，提高测度结果的科学性和准确性。

参考文献

[1] 白晨，顾昕．省级政府与农村社会救助的横向公平——基于2008—2014年农村最低生活保障财政支出的基尼系数分析和泰尔指数分解检验［J］．财政研究：2016（1）：67－74.

[2] 鲍曙光，姜永华．我国基本公共服务成本地区差异分析［J］．财政研究，2016（1）：75－82＋103.

[3] 庇古．福利经济学［M］．北京：商务印书馆，2006.

[4] 储德银，韩一多，张同斌．财政分权、公共部门效率与医疗卫生服务供给［J］．财经研究，2015，41（5）：28－41＋66.

[5] 储德银，迟淑娴．转移支付降低了中国式财政纵向失衡吗［J］．财贸经济，2018，39（9）：23－38.

[6] 崔志坤，张燕．财政分权与医疗卫生支出效率——以江苏省为例［J］．财贸研究，2018，29（9）：76－84.

[7] 崔志坤，李菁菁．财政分权、政府竞争与产业结构升级［J］．财政研究，2015（12）：37－43.

[8] 陈志勇，辛冲冲，韩韵格．地区间基本公共服务供给水平与均等化状况研究［J］．预算管理与会计，2019（12）：33－42.

[9] 陈志勇，韩韵格．基本医疗卫生服务供给的动态演进及空间差异［J］．中南财经政法大学学报，2021（2）：53－64.

[10] 陈思霞，卢盛峰．分权增加了民生性财政支出吗？——来自中国“省直管县”的自然实验［J］．经济学（季刊），2014，13（4）：1261－1282.

[11] 仇雨临，王昭茜．我国医疗保险制度发展四十年：进程、经验与展望［J］．华中师范大学学报（人文社会科学版），2019，58（1）：23－30.

[12] 程晓明．医疗保险学［M］．上海：复旦大学出版社，2010.

[13] 豆建民，刘欣．中国区域基本公共服务水平的收敛性及其影响因素分析［J］．财经研究，2011（10）：37－47.

[14] 杜创，朱恒鹏．中国城市医疗卫生体制的演变逻辑［J］．中国社会科学，2016（8）：66－89＋205－206.

[15] 戴明锋．我国基本医疗卫生服务水平均等化研究［J］．中国卫生信息管理杂志，2018，15（3）：334－338.

[16] 丁忠毅，谭雅丹．基本医疗卫生服务均等化的政府间事权与支出责任划分之维［J］．经济问题探索，2019（8）：45－52.

[17] 杜彤伟，张屹山，杨成荣．财政纵向失衡、转移支付与地方财政可持续性［J］．财贸经济，2019，40（11）：5－19.

[18] 丁继红，游丽．基本医疗保险对老年人灾难性卫生支出的影响研究［J］．保险研究，2019（12）：98－107.

[19] 伏润民，常斌，缪小林．我国省对县（市）一般性转移支付的绩效评价——基于DEA二次相对效益模型的研究［J］．经济研究，2008，43（11）：62－73.

[20] 冯颜利．习近平关于公平正义思想重要论述的五个维度［J］．当代世界，2018（10）：55－59.

[21] 冯伟，苏娅．财政分权、政府竞争和中国经济增长质量：基于政治经济学的分析框架［J］．宏观质量研究，2019，7（4）：33－47.

[22] 方鹏骞．多措并举破解基层医疗卫生人才短缺之困［J］．人民论坛，2020（29）：79－81.

[23] 方福前．福利经济学［M］．北京：人民出版社，1994.

[24] 龚锋，卢洪友．公共支出结构、偏好匹配与财政分权［J］．管理世界，2009（1）：10－21.

[25] 顾昕．走向准全民公费医疗：中国基本医疗保障体系的组织和

制度创新 [J]. 社会科学研究，2017 (1)：102－109.

[26] 顾昕. 社会医疗保险和全民公费医疗：医疗保障制度的国际比较 [J]. 行政管理改革，2017 (12)：63－70.

[27] 高燕妮. 基于产品属性相对性视角的我国医疗卫生事业发展研究 [J]. 理论导刊，2010 (9)：16－17＋20.

[28] 高萍. 区域基本医疗卫生服务均等化现状、成因及对策——基于全国各省面板数据的分析 [J]. 宏观经济研究，2015 (4)：90－97＋152.

[29] 高倩，任苒. 泰国全民覆盖政策对灾难性卫生支出的影响 [J]. 中国卫生经济，2013，32 (10)：95－97.

[30] 高鸿业. 西方经济学（第五版）：微观部分 [M]. 北京：中国人民大学出版社，2011.

[31] 郭庆旺，贾俊雪. 中央财政转移支付与地方公共服务提供 [J]. 世界经济，2008 (9)：74－84.

[32] 谷成，张洪涛. 转移支付结构与财政资金使用效率 [J]. 财经问题研究，2021 (6)：80－90.

[33] 霍布斯. 利维坦 [M]. 北京：商务印书馆，1985.

[34] 哈维·S. 罗森，特德·盖亚. 财政学 [M]. 北京：中国人民大学出版社，2009.

[35] 洪源，张玉灶，王群群. 财政压力、转移支付与地方政府债务风险——基于央地财政关系的视角 [J]. 中国软科学，2018 (9)：173－184.

[36] 何艳玲. "公共价值管理"：一个新的公共行政学范式 [J]. 政治学研究，2009 (6)：62－68.

[37] 何维达，付瑶，陈琴. 产业结构变迁对经济增长质量的影响 [J]. 统计与决策，2020，36 (19)：101－105.

[38] 何怀宏. 公平的正义——解读罗尔斯正义论 [M]. 山东：山东人民出版社，2002.

[39] 韩慧林. 地方财政自给能力的区域差异与均衡配置 [J]. 财会

月刊，2011（35）：37－39.

［40］韩增林，李彬，张坤领．中国城乡基本公共服务均等化及其空间格局分析［J］．地理研究，2015，34（11）：2035－2048.

［41］韩兆柱，郭红霞．公共价值管理理论的研究进展与前瞻［J］．河北大学学报（哲学社会科学版），2017，42（6）：118－127.

［42］胡鞍钢，孟庆国．消除健康贫困应成为农村卫生改革与发展的优先战略［J］．中国卫生资源，2000（6）：245－249.

［43］胡德仁，刘亮．河北省卫生资源配置均等化问题研究［J］．中国卫生政策研究，2010，3（10）：57－61.

［44］胡洪曙，亓寿伟．政府间转移支付的公共服务均等化效果研究——一个空间溢出效应的分析框架［J］．经济管理，2015，37（10）：1－11.

［45］胡洪曙．中国基本公共服务供给指数报告（2017）［M］．北京：经济科学出版社，2018.

［46］胡善联．医疗卫生领域财政事权和支出责任划分研究——基于卫生经济学理论［J］．卫生经济研究，2018（10）：3－5.

［47］胡玉杰．地方医疗卫生公共服务供给效率的区域差异性［J］．系统工程，2018，36（5）：150－158.

［48］黄玉银，何世文．完善财政转移支付制度的建议［J］．经济研究参考，2018（18）：29.

［49］侯积菲，张楠，刘伟．基于公平性视角的城乡居民基本医疗保险制度一体化研究［J］．卫生软科学，2019，33（8）：26－30.

［50］季新华．专科医院加强人才队伍建设的实践和思考［J］．中国卫生事业管理，2016，33（6）：419－421.

［51］蒋文峰，王文娟．从供给侧结构性改革看我国“看病难”与“看病贵”的解决策略［J］．求实，2017（8）：55－66.

［52］蒋文华，刘心怡．省管县财政改革对地方政府财政能力影响的实证分析——基于中部六省倍差法的估计［J］．经济问题，2017（5）：68－72＋116.

[53] 蒋团标，刘慧．中国财政医疗卫生支出规模差异及影响因素分析 [J]．统计与决策，2019，35 (17)：111 - 115.

[54] 吉富星，鲍曙光．中国式财政分权、转移支付体系与基本公共服务均等化 [J]．中国软科学，2019 (12)：170 - 177.

[55] 金久仁．政府促进教育公平责任研究——基于罗尔斯正义理论视角 [J]．教育科学，2018，34 (1)：1 - 6.

[56] 贾康．从原则到现实：中央、地方事权与支出责任合理化中的立法思维 [J]．财会研究，2014 (5)：5 - 6 + 10.

[57] 贾洪波．基本医疗保险制度可持续发展的功能定位与新作为 [J]．卫生经济研究，2019，36 (12)：33 - 35.

[58] 姜长青．新中国财政体制 70 年变迁研究 [J]．理论学刊，2019 (5)：72 - 80.

[59] 景抗震，顾海．中国基本医疗保险对患者医疗支出负担的影响机理研究——来自省级层面 2003—2014 年面板数据的证据 [J]．学海，2019 (5)：94 - 100.

[60] 匡小平，赵丹．县级基本公共服务供给与财政分权体制的关系研究——以江西省为例 [J]．当代财经，2015 (7)：24 - 34.

[61] 卢洪友，卢盛峰，陈思霞．“中国式财政分权”促进了基本公共服务发展吗？[J]．财贸研究，2012，23 (6)：1 - 7.

[62] 卢盛峰，陈思霞，时良彦．走向收入平衡增长：中国转移支付系统“精准扶贫”了吗？[J]．经济研究，2018，53 (11)：49 - 64.

[63] 卢洪友等．中国基本公共服务均等化进程报告 [M]．北京：人民出版社，2012.

[64] 罗伟卿．财政分权对于我国公共教育供给数量与区域差异的影响 [D]．北京：清华大学，2011.

[65] 李祥云，徐淑丽．我国政府间转移支付制度的平衡效应——基于 2000—2010 年省际面板数据的实证分析 [J]．中南财经政法大学学报，2012 (4)：36 - 41.

[66] 李凡，岳彩新．基本公共服务均等化的测度分析——以对山东

省财政转移支付的实证分析为例［J］. 价格理论与实践，2013（9）：79－80.

［67］李红霞. 基本公共服务供给不足的原因分析与强化政府财政责任的对策［J］. 财政研究，2014（2）：58－61.

［68］李松森，盛锐. 完善财政转移支付制度的思考［J］. 经济纵横，2014（3）：88－95.

［69］李春根，舒成. 基于路径优化的我国地方政府间事权和支出责任再划分［J］. 财政研究，2015（6）：59－63.

［70］李珍. 基本医疗保险 70 年：从无到有实现人群基本全覆盖［J］. 中国卫生政策研究，2019，12（12）：1－6.

［71］李强谊，钟水映. 我国财政医疗卫生支出的空间差异及分布动态演进——基于 Dagum 基尼系数分解与 Kernel 密度估计的实证研究［J］. 财经论丛，2016（10）：19－28.

［72］李扶摇，王红漫. 京津冀社会基本医疗保险公平性研究［J］. 中国软科学，2016（6）：129－135.

［73］李森. 试论公共产品受益范围多样性与政府级次有限性之间的矛盾及协调——对政府间事权和支出责任划分的再思考［J］. 财政研究，2017（8）：2－17.

［74］李华，陈迪. 地方政府间支出责任划分对区县基本医疗卫生服务均等化水平的影响［J］. 西北人口，2017，38（3）：76－83.

［75］李永友，张子楠. 转移支付提高了政府社会性公共品供给激励吗？［J］. 经济研究，2017，52（1）：119－133.

［76］李海明. 供方诱导需求视角的就医行为研究——基于 CHARLS 数据的实证分析［J］. 中央财经大学学报，2018（11）：117－128.

［77］李孜，游茂，苗艳青. 卫生与健康领域供给侧结构性改革的实践探索［J］. 卫生经济研究，2018（5）：10－13.

［78］李红霞，陆悦. 健康中国视角下财政转移支付对医疗卫生基本公共服务均等化的效应研究［J］. 首都经济贸易大学学报，2020，22（3）：21－30.

[79] 李森，孔振焕，王俊燕．中国财政分权特征及其对地方性公共产品供给结构的影响［J］．宏观经济研究，2020（3）：19-31.

[80] 李思思．央地共同事权与支出责任划分政策考察、实施障碍及其改进［J］．地方财政研究，2020（10）：20-26.

[81] 李永友，周思娇，胡玲慧．分权时序与经济增长［J］．管理世界，2021，37（5）：71-86+6.

[82] 刘溶沧，焦国华．地区间财政能力差异与转移支付制度创新［J］．财贸经济，2002（6）：5-12.

[83] 刘国恩，蔡春光，李林．中国老人医疗保障与医疗服务需求的实证分析［J］．经济研究，2011，46（3）：95-107+118.

[84] 刘志峰，熊文钊．我国中央对地方财政调控的法制化思考［J］．北京行政学院学报，2013（1）：89-94.

[85] 刘军，杨浩昌，张三峰．中国基本公共服务供给的决定因素研究［J］．南京社会科学，2015（5）：33-39.

[86] 刘承礼．省以下政府间事权和支出责任划分［J］．财政研究，2016（12）：14-27.

[87] 刘亦文，文晓茜，胡宗义．中国污染物排放的地区差异及收敛性研究［J］．数量经济技术经济研究，2016，33（4）：78-94.

[88] 刘尚希，马洪范，景婉博，于雯杰．国外支出责任的理论考察与实践经验［J］．财政科学，2017（9）：62-67.

[89] 刘继同，吴明．中国医疗卫生财政制度政策法规框架的范围、层次、类型与特征［J］．学习与实践，2017（6）：19-28.

[90] 刘士义．财政转移支付制度的现实困境与改革路径研究［J］．财经问题研究，2018（2）：89-94.

[91] 刘长秋．从政策引导到法律主导——我国基本医疗服务政策法律化问题研究［J］．中南大学学报（社会科学版），2018，24（5）：58-66.

[92] 刘亮亮，贺俊，毕功兵．财政分权对地方公共福利的影响——基于非线性和异质性的考量［J］．系统工程理论与实践，2018，38（9）：

2267 – 2276.

[93] 刘文玉．中国财政分权对政府卫生支出效率的影响——基于省级面板数据的分析［J］．经济问题，2018（6）：45 – 52.

[94] 刘欢，戴卫东，向运华．公共服务均等化视角下城乡居民基本医疗保障受益公平性研究［J］．保险研究，2020（5）：110 – 127.

[95] 刘飞，杨盼琳，王欣亮．财政分权、地方政府行为偏向与公共服务效率损失——来自文化服务供给的证据［J］．东南大学学报（哲学社会科学版），2020，22（6）：115 – 125 + 154.

[96] 刘树鑫，杨森平，刘佳纯．地方财政自给能否提升公共产品供给效率？［J］．财贸研究，2021，32（3）：52 – 68.

[97] 刘德吉，胡昭明，程璐，汪凯．基本民生类公共服务省际差异的实证研究——以基础教育、卫生医疗和社会保障为例［J］．经济体制改革，2010（2）：35 – 41.

[98] 吕炜，赵佳佳．中国转移支付的粘蝇纸效应与经济绩效［J］．财政研究，2015（9）：44 – 52.

[99] 吕承超，白春玲．中国社会保障发展空间差距及随机收敛研究［J］．财政研究，2016（4）：47 – 59.

[100] 路冠军．均等化取向下的农村公共卫生服务体系构建——基于皖北三县的调查与分析［J］．农村经济，2007（11）：83 – 85.

[101] 楼继伟．深化事权与支出责任改革推进国家治理体系和治理能力现代化［J］．财政研究，2018（1）：2 – 9.

[102] 赖海榕，戴双兴．健全充分发挥中央和地方两个积极性的财政体制［J］．福建师范大学学报（哲学社会科学版），2020（3）：1 – 8.

[103] 林森．大数据背景下医保经办管理方式转变的思考［J］．中国劳动，2016（3）：44 – 45.

[104] 马克思，恩格斯．马克思恩格斯选集：第 2 卷［M］．中共中央编译局译．北京：人民出版社，2012.

[105] 马维胜．医疗改革的核心问题和未来出路［J］．中国工业经济，2006（4）：14 – 22.

[106] 马安宁，郑文贵，王培承，张洪才，郭海明，盛红旗，冀春亮，王宪祥，蔡伟芹．“国民基本卫生服务包研究”概述 [J]．卫生经济研究，2008 (4)：8-10.

[107] 马霞，蒲红霞．三大医疗保险制度对医疗服务需求的影响——基于两部分模型和分位数回归的经验研究 [J]．当代经济管理，2016，38 (3)：85-92.

[108] 马万里．政府间事权与支出责任划分：逻辑进路、体制保障与法治匹配 [J]．当代财经，2018 (2)：26-35.

[109] 孟庆跃，严非．中国城市卫生服务公平与效率评价研究 [M]．山东：山东大学出版社，2005.

[110] 苗艳青，李孜，焦明丽．卫生与健康领域供给侧结构性改革的内涵和策略研究 [J]．卫生经济研究，2018 (5)：6-9.

[111] 缪小林，王婷，高跃光．转移支付对城乡公共服务差距的影响——不同经济赶超省份的分组比较 [J]．经济研究，2017，52 (2)：52-66.

[112] 钱文强．财政转移支付与城乡居民基本医疗保险基金支出——基于新农合数据的分析 [J]．社会保障研究，2019 (3)：46-59.

[113] 亓寿伟，胡洪曙．转移支付、政府偏好与公共产品供给 [J]．财政研究，2015 (7)：23-27.

[114] 沈迟，陶星星，董琬月等．利用集中指数评价西安市卫生资源配置公平性 [J]．中国卫生政策研究，2015，8 (1)：69-73.

[115] [美] 萨缪尔森等．微观经济学（第19版）[M]．北京：人民邮电出版社，2012.

[116] 孙婧．医疗卫生公共服务的绩效评价和路径优化 [J]．理论导刊，2010 (2)：21-23.

[117] 孙德超．推进基本公共服务均等化的基本原则——事权与财权财力相匹配 [J]．教学与研究，2012 (3)：22-30.

[118] 孙德超．地区医疗卫生服务均等化评价指标体系的构建 [J]．中国行政管理，2013 (9)：47-50.

[119] 孙丽．公共财政支出与实际经济增长：规模、结构与外部溢出[J]．宏观经济研究，2019 (4)：18 -29 +175.

[120] 孙开，张磊．分权程度省际差异、财政压力与基本公共服务支出偏向——以地方政府间权责安排为视角 [J]．财贸经济，2019，40 (8)：18 -32.

[121] 宋晓梧．逐步推行基本医疗保险均等化——医疗保险法制化建设的重大课题 [J]．中国医疗保险，2011 (7)：9 -11.

[122] 田发．财政转移支付的横向财力均等化效应分析 [J]．财贸研究，2010 (2)：70 -75.

[123] 田森，雷震，潘杰，曾理．收入差距与最优社会医疗保险制度设计——一个理论模型 [J]．保险研究，2016 (11)：41 -52.

[124] 田发，苗雨晴．央地间财政事权和支出责任划分：效应评估与政策引申 [J]．财经科学，2018 (4)：111 -120.

[125] 陶菁菁．城乡基本医疗保险一体化的思考 [J]．经济研究导刊，2019 (22)：47 +49.

[126] 佘欣艺，许坤，许光建．新冠疫情下的特殊转移支付机制：特点与效果 [J]．价格理论与实践，2020 (7)：8 -12.

[127] 王增文．财政主体对社会保障及服务的资源配置绩效评价[J]．中国人口资源与环境，2012，22 (11)：144 -149.

[128] 王润稼．天赋是应得的吗？——罗尔斯和诺齐克关于天赋理论的分歧 [J]．江西师范大学学报 (哲学社会科学版)，2013，46 (2)：57 -62.

[129] 王浦劬．中央与地方事权划分的国别经验及其启示——基于六个国家经验的分析 [J]．政治学研究，2016 (5)：44 -58.

[130] 王宇昕，余兴厚，黄玲．转移支付对基本公共服务支出水平及结构效应研究——基于川渝地方政府的经验数据 [J]．财政研究，2019 (12)：48 -60.

[131] 王文甫，王召卿，郭柃沂．转移支付宏观经济效应的区域差异性研究 [J]．当代经济科学，2020，42 (6)：38 -49.

[132] 王文甫，王召卿，郭柃沂．财政分权与经济结构失衡 [J]．经济研究，2020，55 (5)：49 – 65.

[133] 王晓洁．中国公共卫生支出理论与实证分析（第 1 版） [M]．北京：中国社会科学出版社，2011.

[134] 吴海峰，何坪，李雪平，蒲川，张维斌．重庆市基本公共卫生服务均等化财政投入现状及对策研究 [J]．中国全科医学，2013，16 (37)：3668 – 3671.

[135] 吴强，李楠．我国财政转移支付及税收返还变动对区际财力均等化影响的实证分析 [J]．财政研究，2016 (3)：27 – 38.

[136] 吴延兵．中国式分权下的偏向性投资 [J]．经济研究，2017，52 (6)：137 – 152.

[137] 卫平，薛冰．转移支付对医疗卫生服务均等化的影响研究 [J]．中国卫生经济，2017，36 (3)：12 – 15.

[138] 武艺扬．财政分权对地方公共医疗卫生服务供给的影响——基于省级面板数据的分析 [J]．卫生经济研究，2021，38 (4)：16 – 20.

[139] 魏福成，朱东霞．互联网普及对地方政府民生性支出的影响研究——以医疗卫生支出为例 [J]．财政研究，2021 (5)：116 – 129.

[140] 习近平．习近平谈治国理政：第二卷 [M]．北京：外文出版社，2017.

[141] 谢慧玲，程晓明．新型农村合作医疗运行状况及住院补偿比影响因素分析 [J]．中国卫生政策研究，2010，3 (6)：49 – 53.

[142] 谢芬，肖育才．财政分权、地方政府行为与基本公共服务均等化 [J]．财政研究，2013 (11)：2 – 6.

[143] 谢红梅，潘杰．医疗卫生服务空间可及性的衡量方法概述 [J]．中国卫生统计，2016，33 (2)：353 – 356.

[144] 谢星全．基本公共服务质量评价研究——以基本医疗卫生服务为例 [J]．宏观质量研究，2018，6 (1)：44 – 54.

[145] 谢贞发．基本公共服务均等化建设中的财政体制改革研究：综述与展望 [J]．南京社会科学，2019 (5)：27 – 33.

[146] 谢莉琴，秦盼盼，高星，陈荃，胡红濮．中国城乡居民基本医疗保险制度发展历程、挑战与应对策略［J］．中国公共卫生，2020，36（12）：1673－1676.

[147] 徐莉莉．我国基本公共服务支出省际差异的测定与评价［J］．统计与决策，2012（4）：107－110.

[148] 徐琰超，杨龙见．财政分权、转移支付与地方政府福利性支出效率［J］．金融评论，2014（2）：37－49.

[149] 徐明明，刘继同．中国卫生财政研究 60 年文献述评［J］．中国卫生经济，2015，34（4）：5－9.

[150] 徐明．中央转移支付的减贫效应评估：基本事实、潜在机制和提升路径［J］．财经研究，2021，47（5）：109－123.

[151] 徐阳光．财政转移支付制度的的法学解析［M］．北京：法律出版社，2009.

[152] 薛金刚．财政事权和支出责任划分改革研究——基于地方政府激励的视角［J］．公共财政研究，2017（5）：72－82.

[153] 熊昕，安钢．财政分权体制下的公共医疗供给实证分析［J］．商业经济研究，2009（16）：57－58.

[154] 熊若愚，吴俊培．政府提供公共服务受到了资源诅咒吗？［J］．财贸经济，2020，41（6）：19－34.

[155] 辛冲冲，陈志勇．中国基本公共服务供给水平分布动态、地区差异及收敛性［J］．数量经济技术经济研究，2019，36（8）：52－71.

[156] 辛冲冲，李健，杨春飞．中国医疗卫生服务供给水平的地区差异及空间收敛性研究［J］．中国人口科学，2020（1）：65－77＋127.

[157] 闫菊娥，闫永亮，郝妮娜，杨金娟，高建民，李倩，王亚茹，赖莎．三种基本医疗保障制度改善灾难性卫生支出效果实证研究［J］．中国卫生经济，2012，31（1）：26－28.

[158] 肖育才，谢芬．构建兼顾均等与财政激励的一般性转移支付制度研究［J］．西南民族大学学报（人文社会科学版），2021，42（3）：135－141.

[159] 约翰·罗尔斯. 正义论 [M]. 何怀宏等译. 北京: 中国社会科学出版社, 2001.

[160] 岳红举, 王雪蕊. 中央与地方政府间事权与支出责任划分的制度化路径 [J]. 财经科学, 2019 (7): 54-66.

[161] 杨清红, 刘俊霞. 医疗保障与老年人医疗服务需求的实证分析 [J]. 上海经济研究, 2013, 25 (10): 64-74.

[162] 杨光. 省际间基本公共服务供给均等化绩效评价 [J]. 财经问题研究, 2015 (1): 111-116.

[163] 杨志勇. "十四五"时期中国财政的主要任务: 完善现代财政制度 [J]. 中国财政, 2020 (20): 20-23.

[164] 颜建军, 徐雷, 谭伊舒. 我国公共卫生支出水平的空间格局及动态演变 [J]. 经济地理, 2017, 37 (10): 82-91.

[165] 于新亮, 朱铭来, 熊先军. 我国医疗保险保障公平性与精准化改进研究——基于灾难性医疗支出界定、细分与福利评价 [J]. 保险研究, 2017 (3): 114-127.

[166] 殷强, 冯辉. 中国式财政分权、辖区竞争与地方政府投资——基于省级面板数据的分析 [J]. 经济经纬, 2019, 36 (5): 143-150.

[167] 曾军平. 政府间转移支付制度的财政平衡效应研究 [J]. 经济研究, 2000 (6): 27-32.

[168] 曾望军. 我国卫生服务公平性问题的研究与展望 [J]. 当代经济管理, 2012, 34 (6): 51-55.

[169] 詹新宇, 胡洪曙. 中央对地方转移支付机制的优化研究——基于财政激励的视角 [J]. 财政研究, 2015 (10): 9-14.

[170] 郑垚, 孙玉栋. 转移支付、地方财政自给能力与基本公共服务供给——基于省级面板数据的门槛效应分析 [J]. 经济问题探索, 2018 (8): 18-27.

[171] 郑大喜. 卫生与健康领域供给侧结构性改革研究的进展、局限与方向 [J]. 中国卫生经济, 2017, 36 (9): 20-24.

[172] 祝嫦娥, 宋宝香. 经济水平、户籍与医疗保险——基于 CGSS

2015 的实证数据［J］. 中国卫生事业管理，2019，36（8）：587－591.

［173］郑慧凌，苏敏艳，吴晶晶，张娜娜，高山. 基本医疗保险对居民诊疗费用影响研究——基于供给和需求的视角［J］. 卫生经济研究，2019，36（6）：42－46.

［174］赵桂芝，寇铁军. 我国政府间转移支付制度均等化效应测度与评价——基于横向财力失衡的多维视角分析［J］. 经济理论与经济管理，2012（6）：64－70.

［175］赵永辉，付文林. 转移支付、财力均等化与地区公共品供给［J］. 财政研究，2017（5）：13－23.

［176］赵文凯，王大树. 环境质量、公共卫生支出与经济增长的动态关系研究——基于财政分权视角［J］. 江西社会科学，2020，40（1）：120－132.

［177］张军，高远，傅勇，张弘. 中国为什么拥有了良好的基础设施？［J］. 经济研究，2007（3）：4－19.

［178］张永梅，李放. 城乡基本医疗卫生服务均等化的综合评价——基于两次国家卫生服务调查数据［J］. 贵州社会科学，2010（5）：57－61.

［179］张仲芳. 财政分权、卫生改革与地方政府卫生支出效率——基于省际面板数据的测算与实证［J］. 财贸经济，2013（9）：28－42.

［180］张宏翔，张明宗，熊波. 财政分权、政府竞争和地方公共卫生投入［J］. 财政研究，2014（8）：33－37.

［181］张博源.《基本医疗卫生与健康促进法》立法原则的人权价值［J］. 人权，2019（2）：90－103.

［182］张仲芳，刘星，刘海兰. 推进基本医疗保险制度整合：基于东莞“三保合一”经验的政策设计［J］. 江西财经大学学报，2020（6）：66－77.

［183］张仲芳，刘星. 参加基本医疗保险与民众的“获得感”——基于中国综合社会调查数据的实证分析［J］. 山东社会科学，2020（12）：147－152.

［184］张邦辉，李丹姣，蒋杰. 政府向社会组织购买公共服务中的公

众需求表达机制探究 [J]. 改革, 2020 (5): 139 - 149.

[185] 张凯强, 范秋萍. 政府治理视角下的转移支付政策分析 [J]. 财经理论研究, 2020 (6): 37 - 42.

[186] 张腾, 蒋伏心, 韦朕韬. 财政分权、晋升激励与经济高质量发展 [J]. 山西财经大学学报, 2021, 43 (2): 16 - 28.

[187] 邹文杰, 蔡鹏鸿. 公共卫生支出、人口聚集与医疗卫生服务均等化 [J]. 上海财经大学学报, 2015, 17 (3): 59 - 67.

[188] 周广帅, 唐在富. 改革开放四十年我国财政体制改革回顾与展望 [J]. 财政科学, 2018 (8): 72 - 84.

[189] 周婷. 防控新型冠状病毒肺炎彰显中国特色医疗卫生制度显著优势 [J]. 上海经济研究, 2020 (4): 54 - 58 + 74.

[190] 周坚, 邓绮琳, 刘红艳. 基本医疗保险制度如何影响老龄健康公平 [J]. 金融经济学研究, 2020, 35 (5): 147 - 160.

[191] 周子超. 中国省级政府医疗卫生支出效率及其影响因素研究——基于新冠疫情背景下的反思 [J]. 经济问题探索, 2021 (2): 49 - 65.

[192] 周绿林, 李绍华. 医疗保险学第 3 版 [M]. 北京: 科学出版社, 2013: 6 - 7.

[193] 朱建军, 张蕊. 经济增长、民生改善与地方官员晋升再考察——来自 2000—2014 年中国省级面板数据的经验证据 [J]. 经济学动态, 2016 (6): 50 - 61.

[194] 朱雅玲. 晋升锦标赛下地方政府竞争对消费结构的影响——基于公共品供给竞争视角 [J]. 中国经济问题, 2019 (5): 76 - 93.

[195] 朱铭来, 胡祁. 医疗卫生支出与经济增长——基于医疗保障制度调节效应的实证研究 [J]. 上海经济研究, 2020 (5): 81 - 95.

[196] 朱德云, 袁月, 高平. 财政分权对地方财政医疗卫生支出效率的非线性影响 [J]. 财经科学, 2020 (8): 118 - 132.

[197] Anderson R, Mc Cutchenon A, Aday L. Exploring Dimensions of Access to Medical Care [J]. Health Services Research, 1983 (18): 50 - 74.

[198] Alesina A, Angeletos G M. Fairness and Redistribution [J]. American Economic Review, 2005, 95 (4): 960 – 980.

[199] Alesina A, La Ferrara E. Ethnic Diversity and Economic Performance [J]. Journal of Economic Literature, 2005, 43 (3): 762 – 800.

[200] Aji B, Mohammed S, Haque M A, et al. The Dynamics of Catastrophic and Impoverishing Health Spending in Indonesia: How Well Does the Indonesian Health Care Financing System Perform? [J]. Asia Pacific Journal of Public Health, 2017, 29 (6): 506 – 515.

[201] Alami R. Health Financing Systems, Health Equity and Universal Health Coverage in Arab Countries [J]. Development and Change, 2017, 48 (1): 164 – 179.

[202] Adam W. Poverty and Health Sector Inequalities [J]. Bulletin of the World Health Organization, 2002, 80 (2): 97.

[203] Akin J S, Dow W H, Lance P M, et al. Changes in Access to Health Care in China, 1989—1997 [J]. Health Policy and Planning, 2005, 20 (2): 80 – 89.

[204] Buchanan J M. An Economic Theory of Clubs [J]. Economica (New Series), 1965, 32 (125): 1 – 14.

[205] Bergvall D, Charbit C, Kraan D J, et al. Intergovernmental Transfers and Decentralised Public Spending [J]. OECD Journal of Budgeting, 2006, 5 (4): 111 – 158.

[206] Buchanan J M . Federalism and Fiscal Equity [J]. The American Economic Review, 1950, 40 (4): 583 – 584.

[207] Boadway R W, Paul A R, Nobuki H M. Fiscal Equalization in Japan: Assessment and Suggestions [J]. The Society of Economics, 2001, 66 (4): 24 – 57.

[208] Byyny R L, Martinez D, Cleary L, et al. Alpha Omega Alpha Honor Medical Society: A Commitment to Inclusion, Diversity, Equity, and Service in the Profession of Medicine [J]. Academic Medicine, 2019, 95

(5): 1.

[209] Cheng T C. Measuring the Effects of Reducing Subsidies for Private Insurance on Public Expenditure for Health Care [J]. Journal of Health Economics, 2014 (33): 159 - 179.

[210] Cross E B. Federal Roles and Responsibilities in the Organization, Delivery and Financing of Health Care [J]. Journal of the National Medical Association, 1970, 62 (5): 353 - 397.

[211] Duan N, Wilard M, Carl M, et al. A Comparison of Alternative Models for the Demand for Medical Care [J]. Journal of Business and Economic Statistics, 1983, 1 (2): 115 - 126.

[212] Dougan W R, Kenyon et al. Press Groups and public expenditures: The flypaper effect reconsidered [J]. Economic Inquiry, 1988, 26 (1): 159 - 170.

[213] Dagum C. Decomposition and Interpretation of Gini and the Generalized Entropy Inequality Measures [J]. Statistica - Bologna, 1997, 57 (3): 295 - 308.

[214] Daniels N. Justice, Health, and Health Care [J]. The American Journal of Bioethics, 2001, 1 (2): 2 - 16.

[215] Deepak K B, Umakant D. Examining the State Level Heterogeneity of Public Health Expenditure in India: An Empirical Evidence from Panel Data [J]. Inderscience Publishers, 2018, 17 (1): 75 - 95.

[216] Egger P, Koethenbuerger M, Smart M. Do Fiscal Transfers Alleviate Business Tax Competition? Evidence from Germany [J]. Journal of Public Economics, 2010, 94 (3): 235 - 246.

[217] Grossman M. On the Concept of Health Care and the Demand for Health [J]. Journal of Political Economy, 1972 (80): 223 - 255.

[218] Gabriel A S. Technical Efficiency in the Use of Health Care Resources: a Cross - country Analysis [J]. Annals of the Alexandru Loan Cuza University - Economics, 2013, 60 (1): 1 - 12.

[219] Göpffarth D, Henke K D. The German Central Health Fund—Recent Developments in Health Care Financing in Germany [J]. Health Policy, 2013, 109 (3): 246 -252.

[220] Heckman J. Shadow Prices, Market Wages and Labor Supply [J]. Econometrica, 1974 (42): 679 -694.

[221] Hajizadeh M, Connelly L B, Butler J R G. Health Policy and Equity of Health Care Financing in Australia: 1973 - 2020 [J]. Review of Income and Wealth, 2014, 60 (2): 298 -322.

[222] Hansen B E. Sample Splitting and Threshold Estimation [J]. Econometrica, 2000, 68 (3): 1419 -1447.

[223] Islam N. What Have We Learn from the Convergence Debate? A Review of the Convergence Literature [J]. Journal of Economic Surveys, 2003, 17 (3): 309 -362.

[224] Jakovljevic M, Potapchik E, Popovich L, et al. Evolving Health Expenditure Landscape of the BRICS Nations and Projections to 2025 [J]. Health Economics, 2017, 26 (7): 844 -852.

[225] Kondo A, Shigeoka H. Effects of Universal Health Insurance on Health Care Utilization, and Supply -side Responses: Evidence from Japan [J]. Journal of Public Economics, 2013 (99): 1 -23.

[226] Khan H N, Khan M A, Razli R B, et al. Health Care Expenditure and Economic Growth in SAARC Countries (1995 -2012): A Panel Causality Analysis [J]. Applied Research in Quality of Life, 2016, 11 (3): 639 -661.

[227] Kornai J, Maskin E, Roland G. Understanding the Soft Budget Constraint [J]. Journal of Economic Literature, 2003, 41 (4): 1095 -1136.

[228] Kim A. Decentralization and Public Services: Framework and Implementation [R]. The Word Bank Development Economics Capacity Building. Partnership and Outreach Team, Policy Research Working Paper. 4503.

[229] Kim Y, Lee K, Choi S W. Multifaced Evidence of Hospital Per-

formance in Pennsylvania [J]. Healthcare, 2021, 9 (6): 670.

[230] Levaggi R. Decentralized Budgeting Procedures for Public Expenditure [J]. Public Finance Review, 2002, 30 (4): 273 -295.

[231] Lai D, Huang J, Risser J M, Kapadia A S. Statistical Properties of Generalized Gini Coefficient with Application to Health Inequality Measurement [J]. Social Indicators Research, 2008, 87 (2): 249 -258.

[232] Lairson D R, Paul H, Alan H. Equity of health care in Australia [J]. Social Science & Medicine, 1995, 41 (4): 475 -482.

[233] Maryam R, Akbar H A, Hossein M M, et al. Effective Factors and Drivers of Iran's Health Care Financing System [J]. Medical Journal of the Islamic Republic of Iran, 2020 (34): 104.

[234] Mushinski H M. The Social Security System: Benefit Differences Among Racial Troups [J]. Statistical Bulletin, 2000, 81 (2): 9 -16.

[235] Nechyba T. Fiscal Federalism and Local Public Finance: A Computable General Equilibrium (CGE) Framework [J]. International Tax and Public Finance, 1996, 3 (2): 215 -231.

[236] Oates W E. An essay on Fiscal Federalism [J]. Journal of Economic Literature, 1999, 37 (3): 1120 -1149.

[237] Preethy N, Ozcan Y A, Yu F, et al. Benchmarking Urban Acute Care Hospitals: Efficiency and Quality Perspectives [J]. Health Care Management Review, 2013, 38 (2): 137 -145.

[238] Qian Y Y, Weingast B, Montinola G. Federalism, Chinese Style: the Political Basis for Economic Success in China [J]. World Politics, 1995, 48 (1): 50 -81.

[239] Robin W, Anwar B S. Intergovernmental Fiscal Transfers: Principles and Practice [M]. US: World Bank Publications, 2007.

[240] Roscam A H. Sustainability of Healthcare Systems: Aligning the Safety and Quality Debate with the Debate on the Financing Systems and Mechanisms [J]. European Journal of Health Law, 2013, 20 (3): 253 -290.

[241] Richard M B. Threading the Fiscal Labyrinth: Some Issues in Fiscal Decentralization [J]. National Tax Journal, 1992 (46): 217.

[242] Savas E S. Privatization: The Key to Better Government [M]. London: Chatham House, 1987.

[243] Strittmatter A, Sunde U. Health and Economic Development—Evidence from the Introduction of Public Health Care [J]. Journal of Population Economics,2013, 26 (4): 1549 - 1584.

[244] Soeren M, Liu H S, Hunter L E, et al. The Role of Health Care Transformation for the Chinese Dream: Powering Economic Growth, Promoting a Harmonious Society [J]. Rand Health Quarterly, 2014, 4 (3): 4.

[245] Samuelson P A. The Pure Theory of Public Expenditure [J]. The Review of Economics and Statistics, 1954, 36 (4): 387 - 389.

[246] Stigler G J. Perfect Competition, Historically Contemplated [J]. Journal of Political Economy, 1957, 65 (1): 1 - 17.

[247] Tresch R W. Public Finance: A Normative Theory [M]. New York: Acdemic Press, 2002.

[248] Tiebout C M. A pure Theory of Local Expenditures [J]. The Journal of Political Economy, 1956, 64 (5): 416 - 424.

[249] Tamara K R, Stuart E A, Werner R M. The Effect of Integration of Hospitals and Post - acute Care Providers on Medicare Payment and Patient Outcomes [J]. Journal of Health Economics, 2018 (61): 244 - 258.

[250] Víctor G, Keith J R, Diego P. Do Healthcare Financing Systems Influence Hospital Efficiency? A Metafrontier Approach for the Case of Mexico [J]. Health Care Management Science, 2019, 22 (3): 549 - 559.

[251] Viera I, Rastislav K, Jaroslav G, et al. Health Care Financing Systems and Their Effectiveness: An Empirical Study of OECD Countries [J]. International Journal of Environmental Research and Public Health, 2019, 16 (20): 38.

[252] Weingast B R. Second Generation Fiscal Federalism: The Implica-

tions of Fiscal Incentives [J]. Journal of Urban Economics, 2009, 65 (3): 79 - 93.

[253] Winslow C E A. Planning for Medical Care [J]. Current History (1916 - 1940), 1935, 41 (4): 437 - 442.

[254] Weinhold I, Schindler C, Kossack N, et al. Economic Impact of Disease Prevention in a Morbidity - based Financing System: Does Prevention Pay off for a Statutory Health Insurance Fund in Germany? [J]. The European Journal of Health Economics, 2019, 20 (8): 1181 - 1193.

[255] Witte K D, Geys B. Evaluating Efficient Public Good Provision: Theory and Evidence from a Generalised Conditional Efficiency Model for Public Libraries [J]. Journal of Urban Economics, 2011, 69 (3): 319 - 327.

[256] White J. The 2010 U. S. health care reform: approaching and avoiding how other countries finance health care [J]. Health economics, policy, and law, 2012, 8 (3): 289 - 315.

[257] Wildasin D E. Externalities and Bailouts: Hard and Soft Budget Constraints in Intergovernmental Fiscal Relations [M]. Washington: World Bank, Development Research Group, 1997.

[258] Ying M L, Du A C. The Effects of Medical Insurance on Durables Consumption in Rural China [J]. China Agricultural Economic Review, 2012, 4 (2): 176 - 187.

后　　记

伴随着而立之年的到来，人生中第一本著作顺利完成。本书的撰写过程是一场不断经历磨难再重塑身心的过程，充满了迷茫与顿悟、挫折与坚持、彷徨与收获。在此，衷心向给予我帮助和鼓励的老师、同学、朋友以及家人们表达最诚挚的感谢。

首先，感谢恩师陈志勇教授对我的培养与教导。本书从选题、撰写、修改直至最终完成，离不开陈老师的悉心指导和帮助。特别是在写作遇到困难时，陈老师不仅在选题和结构设计上耐心给予梳理和修正，同时也在精神上给予支持与鼓励。陈老师渊博的专业知识、严谨的工作作风以及谦和的处世态度对我影响深远。仍记得刚进师门时，陈老师送予的十六字箴言：读书、锻炼、能力、团队、善良、底线、坚忍、乐观！这十六字箴言伴随我整个学习生涯，为我未来的工作生活指明了方向。在此，谨向恩师陈老师表示最真挚的谢意。

其次，本书的顺利完成离不开中南财经政法大学和武汉学院各位老师以及同门的协助和支持。感谢张澜、刘锡伟、李祥云、薛刚、甘行琼、郭月梅、鲁元平、胡洪曙、祁毓、陈思霞、张朝举、杨柳、程明梅等老师对本书写作的建议和帮助。谢谢辛冲冲师兄和张春雨师妹在计量写作上的帮扶与协助，谢谢周菲师姐、林诗贤师妹、杨春飞师妹、王希瑞师妹和刘锋师弟在科研和生活上的支持与鼓励。

再次，感谢家人和朋友们给予我无尽的关心与爱护。感恩父母在物质上的支持和精神上的鼓励，没有他们毫无保留的支持，我无法在宽松的环境里安心完成著作。十分有幸今生能够成为他们的女儿，感谢他们让我成长在幸福快乐的家庭。特别感谢我的先生，谢谢他的包容、爱护与支持，感激人生道路上有他陪伴。此外，感谢我的朋友们，谢谢李淑瑞姐姐在我写作遇到难题时细心的开导，谢谢胡瑞、陈晓函在我郁闷时给予的贴心安慰，谢谢周灵宵、胡君景为我枯燥的科研生涯带来欢乐。

最后，感谢中国财政经济出版社编辑对我的帮助和指导。感谢人生中给予我善意的陌生人。感谢祖国的强大，让我们享受和平的生活。感恩生命中所有的遇见、所有的美好。

路漫漫其修远兮，吾将笃行致远，砥砺前行。

2022 年 11 月